U0188594

侧颅底影像学

Lateral Cranial Imaging

主编

庄奇新　李明华

上海科学技术出版社

图书在版编目(CIP)数据

侧颅底影像学 / 庄奇新,李明华主编. —上海:上海科学
技术出版社,2018.4
　ISBN 978 - 7 - 5478 - 3908 - 9

　Ⅰ.①侧…　Ⅱ.①庄…②李…　Ⅲ.①颅-影象诊断
Ⅳ.①R651.104

　中国版本图书馆 CIP 数据核字(2018)第 020138 号

侧颅底影像学

主编　庄奇新　李明华

上海世纪出版(集团)有限公司
上海科学技术出版社　出版、发行
(上海钦州南路 71 号　邮政编码 200235　www.sstp.cn)
上海展强印刷有限公司 印刷
开本 889×1194　1/16　印张 13
字数:350 千字
2018 年 4 月第 1 版　2018 年 4 月第 1 次印刷
ISBN 978 - 7 - 5478 - 3908 - 9/R・1557
定价:98.00 元

本书如有缺页、错装或坏损等严重质量问题,
请向工厂联系调换

内 容 提 要

　　颅底部结构错综复杂，孔、管、沟、缝密布，骨棘纵横，诸多神经和血管在颅底穿行，因此颅底部一直是临床医疗和医学影像的难点、热点。本书介绍了侧颅底的分区、细微解剖、成像方法，以及侧颅底常见的骨和软骨、上皮和上皮样组织、血管、神经、副神经节病变的病因病理、临床表现、影像学特点和鉴别诊断。对一些侧颅底罕见病变，如内淋巴囊肿瘤、翼腭窝肿瘤、横纹肌肉瘤，以及颞颌关节痛风、假痛风等做了详细介绍，对一些以往较难进行影像学诊断的病变，如梅尼埃病、迷路炎、耳硬化症等也进行了探讨。

　　本书共十三章，30余万字，460幅图，可谓图文并茂，是放射科、头颈外科、神经外科医师的高级参考书，也可作为规范化培训医师、研究生、住院医师的参考教材。

编写人员名单

主　编

庄奇新　李明华

副主编

殷善开　时海波

编写人员名单

（按姓氏笔画排序）

王　丹　王纪龙　包宏伟　庄奇新　李　梅

李　菁　李文彬　李明华　李跃华　邹德荣

宋国平　张国滨　张维天　陆　靖　时海波

易红良　周慧群　胡顺东　姚伟武　顾一峰

殷善开　潘玉萍　魏小二

编写秘书

陆　靖

主 编 简 介

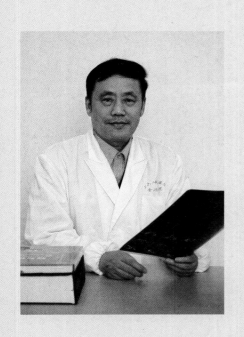

庄奇新

上海交通大学附属第六人民医院放射科主任医师、教授、硕士研究生导师。从事消化及头颈部影像诊断四十余年，现任上海市放射学会头颈部学组委员、顾问，上海市住院医师规范化培训医学影像专业特聘专家，上海市退（离）休高级专家协会市六医院大组副主任委员，上海交通大学附属第六人民医院毕业后医学教育工作委员会专家小组成员。

参与人民卫生出版社出版的《中华影像医学（头颈部卷）》第一版（2002年）和第二版（2011年）的编写；参与2016年出版的"十三五"国家重点图书出版规划项目《住院医师规范化培训示范案例丛书——放射科（头颈部）》的编写。2010年主编《舌骨下颈部影像学》（上海科学技术出版社），2016年主编《食管疾病影像学》（上海科学技术出版社）。2003年《咽喉部及其相关结构病变的影像学研究》经上海市科委鉴定为市科技成果，并被上海交通大学附属第六人民医院评为临床医疗成果二等奖。

兼任《中华放射学杂志》《上海交通大学学报（医学版）》《中华临床医师杂志》《磁共振成像杂志》等期刊特聘审稿专家。

2003年获上海第二医科大学"柯达教学奖金"、2004年获上海交通大学优秀教学成果奖、2005年获中华医学会放射学分会的刘玉清优秀论文奖、2012年被评为上海市住院医师规范化培训优秀带教老师、2016年获中国医师协会颁发的住院医师规范化培训"全国优秀带教老师"称号。

李明华

毕业于上海第一医学院，获上海医科大学硕士学位、瑞典隆德大学博士学位。先后留学瑞典、意大利、加拿大。现为上海交通大学附属第六人民医院放射科主任、主任医师；上海交通大学医学影像研究所所长，上海交通大学二级教授、特聘教授；国家临床重点专科和上海市重中之重重点学科（医学影像科）学术带头人。先后担任中华放射学会常委、中华神经放射学会副主任委员、上海放射学会主任委员等。长期从事医学影像临床工作，擅长脑、脊髓血管性疾病的无创影像诊断和微创治疗。创建和应用高分辨率 3D-TOF MRA 成像技术，使脑动脉瘤的诊断由有创变为无创，采用该技术对正常人群进行未破裂脑动脉瘤的发病率调查，首先报道我国成人未破裂脑动脉瘤患病率为 7.0%，其中

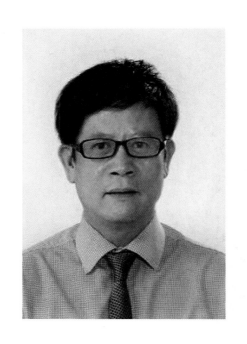

高风险脑动脉瘤占 8.7%；主持研制脑血管覆膜支架，使相当多脑动脉瘤患者由难治为易治、变不可治为可治。共发表 SCI 收录论文 145 篇，第一/通讯作者 79 篇，总影响因子 409.75，单篇最高影响因子 16.44，总被引 2 360 次。以第一完成人获国家科技进步奖二等奖、教育部科技进步奖一等奖、上海市科技进步奖一等奖、中华医学科技奖二等奖、北美放射学会神经放射学者资助奖等共 15 项。主编专著 7 部。培养研究生 52 名。入选上海领军人才，获卫生部有突出贡献中青年专家、全国优秀科技工作者等称号。荣获国务院特殊津贴。

副主编简介

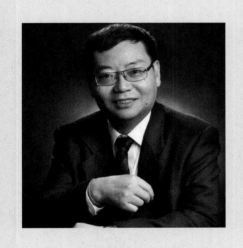

殷善开

上海交通大学附属第六人民医院主任医师，二级教授，博士研究生导师。上海交通大学耳鼻咽喉科研究所所长。兼任中国医师协会耳鼻咽喉科医师分会副会长，中华医学会耳鼻咽喉头颈外科学分会常务委员兼听力组组长，上海市医学会耳鼻咽喉头颈外科学分会候任主任委员，中国医疗保健国际交流促进会耳鼻咽喉头颈外科分会青年委员会主任委员，《中华耳鼻咽喉头颈外科杂志》《中华耳科学杂志》副总编，中国医师协会耳鼻咽喉科医师分会首届名医奖获得者，上海市十佳医生。从事内耳疾病及阻塞性睡眠呼吸暂停低通气综合征（OSAHS）的临床与应用基础研究三十余年，国内外首次将半规管阻塞技术应用于水平半规管位置性眩晕、梅尼埃病及迷路瘘管等多种内耳疾病的治疗，显著提高了手术疗效，降低了手术并发症，获得上海市科技进步奖二等奖；感音神经性聋发病机制及干预新策略的研究成果获得上海市科技进步奖一等奖；通过对颏舌肌前移术的一系列改进，大大提高了OSAHS患者手术治疗的成功率，降低了手术并发症，获得上海市科技进步奖三等奖。先后承担国家自然基金杰出青年基金及重点项目、"973"项目子课题等国家级、省部级课题38项，发表SCI收录论文116篇。

时 海 波

上海交通大学附属第六人民医院耳鼻咽喉头颈外科常务副主任、教研室主任，医学博士，主任医师，教授，博士生导师。历任中华医学会耳鼻咽喉头颈外科学分会中青年委员会副主任委员，上海市医学会耳鼻咽喉头颈外科专科分会委员兼耳科组副组长，中国中西医结合眩晕专病委员会副主任委员，上海市声学学会生理学组主任委员。

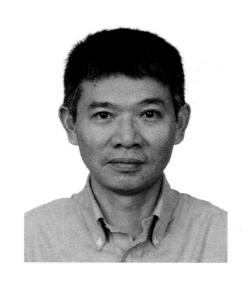

长期从事耳鼻咽喉科学的医教研工作，致力于耳科学的临床及基础研究，掌握娴熟的耳神经-耳显微外科手术技术，开展重度感音神经性聋、周围性面瘫、慢性化脓性中耳炎等疾病的手术治疗。主持国家自然科学基金3项，教育部留学回国人员科研启动基金1项，市科委基础研究重点项目2项，市教委、上海交通大学重点项目各1项。2013年获得上海交通大学医学院王宽诚奖励基金，同年首批入选上海市卫生和计划生育委员会"新百人计划"，2015年首批入选上海市教育委员会"双百人计划"。2013年获上海市科技进步奖一等奖、上海医学科技进步奖二等奖各1项。至2017年以第一或通信作者发表论文27篇（总影响因子72），主审及参编著作7部。

序

颅底部结构错综复杂,解剖关系细微,孔、管、沟、缝密布,骨棘纵横,十二对脑神经和脑动、静脉在颅底穿行,一直是基础研究和临床医学的难点。20 世纪80 年代以前,只能用 X 线摄片观察一些颅底部的骨性结构,如:外耳、中耳、卵圆孔、棘孔、破裂孔、颈静脉孔、茎突等,常常是雾中看花,模糊不清。随着 CT的出现,可以将颅底这些骨性结构比较清晰地展现出来。进入 20 世纪 90 年代,随着磁共振成像技术的开展,我们可以进一步将颅底的肌肉、脂肪、肌腱、神经、腺体等软组织结构分辨出来。可是,多数临床和影像学医生对颅底结构的影像解剖与实体解剖相互关系的认识和理解跟不上影像设备与计算机成像技术快速发展的进度,严重地影响了医学影像乃至头颈外科的发展。由于可供参考的资料和书籍不多,20 世纪与本世纪交替时期,头颈部临床和影像学处于一个发展的瓶颈期。于是,1992 年欧美国家率先成立了国际颅底学会,加强对颅底部的关注和研究。中华放射学会也在 1997 年提出了振兴我国头颈部影像学的号召。

2001 年初由北京同仁医院放射科王振常、鲜军舫,中华放射学杂志隋行芳牵头,聚合了复旦大学附属眼耳鼻咽喉科医院沙炎、钱雯,上海交通大学附属第六人民医院庄奇新,上海交通大学医学院第九人民医院陶晓峰、余强,复旦大学附属肿瘤医院顾雅佳,北京肿瘤医院罗德红,天津市第一中心医院刘筠,广东省人民医院李恒国,四川大学华西医院肖家和等头颈部影像学专家在北京举办了首届全国头颈部影像学进展学术研讨会,交流和切磋了头颈部影像学经验和体会,此后,每年一次的头颈部影像学进展学术研讨会,至今已办了 17 届,这对推进我国头颈部影像学的进展起了很重要的作用。

庄奇新教授 20 世纪 90 年代由消化系影像转为头颈部影像研究,在中华放射学杂志发表了一系列头颈部影像学论著,参加吴恩惠、兰宝森、王振常主编的

《中华影像医学·头颈部卷》第一版（2002年）和第二版（2011年）的编写，担任了2016年出版的"十三五"国家重点图书出版规划项目《住院医师规范化培训示范案例丛书——放射科（头颈部）》的编撰，2010年主编出版了《舌骨下颈部影像学》（上海科学技术出版社）。

上海交通大学附属第六人民医院放射科由我国放射学奠基人之一邹仲教授创立，目前是国家临床重点专科和上海市"重中之重"重点学科。上海交通大学附属第六人民医院的耳鼻咽喉科系我国著名的听力专家陈士琰、李伊士教授创立，目前是国家临床重点专科和上海市重点学科，两个科室都有一批优秀的临床、科研、教学人才，有先进的医学影像设备。《侧颅底影像学》依托了这两个国家重点学科的优势，收集了大量侧颅底的临床和影像学资料，不仅对侧颅底的定义、细微解剖，以及各种常见病变的病因病理、临床表现、影像学表现和鉴别诊断做了介绍，而且对一些少见病也进行了探讨。

《侧颅底影像学》的出版，对了解侧颅底的影像解剖与侧颅底病变的种类、分布、临床、病理和影像学表现有一定的帮助，为医学影像科、头颈外科、耳鼻咽喉科、颌面外科、脑外科、整形外科等临床相关学科提供了一部颇有价值的参考书，也是住院医师、研究生和规范化培训医师平时学习、参考难得的教材。

陈克敏

2018年2月

前　言

　　颅底部结构错综复杂，解剖关系细微，孔、管、沟、缝密布，骨棘纵横，十二对脑神经和脑动、静脉在颅底穿行，一直是基础研究和临床医学的难点。

　　近年来，随着计算机成像技术和医学影像设备的快速发展，头颈部X线、CT和MR成像方法、图像质量有了明显的提高和改进，以前不能显示的结构可以清晰地显示出来，如面神经管、翼管、翼腭窝、舌下神经管、视神经管、眶上裂，以及听小骨、耳窝、半规管、三叉神经、颅咽底筋膜、腭帆张肌、腭帆提肌等。

　　但是多数影像诊断医生对颅底结构的影像解剖与实体解剖相互关系的认识和理解跟不上影像设备和计算机成像技术的快速发展，可供影像诊断医生学习、参考的资料和书籍不多，影响了侧颅底影像乃至头颈外科的发展。

　　临床学科的发展对医学影像科提出了更高的要求，尤其是近年来颅底外科及腔镜技术的发展，要求放射科医生更熟练地掌握头颈部与颅底的影像解剖、病变种类、影像学特点，要求为临床医生提供更加精准的定位和定性诊断。

　　《侧颅底影像学》是根据我们多年的临床实践，收集了大量侧颅底的临床和影像学资料，是多年实践经验的总结，参考国内外文献，撰写而成，不仅对侧颅底的定义、细微解剖，以及各种常见病变的病因病理、临床表现、影像学表现和鉴别诊断做了介绍，而且对一些少见病也进行了探讨。可作为医学影像科、头颈外科、耳鼻喉科、颌面外科、脑外科、整形外科等临床相关学科的参考书，也是住院医师、研究生和规范化培训医师的一部难得的教材。

　　本书的出版，得到同道的鼓励和热情相助，在此深表感谢。但也难免会有不妥之处，还望同道不吝赐教。

庄奇新

2018 年 2 月

目　　录

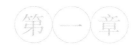

侧颅底的定义和分区

侧颅底的定义

头颈部结构复杂,解剖关系细微,尤其是颅底部,位置纵深、凹凸不平、骨棘纵横,孔、管、沟、缝密布,十二对脑神经和脑动、静脉在颅底穿行。

颅底一直是医学基础研究和临床学科的难点,自 1992 年国际颅底学会正式宣告成立以来,有关颅底的相关学科,如显微解剖外科、脑外科、头颈外科、耳鼻喉科、颌面外科、眼科、整形外科、肿瘤放疗科、影像诊断科等都在从各自的领域对这一区域的正常结构和病理改变进行深入、细致的研究,尤其是近年来颅底外科及内腔镜技术的发展,要求临床科室对颅底病变进行精细手术或精细治疗,也对医学影像科提出了更高的要求,要求为临床医生提供精确的信息,作出精准的定位和定性诊断。

近些年来,随着医学影像设备和计算机成像技术的快速发展,尤其是高分辨 CT 和 MR 成像技术,能够进行 0.6 mm 层厚的 CT 扫描和 1 mm 层厚的 MR 扫描,这样就使得头颈部 CT 和 MR 图像质量有了明显的提高,以前看不见或看不清楚的细微结构都能够清楚地显示。

一些新的成像技术得到进一步的成熟和提高,如耳蜗-半规管的三维 SSD 成像、耳蜗-半规管的仿真内镜透明法成像、听小骨的 SSD 成像、面神经管的曲面重建成像、颅颈部血管的 CT 和 MR VR 成像、耳囊(迷路)造影,以及颅颈部病变的功能成像,包括 CT 和 MR 动态增强检查

(DE)、弥散(DWI)成像、频谱(MS)成像等,这使得我们能够更精细地显示和了解侧颅底的结构解剖和相对应的影像学解剖,也为头颈部病变的正确诊断提供十分有用的信息。这就要求放射科医生跟上影像技术发展的步伐,甚至要改变观念,重新学习和熟练地掌握颅底的细微解剖和影像解剖,进一步了解颅底病变的种类、分布、临床和影像学表现。

颅底内面从解剖学角度出发,可以根据蝶骨小翼后缘和颞骨岩部骨崎将颅底分为颅前窝、颅中窝和颅后窝。而颅底下面结构则无明显的自然标记与颅内面的颅前、中、后窝的分界相对应(图 1-1-1A、B)。

了解下颅底结构以及它们间的相互关系,对这一区域病变的定位、定性,对临床治疗颅底病变和制订手术入路方案具有重要的意义。

侧颅底概念的提出,使这一区域的病变有了定位基础,也可以帮助头颈外科、影像诊断科的医生理解、掌握、熟悉颅底的解剖和影像学的关系,影像科医生可以根据分区情况精确报告病变的部位,可根据不同的区域判断病变的起源、良性或恶性肿瘤的不同发展阶段,进而为临床医生报告病变的正确影像做出诊断报告,为临床设计精确的手术入路提供依据,提高病变的治愈率。

关于侧颅底的分区,从不同的研究角度出发,提出了多种分区方法,根据国内外学者多年临床应用,普遍认为 Van 的分区方法较为合理、适用,目前大多数采用 Van 的侧颅底分区方法。

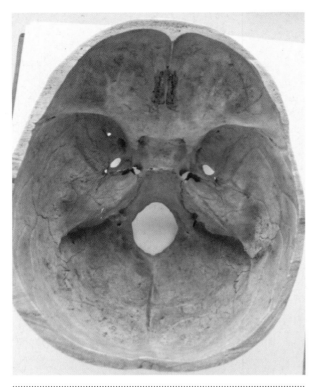

图 1-1-1A　**颅底内面标本**　示颅前窝、颅中窝和颅后窝

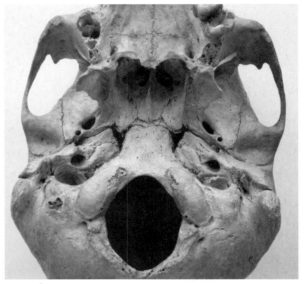

图 1-1-1B　**颅底下面标本**　示骨棘纵横、凹凸不平,孔、管、沟、缝密布

侧颅底的分区

Van 的侧颅底分区方法:在颅底下面沿眶下裂和岩枕裂各作一条延长线,两条延长线向内交角于鼻咽顶,向外分别指向颧骨后缘和乳突后缘,此两条线所围成的三角形区域称为侧颅底(图1-2-1、图1-2-2)。

为了便于解剖定位和临床研究,Van 等又将每一侧分为 6 个小区。①颞下区:位于咽鼓管区和眶下裂之间,此区上方相当于颅中窝,它的前界为眶下裂,外界为颞下脊、颞下颌关节,内界为茎突,此区内有蝶骨大翼的一部分、颞骨的下面部分以及圆孔(上颌神经)、卵圆孔(下颌神经)、破裂孔(颈内动脉)和棘孔(脑膜中动脉),上颌动脉等神经血管孔管和翼内外肌等。②咽鼓管区:位于鼻咽区外侧,为咽鼓管骨部,腭帆张肌和腭帆提肌附着处,前方为翼突基底部构成的舟状窝。③鼻咽

区:以鼻咽在颅底的附着线为界,外侧为咽隐窝(Rosenmuller 隐窝),前方至翼内板,后达枕骨髁及枕骨大孔前缘。两侧的鼻咽区共同构成鼻咽顶部。④关节区:位于听区前外侧,以颞颌关节囊附着处为界限,内有下颌骨的髁状突。⑤听区:为颞骨鼓部构成,前界为鳞鼓裂,后界为茎突。于神经血管区的前外侧。⑥神经血管区:位于咽鼓管区后方,由颈内动脉管外口、颈静脉孔、舌下神经孔和茎乳孔构成(图1-2-3、图1-2-4、图1-2-5、图1-2-6)。

1. 颞下区　此区内有蝶骨大翼的一部分、颞骨的下面部分以及圆孔(上颌神经)、卵圆孔(下颌神经)、破裂孔(颈内动脉)和棘孔(脑膜中动脉),上颌动脉等神经血管孔管和翼内、外肌等。这个区域多见神经源性肿瘤,其他经常可以发现的有涎腺肿瘤和转移瘤,以及源于颅骨的骨纤维异常增殖症、骨化性纤维瘤、巨细胞瘤、软骨瘤、软骨肉瘤、骨肉瘤、骨髓瘤等。

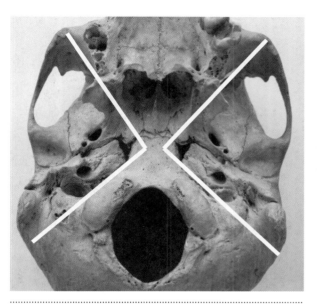

图 1-2-1 侧颅底的标本示意图 沿眶下裂和岩枕裂各作一条延长线,两条延长线向内交角于鼻咽顶,向外分别指向颧骨后缘和乳突后缘,此两条线所围成的三角形区域称为侧颅底

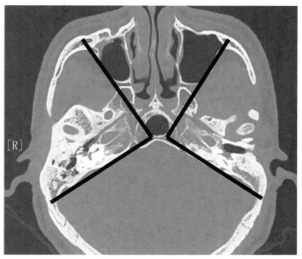

图 1-2-2 侧颅底的 CT 薄层扫描示意图(层厚 0.60 mm)

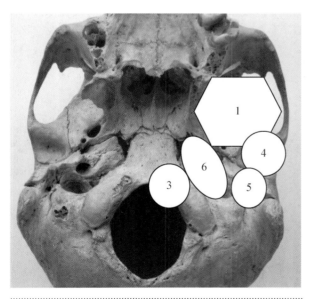

图 1-2-3 侧颅底的六个小区 1.颞下区;3.鼻咽区;4.关节区;5.听区;6.神经血管区;咽鼓管区位于颞下区与听区之间的间隙

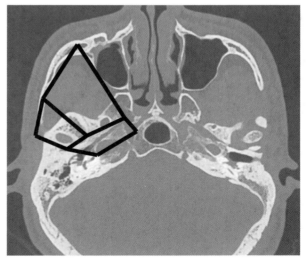

图 1-2-4 侧颅底分区 CT 示意图 鼓室平面 CT 薄层扫描:大框区域为颞下区,其外侧小方框为关节区,内后侧窄框为咽鼓管区

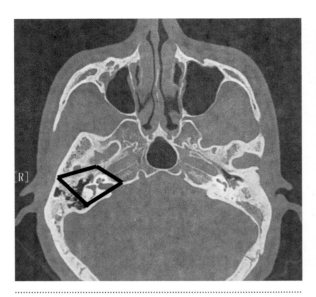

图 1-2-5 **侧颅底分区 CT 示意图** 内耳道平面 CT 薄层扫描：右侧框内为听区

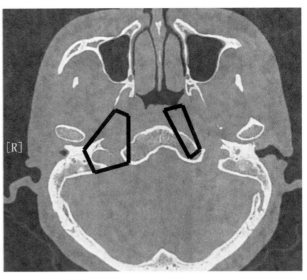

图 1-2-6 **侧颅底分区 CT 示意图** 颈静脉孔平面 CT 薄层扫描：右侧框内为神经血管区，左侧框内为鼻咽区

2. 咽鼓管区 咽鼓管系鼓室与鼻咽部的通道，开口于鼓室前壁底部，止于鼻咽腔侧壁，长约 36 mm，近鼓室 1/3 部分为骨性，连接鼻咽部的为软骨，它在鼻咽腔的开口直径约 9 mm 宽，由于吞咽、哈欠、屏气时，少量气体可以进入鼓室，因此咽鼓管是平衡大气压力与鼓室压力的通道，而咽喉部常见的细菌也可能通过咽鼓管进入鼓室，是中耳乳突炎最主要的病因之一。

3. 鼻咽区 鼻咽部前面与鼻腔相通，向下与口咽相连续，在上面它以蝶骨底和斜坡为界，后面以 T_1 和 T_2 的椎前肌为界，外侧是咽肌、咽旁间隙等软组织和颞下窝。鼻咽腔表面最突出的标志是咽鼓管圆枕，在咽鼓管圆枕前下方是咽鼓管开口，咽鼓管圆枕含钙量高。因此，CT 上密度要高于周围软组织，在 MR 各序列上，它的信号与周围软组织可以区别。

鼻咽顶壁由鼻咽黏膜和咽颅底筋膜构成，与颅底骨之间无肌肉相隔，在咽侧壁从内向外依次是黏膜、腭帆提肌、咽颅底筋膜、咽缩肌、颊咽筋膜和腭帆张肌。咽后壁正中有纤维结缔组织缝，咽下、咽中和咽上缩肌部分纤维止于咽正中缝（简称咽缝）。通常咽肌位于咽颅底筋膜下，而外面的咽肌覆盖颊咽筋膜。咽鼓管和鼻咽区肿瘤和肿瘤样病变常见的有茎突综合征、鼻咽腺样体增生（淋巴组织增生）、鼻咽血管瘤、鼻咽纤维血管瘤、鼻咽癌、淋巴瘤、枕骨斜坡脊索瘤和舌下神经瘤等。

4. 关节区 颞下颌关节是由下颌骨的髁突（下颌骨小头）、髁窝、关节隆突及其关节盘所组成的，髁窝和关节隆突是颞骨鳞部的一部分。

颞下颌关节是一个旋动的滑膜关节，咀嚼、说话时它既可以前后移动，又可以旋转。关节腔包括了关节隆突和髁窝的前部分，在髁突、髁窝和隆突间是关节盘（或称为半月板），它是由软骨和纤维结缔组织构成，前后附有韧带、筋膜和血管丛牵连，关节盘与髁突、隆突之间的关联是关节盘移动的基础。在正常的关节中，关节盘以其后韧带附着于髁突上方。当关节开放，髁突在关节盘下方旋动的同时，关节盘和髁突在隆突下向前、下方作复杂移动。关节区常见的病变有颞颌关节功能紊乱症、退行性关节炎、创伤性关节炎、风湿性关节炎、代谢性关节炎、风湿性变异（强直性脊柱炎、银屑病关节炎）、颞颌关节腱鞘巨细胞瘤和骨折等。

5. 听区 耳的功能主要有两个，一是将声音传导到耳部；二是内耳前庭参与身体保持平衡。

听区主要结构有颞骨岩部、外耳、中耳、内耳。

（1）颞骨岩部　系颞骨向前内的延伸，也称为岩锥，包括内耳、咽鼓管和中耳大部分，茎突起于岩锥下面后外部，其根之后方有茎乳孔，面神经经过此孔，达面部。岩骨尖部为破裂孔，颈动脉管开口于此，进入颅内，颞骨岩锥近尖端处有三叉神经压迹。岩锥上面是硬脑膜，下面与鼻咽腔相连，后面是颅后窝，前面系颅中窝。

（2）外耳　包括耳郭和外耳道，外耳道外 1/3 为软骨部，内 2/3 为骨部。

（3）中耳　包括鼓膜、鼓室、咽鼓管、鼓窦及乳突。鼓室为一空腔，位于鼓膜与内耳外侧壁之间，内含听小骨、韧带、肌肉及神经。鼓室内有锤骨、砧骨和镫骨，彼此韧带相连，形成听骨链，传导声波。鼓室底骨较厚，下与颈静脉孔及颈动脉管相邻，鼓室顶部为一薄骨壁，即鼓室盖，上系颅中窝。咽鼓管开口于鼓室前壁底部，鼓室外壁系鼓膜与鼓环形成，鼓室的内壁为内耳的外壁。鼓室后壁上外角（鼓室上隐窝）有一孔为鼓窦入口，通鼓窦，鼓窦为 1 cm×0.6 cm 大小空腔，鼓窦与乳突气房相通。

（4）内耳　内耳位于岩锥中，呈回旋弯曲之间隙，称为迷路，骨性间隙为骨迷路，其内有膜性囊管称为膜迷路，含内淋巴液，骨迷路与膜迷路之间含外淋巴液。骨迷路分前庭、耳蜗及半规管三部，互相沟通。前庭居骨迷路中部，外壁为鼓室，在耳蜗之后，半规管之前。耳蜗居前庭之前，形如蜗牛，耳窝导水管起于耳窝底圈，向内开口于内听道下方的蛛网膜下腔，它可维持脑脊液和外淋巴液之间的平衡。半规管位于前庭后方，有外（水平）、上、后三部分。

听区常见的肿瘤和肿瘤样病变有外耳道乳头状瘤、中耳或外耳鳞癌、耳道腺样囊性癌、胆脂瘤、听神经瘤、面神经瘤、鼓室球瘤、脑膜瘤、表皮样囊肿、横纹肌肉瘤、软骨肉瘤、内淋巴囊乳头状瘤和朗格汉斯细胞组织细胞增生症等。

6. 神经血管区　由颈内动脉管外口、颈静脉孔、舌下神经孔和茎乳孔等构成。

颈内动脉管外口系颈内动脉经咽壁后外侧与上三个颈椎之间上行达颅底进入颅骨的颈动脉管的开口，颈内动脉进入颈动脉管后，先上升再弯向前，经破裂孔进入颅内。破裂孔系颅底颞骨岩尖部与蝶-枕交汇处，此处有海绵窦，系硬脑膜静脉窦，其间有颈内动脉、脑静脉及动眼神经、滑车神经、三叉神经、展神经等通过。

颈静脉孔位于岩枕裂内，被纤维和骨性分为两部分，前内部较小，称为神经部，含舌咽神经和下岩窦；后外部较大，称为血管部，含颈静脉球和迷走神经及副神经。颈静脉球是扩大了的颈静脉，向上、向后连接乙状窦，颈静脉孔大小、高低双侧可以不对称，但是通常右侧大于左侧。颈静脉窝位于中耳鼓室的下方，两者之间有骨性分隔。

舌下神经管位于枕骨髁前上方，与颈静脉孔仅隔以薄骨嵴，所以颈静脉孔的病变容易侵犯舌下神经管和舌下神经。茎突起于岩锥下面后外部，它的根部后方有茎乳孔，是面神经通道，系面神经从内耳通过茎乳孔进入腮腺（面神经颅外段）。神经血管区常见的肿瘤和肿瘤样病变有颈静脉球瘤、神经鞘瘤、颈动脉体瘤、动脉瘤、软骨肉瘤、转移瘤，以及高位颈静脉球、静脉窦栓塞等。

（庄奇新　殷善开　李明华）

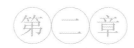

第二章

侧颅底的影像学解剖

第一节　侧颅底外表面解剖

翼状突,翼板,蝶骨舟状窝,蝶骨棘

翼状突系一对从蝶骨体和大翼连接处发出,伸向下方的突起,由翼突外侧板和翼突内侧板构成。内、外侧板的前上部融合,下部分离形成翼切迹,与腭骨锥突连接。两翼板间窝称为舟状窝,为翼内、外肌的起始处。蝶骨小翼锐利的后缘游离,称为蝶骨棘。

卵圆孔与棘孔

卵圆孔位于蝶骨大翼的后外侧,椭圆形,大小 4.2 mm×9.0 mm,连接颅中窝和颞下窝,其内走行三叉神经下颌支、导静脉、副脑膜中动脉,下颌神经通过卵圆孔离开颅中窝。卵圆孔内有导静脉丛连接海绵窦和脑膜中静脉,导静脉丛可达三叉

神经节、上颌神经近脑段和下颌神经颅内段前上半区域,导静脉丛在颅底下方与翼状静脉丛连接。

棘孔位于卵圆孔后外方,直径 3～4 mm,沟通颅中窝和颞下窝,有脑膜中动脉和脑膜中静脉通过。棘孔可发生变异,包括双棘孔或棘孔缺失。无棘孔时,脑膜中动脉改自眼动脉发出。

破 裂 孔

破裂孔由蝶骨大翼后缘、蝶骨体侧缘、枕骨斜坡前外侧缘和颞骨岩尖共同围成一个不规则孔。颈内动脉经颈内动脉管内口穿过破裂孔进入颅内。咽升动脉的脑膜支及其静脉以及交感神经也通过破裂孔,破裂孔距鼻咽部的咽隐窝约 1 cm,患鼻咽癌时,癌组织可以经破裂孔向颅内蔓延,侵犯脑神经,出现相应的神经症状(图 2-1-1、图 2-1-2、图 2-1-3)。

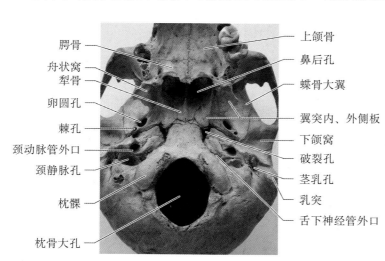

腭骨　　　　　　　　　　　　上颌骨
舟状窝　　　　　　　　　　　　鼻后孔
犁骨
卵圆孔　　　　　　　　　　　　蝶骨大翼
棘孔
颈动脉管外口　　　　　　　　翼突内、外侧板
颈静脉孔　　　　　　　　　　　下颌窝
枕髁　　　　　　　　　　　　　破裂孔
枕骨大孔　　　　　　　　　　　茎乳孔
　　　　　　　　　　　　　　　乳突
　　　　　　　　　　　　　　　舌下神经管外口

图 2-1-1　侧颅底外表面解剖

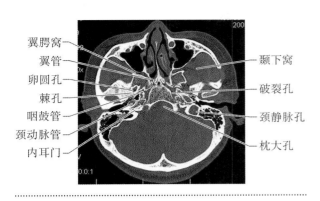

翼腭窝
翼管
卵圆孔
棘孔
咽鼓管
颈动脉管
内耳门

颞下窝
破裂孔
颈静脉孔
枕大孔

图 2-1-2　颅底 CT 薄层骨窗重建

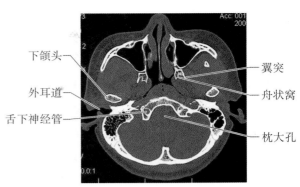

下颌头
外耳道
舌下神经管

翼突
舟状窝
枕大孔

图 2-1-3　颅底 CT 薄层骨窗重建

翼　　管

翼管位置很深,位于蝶骨翼突根部与蝶窦的外下方,圆孔的内侧,长约 15 mm,前接翼腭窝,后连破裂孔,内有翼管动脉和翼管神经通过(图 2-1-4A、B)。

咽　鼓　管

是连接鼓室与鼻咽部的通道,称为咽鼓管,咽喉部的炎性组织可以通过咽鼓管进入鼓室,很多中耳炎是由于咽喉部细菌通过咽鼓管进入鼓室而引起的。

鳞　鼓　裂

颞骨以外耳门为中心可分为颞骨鳞部、鼓部、岩部和乳突部四个部分。颞骨鼓部,位于鳞部之下,岩部之外,乳突部之前,为一扁平的 U 形骨板,构成骨性外耳道壁的前壁、下壁、部分后壁。鳞鼓裂为鼓部前上方与鳞部相接处。

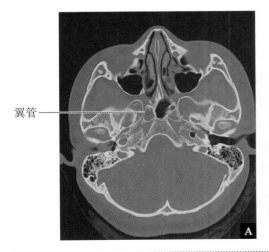

翼管

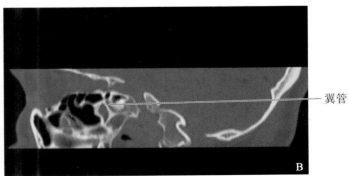

翼管

图 2-1-4A、B　颅底 CT 薄层横断面和矢状面重建显示翼管

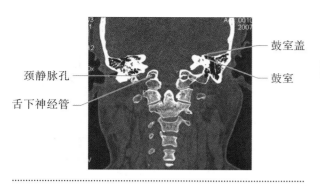

颈静脉孔 —
舌下神经管 —
— 鼓室盖
— 鼓室

图 2-1-5 颅颈部 CT 薄层扫描冠状面重建　示舌下神经管和鼓室盖

2-1-5）。

颈 静 脉 孔

由颞骨岩部的颈静脉切迹（居前）和枕骨的颈静脉切迹（居后）共同围成，呈不规则的椭圆形，是一个具有内口、孔腔和外口的不规则管道，内口与乙状窦沟连接，外口与舌下神经管仅有一薄形骨板相隔。孔腔部紧邻下鼓室并自颞骨岩部向下发出一个骨突（颈静脉内突），将颈静脉孔分为前内侧的神经部和外后方的血管部，神经部走行岩下窦及舌咽神经，血管部走行迷走神经、副神经、颈内静脉及咽升动脉脑膜支。颈静脉孔的深面有一窝，称为颈静脉窝，容纳颈静脉球，颈静脉孔左右常不等大，右侧常大于左侧。

枕骨大孔与舌下神经管

枕骨大孔由枕骨基底部围成，椭圆形，前后径大于左右径，连接颅腔与椎管，延髓及椎动脉由此出入颅，枕大孔前下缘的一对枕骨髁突与 T_1（寰椎）的上关节面连接，称为寰枕关节。舌下神经管位于枕骨髁的上方，枕骨大孔前外侧，两侧颈静脉孔的后下内方，是由颅后窝向前、外通鼻咽和颈动脉区的一对骨性管道，内壁衬硬膜，舌下神经、舌下神经管静脉丛及咽升动脉脑膜支走行其中（图

茎 乳 孔

在颈静脉孔的外后方与乳突、颞下颌关节窝之间有一个孔，称为茎乳孔，颞骨茎突出自此孔，面神经管也通过此孔，面神经由此出颅骨。

第二节　侧颅底内表面解剖

眶上裂，圆孔，鼓室盖

眶上裂位于视神经管外侧，呈底向内侧的狭长三角形，长约 22 mm。裂的上界为蝶骨小翼的下面，内缘为蝶骨小翼下根和部分蝶骨体，下边为蝶骨大翼上缘。动眼神经、滑车神经、三叉神经眼神经支、展神经，以及眼上静脉经由此处入眶，眶上裂沟通眶尖与海绵窦前部，该部的损伤可表现为眶上裂综合征。

圆孔位于眶上裂下方，蝶骨大翼内缘，连接颅中窝和翼腭窝，在成人是一长 4 mm 的管道。上颌神经、圆孔动脉、导静脉从颅中窝经圆孔至翼腭窝，有时在圆孔下方出现骨性管道连通颞下窝或翼板间隙称为圆下管或圆外管，均属正常变异。

鼓室盖位于颞骨岩部的颅中窝面，颞骨岩部中央有弓状隆起，隆起前下外方有较薄骨板，称为鼓室盖（鼓室天盖），构成中耳上壁，化脓性中耳炎时，炎性组织可突破较薄的鼓室天盖，引起颅内（硬膜外）感染。

海　绵　窦

位于蝶窦和垂体的两侧,由硬脑膜在此折返形成的腔隙,形成尖向眶尖的圆锥形前起眶上裂的内侧端,向后达颞骨岩部尖端。在横切面上,海绵窦略呈尖端向下的三角形。上壁向内与鞍膈相移行;内侧壁在上部与垂体囊相融合,下部以薄骨板与蝶窦相隔;外侧壁较厚,又分为内外两层,内层疏松,称为血液间隙区,其内走行颈内动脉、第Ⅵ对脑神经及部分交感神经丛。外层厚韧,称为硬膜间隙区,自上而下依次走行第Ⅲ、第Ⅳ、第Ⅴ对(包括眼神经和上颌神经二条分支)脑神经。除上颌神经向前经圆孔入翼腭窝外,其余脑神经出海绵窦后由眶上裂入眶。

三叉神经腔,三叉神经池与三叉神经节

三叉神经腔(Meckel 腔):位于海绵窦后方的硬脑膜腔隙,系颅后窝向颅中窝后内侧部分突入的硬脑膜陷凹,腔内容纳三叉神经半月节,周围充满脑脊液,两侧对称,呈八字形排列。

Meckel 腔分为上、下、前、后壁及内、外侧壁。

前壁和上壁与海绵窦后部静脉间隙相邻;外侧壁与颅中窝内侧壁硬脑膜相邻,内侧壁前部与颈内动脉海绵窦段后升部相邻,并裹挟第Ⅵ对脑神经,也有少量结缔组织相连;内侧壁后部与颞骨岩尖部的骨膜相贴。

三叉神经节位于 Meckel 腔内,其表面覆盖蛛网膜,后者包绕三叉神经形成蛛网膜下腔的三叉池。

三叉神经节位于颞骨岩部尖端上方的三叉神经压迹处,呈半月形或三角形,为硬脑膜所包裹;其中枢突聚集成粗大的三叉神经感觉根,由脑桥基底部与脑桥臂交界处入脑,止于三叉神经脑桥核和三叉神经脊束核,其周围突组成三叉神经三大分支,即眼神经、上颌神经和下颌神经(图 2-2-1、图 2-2-2)。

颅　后　窝

主要由枕骨和颞骨岩部后上面围绕组成。窝的中央有枕骨大孔,前面中央部有鞍背和枕骨斜坡,承托脑桥和延髓。颅后窝的前外侧部系颞骨岩部后面,后为枕骨,颅后窝容纳小脑(图 2-2-3)。

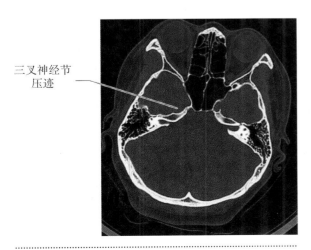

图 2-2-1　颅底 CT 平扫示三叉神经压迹

三叉神经节压迹

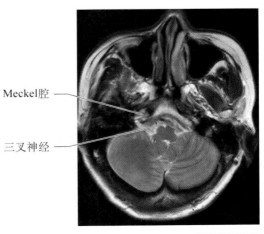

图 2-2-2　颅底 MR T₂WI　示 Meckel 腔和三叉神经

Meckel腔

三叉神经

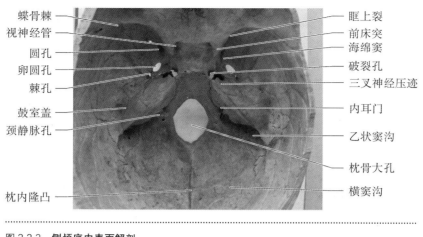

图 2-2-3　侧颅底内表面解剖

（李　箐　李文彬　庄奇新）

第三节　颞骨解剖

耳分为外耳（external ear）、中耳（middle ear）和内耳（inner ear）三个部分。外耳道的骨部、中耳、内耳和内听道部分都位于颞骨内。颞骨是复合骨块，由鼓部、乳突部、岩部和鳞部组成，另外有茎突附着于鼓部的后下侧（图 2-3-1A、B）。

外　耳

外耳包括耳郭及外耳道。

外耳道（external acoustic meatus）起自耳甲

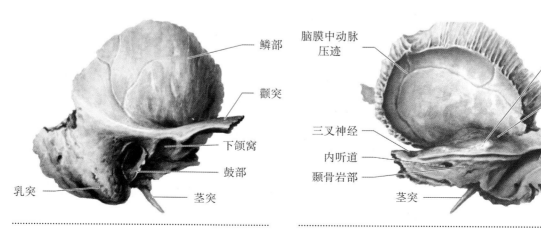

图 2-3-1A　颞骨外面观

图 2-3-1B　颞骨内面观

腔底部的外耳门,向内至鼓膜,长 2.5～3.5 cm,由软骨部和骨部组成。软骨部约占其外侧 1/3,骨部约占其内侧 2/3。外耳道有两处较狭窄,一处为骨部与软骨部交界处,另一处为骨部距鼓膜约 0.5 cm 处,称为外耳道峡(isthmus)。

外耳道骨部的后上方由颞骨鳞部组成,深部与颅中窝仅隔一层骨板。外耳道骨部前、下壁由颞骨鼓部构成,其内端形成鼓沟,鼓膜紧张部的边缘附于沟内。

颞骨鼓部(tympanic portion)形态为一扁曲的 U 形骨板,构成了骨性外耳道的前壁、下壁和部分后壁。其前上方以鳞鼓裂(squamotympanic fissure)与鳞部相接,后方以鼓乳缝(tympanomastoid fissure)与乳突部毗邻,内侧以岩鼓裂(petrotympanic fissure)与岩部接连。鼓部的前下方构成了下颌窝的后壁。在成人,鼓部内端有一窄小沟槽,称为鼓沟(tympanic sulcus),为鼓膜纤维软骨环的嵌附处。

中　耳

中耳包括鼓室、咽鼓管、鼓窦及乳突 4 部分。狭义的中耳仅指鼓室及其内容结构。

鼓室(tympanic cavity)为含气空腔,位于鼓膜与内耳外侧壁之间,在冠状面上呈现双凹透镜状。向前通过咽鼓管与鼻咽部相通,向后以鼓窦入口与鼓窦及乳突气房相通。以鼓膜紧张部的上、下边缘为界,可将鼓室分为 3 部分:①上鼓室(epitympanum),又称鼓室上隐窝(epitympanic recess),即位于鼓膜紧张部上缘平面以上的鼓室腔;②中鼓室(mesotympanum),位于鼓膜紧张部上、下缘平面之间,即鼓膜紧张部与鼓室内壁之间的鼓室腔;③下鼓室(hypotympanum),位于鼓膜紧张部下缘平面以下。鼓室内有听骨、肌肉及韧带等。

鼓室有外、内、前、后、顶、底 6 个壁。

1. 外壁　又称鼓膜壁(membranous wall),由骨部及膜部构成,即较小的上鼓室外侧壁和较大的鼓膜部。鼓膜(tympanic membrane)介于鼓室与外耳道之间,为一向内凹入、椭圆形、半透明的膜性结构;其前下方朝内倾斜,与外耳道底成 45°～50°角。

2. 内壁　内耳的外壁,又称迷路壁(labyrinthine wall)。中央较大的膨出为鼓岬(promontory),是耳蜗底周所在处。鼓岬后上方、岬小桥上方的小凹内为前庭窗(vestibular window),又名卵圆窗(oval window),被镫骨足板及其周围的环韧带所封闭,通向内耳的前庭。蜗窗(cochlear window)又名圆窗(round window),位于鼓岬后下方、岬下脚下方的小凹内,为圆窗膜所封闭。此膜又称第二鼓膜,通向耳蜗鼓阶。前庭窗上方有面神经管凸为面神经管(fallopian canal)的水平部,管内有面神经通过。外半规管凸位于面神经管凸的后上方,是迷路瘘管的好发部位。匙突(cochleariform process)位于前庭窗的前上方,由鼓膜张肌半管的鼓室端弯曲向外所形成。鼓膜张肌的肌腱绕过匙突向外达锤骨柄上部的内侧。

3. 前壁　颈动脉壁(carotid wall),下部以极薄的骨板与颈内动脉相隔;上部有两个口:上为鼓膜张肌半管的开口,下为咽鼓管半管的鼓室口。

4. 后壁　乳突壁(mastoid wall),上宽下窄,面神经垂直段通过该壁的内侧。后壁上部有一小孔,即鼓窦入口(aditus ad antrum),上鼓室借此与鼓窦相通。鼓窦入口的底部为砧骨窝(incudial fossa)。后壁下内方,相当于前庭窗的高度,有一小锥状突起,名锥隆起(pyramidal eminence),内有小管,镫骨肌腱由此发出。在锥隆起的下方、后壁与外壁交界处之鼓沟的后上端内侧,有鼓索隆起,鼓索神经由此突出,进入鼓室。

后鼓室是相当于鼓膜后缘之后的鼓室腔,内有鼓室窦(tympanic sinus)与面神经隐窝(facial recess)。鼓室窦又名锥隐窝(pyramidal recess),在中鼓室的后方,介于前庭窗、蜗窗和鼓室后壁之间的空隙。面神经隐窝的外界为深部外耳道后壁与鼓索神经,内侧为面神经垂直段,上方为砧骨窝。

5. 上壁　鼓室盖(tegmen tympani),由颞骨岩部前面构成,后连鼓窦盖,前与鼓膜张肌半管之顶相连续。鼓室借此壁与颅中窝的大脑颞叶分隔。

6. 下壁　颈静脉壁(jugular wall)，为狭小的薄骨板,将鼓室与颈静脉球分隔,其前方为颈动脉管的后壁。

鼓室内有听小骨,包括锤骨(malleus)、砧骨(incus)和镫骨(stapes),连接而成听骨链(ossicular chain)。

锤骨由小头、颈、短突(外侧突)、长突(前突)和柄组成。锤骨柄位于鼓膜黏膜层与纤维层之间,锤骨小头的后内方有凹面,与砧骨体形成关节。

砧骨分为体、长脚和短脚。砧骨体位于上鼓室后方,前方与锤骨小头相接形成砧锤关节。短脚位于鼓窦入口底部的砧骨窝内,长脚位于锤骨柄之后,末端向内侧稍膨大名豆状突(lenticular process),与镫骨小头形成砧镫关节。

镫骨分为小头、颈、前脚、后脚和足板(foot plate)。小头与砧骨长脚豆状突相接。颈短,后有镫骨肌腱附着。足板呈椭圆形,借环韧带(annular ligament)连接于前庭窗。

咽鼓管(pharyngotympanic tube)是沟通鼓室与鼻咽的管道,鼓室口位于鼓室前壁上部,内侧端的咽口位于鼻咽侧壁,成人全长约 35 mm。外 1/3 为骨部,位于颞骨鼓部与岩部交界处,居于颈内动脉管的前外侧,上方仅有薄骨板与鼓膜张肌相隔,下壁常有气化。内 2/3 为软骨部,由软骨和纤维膜所构成。咽鼓管有两个开口。

鼓窦(tympanic antrum)为鼓室后上方的含气腔,交通鼓室和乳突气房,其大小、位置与形态因人而异,并与乳突气化程度密切相关。鼓窦向前经鼓窦入口(aditus ad antrum)与上鼓室相通,向后下通往乳突气房,上方以鼓窦盖与颅中窝相隔,内壁前部有外半规管凸及面神经管凸,后壁借乳突气房及乙状窦骨板与颅后窝相隔,外壁为乳突皮层,相当于外耳道上三角。

乳突与乳突气房,初生时乳突(mastoid process)尚未发育,2 岁后开始由鼓窦向乳突部逐渐发展,形成许多蜂窝状的小腔,6 岁左右气房已有较广泛的延伸,最后形成许多大小不等、形状不一、相互连通的气房。乳突气房(mastoid cells)分布范围因人而异,根据解剖部位分为九组:①乳突尖气房;②天盖气房;③乙状窦周围气房;④迷路周围气房;⑤岩尖气房;⑥颧突气房;⑦鳞部气房;⑧岩尖气房;⑨面神经管周围气房。

乳突气房根据发育程度分为 4 种类型:①气化型(pneumatic type):乳突全部气化,气房较大而间隔骨壁较薄,此型约占 80%;②板障型(diploetic type):乳突气化不良,气房小而多,形如头颅骨的板障;③硬化型(sclerotic type):乳突未气化,骨质致密;④混合型(mixed type):上述 3 型中有任何 2 型同时存在或 3 型俱存者(图 2-3-2)。

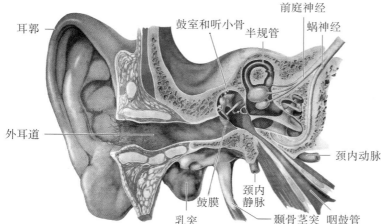

图 2-3-2　外耳、中耳及内耳结构

内 耳

内耳又称迷路(labyrinth),位于颞骨岩部内,由复杂的管道组成,含有听觉与位置觉重要感受装置,可分为骨迷路(osseous labyrinth)与膜迷路(membranous labyrinth)。两者形状相似,骨迷路包裹膜迷路。膜迷路含有内淋巴(endolymph),与骨迷路之间充满外淋巴(perilymph),内、外淋巴互不相通。

1. 骨迷路 由致密的骨质构成,包括耳蜗、骨半规管以及前庭三个部分。

(1)耳蜗(cochlea) 位于前庭的前面,形似蜗牛壳,主要由中央的蜗轴(modiolus)和周围的骨蜗管(osseous cochlear duct)组成。

1)蜗轴呈圆锥形,从蜗轴伸出的骨螺旋板在骨蜗管中同样旋绕。骨蜗管完整地被分为上下2腔,上腔又被前庭膜分为2腔,故骨蜗管内共有3个管腔:上方者为前庭阶(scala vestibuli),自前庭开始;中间为膜蜗管,又名中阶(scala media),属膜迷路;下方者为鼓阶(scala tympani),起自蜗窗(圆窗),为蜗窗膜(第二鼓膜)所封闭。

前庭阶和鼓阶的外淋巴经蜗孔相通。骨螺旋板与蜗轴相接的基部内螺旋形小管,称为Rosenthal小管(Rosenthal canal),内有螺旋神经节;蜗神经纤维通过骨螺旋板内的小管,在鼓唇处穿过神经孔(habenula perforata),分布于内毛细胞和外毛细胞。在耳蜗底周鼓阶下壁接近蜗窗处有蜗水管(cochlear aqueduct)内口,岩部下面颈静脉窝和颈内动脉管之间的三角凹内有蜗水管外口。

2)骨蜗管(cochlear spiral canal)旋绕蜗轴$2\frac{1}{2}$~$2\frac{3}{4}$周,底周相当于鼓岬部。蜗底向后内方,构成内听道底。蜗顶向前外方,靠近咽鼓管鼓室口。新生儿的蜗底至蜗顶高约5 mm。

(2)骨半规管(osseous semicircular canals)位于前庭的后上方,为3个互成直角的弓状弯曲骨管。根据所在位置不同,分别称外(水平)、前(垂直)、后(垂直)半规管(lateral,anterior and posterior semicircular canals)。每个半规管的两端均开口于前庭;其一端膨大名骨壶腹(bony ampulla),内径约为管腔的2倍。前半规管内端与后半规管上端合成一总骨脚(common bony crus),外半规管内端为单脚,故3个半规管共有5孔通入前庭。两侧外半规管在同一平面上,与水平线成24°~30°;两侧前半规管所在平面向后延长互相垂直,亦分别与同侧岩部长轴垂直;两侧后半规管所在平面向前延长也互相垂直,分别与同侧岩部长轴平行;一侧前半规管和对侧后半规管所在平面互相平行。

(3)前庭(vestibule) 位于耳蜗和半规管之间,略呈椭圆形,分为前、后、内、外四壁。

1)前壁:较狭窄,有一椭圆孔形的蜗螺旋管入口,通往耳蜗前庭阶。

2)后壁:稍宽阔,有3个骨半规管的5个开口。

3)外壁:鼓室内壁的一部分,前庭窗被镫骨足板所封闭。

4)内壁:构成内听道底。前庭腔内面有从前上向后下弯曲的斜形骨嵴,称前庭嵴(vestibular crest)。嵴前方为球囊隐窝(spherical recess),内含球囊;窝壁有数小孔称为中筛斑(球囊筛区)。嵴后方有椭圆囊隐窝(elliptical recess),容纳椭圆囊。椭圆囊隐窝下方有前庭水管内口,外口(颅内开口)位于岩部后面的内淋巴囊裂底部,即内耳门的外下方。前庭水管内有内淋巴管与内淋巴囊相通。在上壁骨质中有迷路段面神经穿过。

2. 膜迷路(membranous labyrinth) 由膜性管和膜性囊组成,借纤维束固定于骨迷路内,可分为椭圆囊、球囊、膜半规管及膜蜗管,并相互连通为连续的、含有空腔的膜质结构。椭圆囊和球囊位于骨迷路的前庭内,膜半规管位于骨半规管内,膜蜗管位于耳蜗的蜗螺旋管内。

内淋巴管(endolymphatic duct)经椭圆球囊管与椭圆囊及球囊相交通,经前庭水管止于内淋巴囊（endo1ymphatic sac）。内淋巴囊是内淋巴管末端的膨大部分，其一半位于前庭水管内，称为骨内部；另一半位于两层硬脑膜之间，称为硬脑膜部，形态为扇形增厚，扇形的柄端于前庭水管外口处固定。

　　膜蜗管（membranous coch1ear duct）：即中阶，位于骨螺旋板与骨蜗管外壁之间，亦在前庭

阶与鼓阶之间。膜蜗管的横切面呈三角形，有上、下、外壁：① 上壁为前庭膜（vestibular membrane），又称 Reissner 膜（Reissner membrane）；② 外侧壁由螺旋韧带（spiral ligament）、血管纹（stria vascularis）组成；③ 下壁由骨膜增厚形成的螺旋缘和基底膜组成（图2-3-3A、B）。

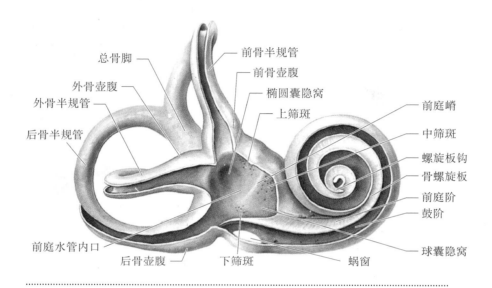

图2-3-3A　迷路解剖图

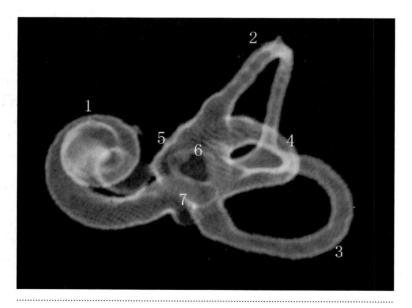

图2-3-3B　迷路的薄层CT仿真内镜成像　1.耳蜗；2.前（垂直）半规管；3.外（水平）半规管；4.后（垂直）半规管；5.前庭；6.总骨脚；7.蜗窗

颞 骨

颞骨包括颞骨鳞部、颞骨岩部和乳突部

● 颞骨鳞部

鳞部（squamous portion）位于颞骨的前上部，分为内、外两面，另有三个边缘。鳞部内面稍凹，是大脑颞叶所在区域，可见脑压迹及脑膜中动脉沟。外面光滑略向外凸起，构成颞窝的一部分。鳞部的上缘锐薄，与顶骨的下缘相联接；前缘呈上薄下厚的锯齿状，与蝶骨大翼相连形成蝶鳞缝（sphenosquamous suture）；下缘内侧与岩骨前缘外侧部相融合，形成岩鳞缝（petrosquamous fissure）。鳞部下界与鼓部前上缘相连，形成鼓鳞裂（tympanosquamous fissure）。

● 颞骨岩部

岩部（petrous portion）形似横置的三棱锥体，位于颅底、枕骨及蝶骨之间，有一底、一尖、三个面和三个缘。底向外侧，与鳞部和乳突部相融合；尖朝向内前并且微微向上，嵌于蝶骨大翼后缘和枕骨底部之间，形成了破裂孔的后外界，颈动脉管内口开口在此处。

岩部的三个面。

1. 前面 构成颅中窝的后部，向外与鳞部的脑面相连，有一个浅凹形薄骨板，即鼓室盖（tympanic tegmen），分隔鼓室与颅中窝。

2. 后面 构成颅中窝的前界，即小脑面（cerebellar surface），向外与乳突内面相连，岩上窦、岩下窦及乙状窦围成三角形骨面，顶向内，底向外。在中部偏内侧处为内耳门（internal acoustic porus），向外通往内听道（internal auditory meatus）。内耳门的后外侧有一个被薄骨板所遮盖的裂隙，亦即内淋巴囊裂，其中有前庭水管外口（external aperture of vestibular aqueduct），经骨性前庭导水管至前庭骨迷路，有内淋巴管（即膜性前庭导水管）经过。

3. 下面 形态不规则，参与构成颅底底面。在后外侧部及鼓部内侧，有前内及后外紧邻的两个深窝，即颈动脉管外口。颈内动脉管（carotid canal）先沿鼓室前壁垂直上行，继而折向前方水平行走，开口于岩尖的颈动脉管内口。颈动脉管外口的后外侧为颈静脉窝（jugular fossa），构成颈静脉孔的前界及外侧界，也是颈静脉球的顶部。

岩部三个缘：上缘最长，其中岩上沟容纳岩上窦，沟缘有小脑幕附着；上缘尖端借岩蝶韧带及蝶骨接连并形成小管，内有展神经和岩下窦。后缘的内侧段有岩下沟，内含岩下窦；其外侧段和枕骨的颈静脉切迹形成颈静脉孔。前缘的内侧部分与蝶骨大翼接连形成蝶岩裂，外侧部分参与构成岩鳞裂与岩鼓裂；在岩部与鳞部之间，有上下并列的两管通入鼓室，居上者为鼓膜张肌半管，居下者为咽鼓管半管。

内听道（internal acoustic meatus）：位于岩部内的骨性管道。岩部后面中央偏内侧的扁圆形内耳门，后缘较锐而突起，前缘较平而无明显边缘。内听道平均长约 10 mm，其外端被内耳道底（fundus of internal acoustic meatus）所封闭，构成了内耳的前庭及耳蜗内侧壁的大部分。内听道底上区较小，被一垂直骨嵴分为前、后两部：前部凹陷为面神经管区，即面神经管入口处，面神经自此进入骨管即为迷路段，向外达膝神经节；后部凹陷为前庭上区，前庭神经上终末支穿过。另有较大的下区，其前方为蜗区，有蜗神经纤维通过；后方为前庭下区，前庭神经下终末支的球囊神经通过。前庭下区的后下方有一单孔，前庭神经下终末支的后壶腹神经通过。内听道内含面神经、听神经及迷路动、静脉（图 2-3-4A～E）。

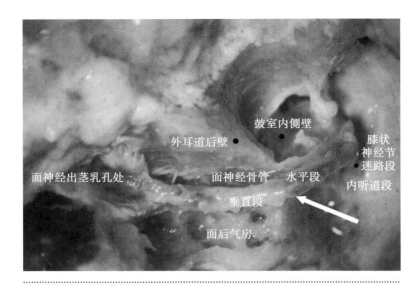

图 2-3-4A　人体面神经解剖图　箭示面神经各段

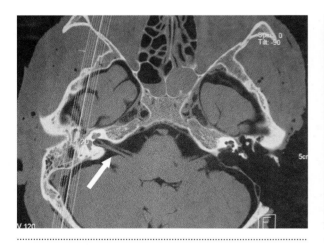

图 2-3-4B　人体尸头 CT 内耳道层面图像　箭示听神经（听神经前为面神经，内耳道内前为蜗神经，后为前庭神经）

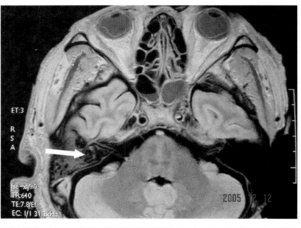

图 2-3-4C　人体尸头中耳鼓室层面 MRT₁ 图像　箭示鼓室和听小骨

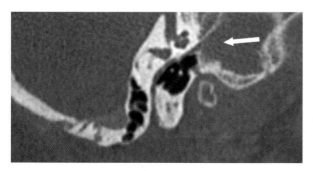

图 2-3-4D　面神经 CT 薄层扫描曲面重建图像　箭示面神经从内耳出来后沿鼓室壁行走，垂直部分为茎（突）乳孔

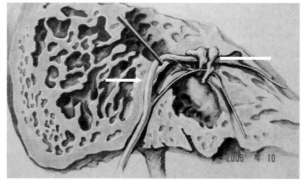

图 2-3-4E　面神经在颞骨内路径解剖图　箭示面神经和面神经管，横线为鼓室和听小骨

乳突部

乳突部（mastoid portion）位于鳞部的后下方，又称乳突（mastoid process）。上方与鳞部以颞线为界，前下与鼓部融合形成鼓乳裂（tympanomastoid fissure），可分为内、外两面及上、后两缘。在其外侧面，道上棘后方，外耳道后壁向上延伸与颞线相交所成之三角形区域，称为道上三角区（suprameatal triangle）；此处骨面含有许多为小血管穿通的小孔，名为筛区（cribriform area）。后缘处的乳突孔（mastoid foramen），贯穿骨内外，有乳突导血管通过此孔，使颅外静脉与乙状窦沟通。乳突尖内侧有一深沟，称为乳突切迹（mastoid notch）或二腹肌沟；前端为茎乳孔，其内侧枕动脉沟伴行，有枕动脉经过。

乳突内侧面为颅后窝的前下方，有一弯曲的深沟为乙状沟（sigmoid sulcus），乙状窦位于其中。乳突气房发育良好者，乙状窦骨板较薄且位置偏后，其与外耳道后壁之间的距离较大；乳突气房发育较差者，乙状窦骨板坚实，位置前移，其与外耳道后壁的距离较小，或比较接近。

乳突上缘与顶骨的乳突角相接，后缘与枕骨相连。乳突部的骨质中有许多含气小腔，称为乳突气房（mastoid cells）。乳突按气化程度，可分为四型：气化型（pneumatic type）、板障型（diploetic type）和硬化型（sclerotic type），以及上述任何两型或三型并存的混合型（mixed type）。位于上部的气房最大，称为鼓窦（tympanic antrum），与鼓室相通。有时在浅、深气房之间存在一薄层骨板，为鳞部在发育过程中过度向乳突方向伸展所致，称为 Korner 隔（Korner septum）。

（时海波　周慧群　殷善开）

第四节　上颌骨的解剖

上 颌 骨

上颌骨是继下颌骨之后，面部最大的骨，左右上颌骨结合形成了整个上颌。每侧的上颌骨均由一个体部和四个突起组成：颧突、额突、牙槽突和腭突。上颌骨体部大致上是锥体形的。它有四个面：前面、后面（或称为颞下面）、上面（或称为眶面）和内面（或称为鼻面），围绕一个充满空气的大空腔，称为上颌窦。在切牙上方的前部有一个小凹陷，称为切牙窝。切牙窝的侧面有一个更大更深的凹陷，称为尖牙窝。尖牙窝的上方是眶下孔，标志着眶下管的前面终点，其中有眶下神经和血管通过。内面和前面结合成一个深的凹陷边界，称为鼻切迹。它在一个尖锐的突起下中止，并与对侧上颌骨的相应突起一起形成前鼻棘。颞下面是向前的圆凸面，也是颞下窝的前壁。颧突使它与前壁分离。在它的内侧包含了 2～3 个小的牙槽管，上牙槽后血管与神经通过其中。颞下面的下后方有一个圆形隆起，称为上颌结节，它在内方与腭骨锥体形突起相结合。上颌骨的眶面由眶底的大部分组成。鼻面后上方有一个大的、不规则开口称为上颌缝隙，通向上颌窦。上颌窦是位于上颌骨体部的一个锥形空腔。它的壁相对于上颌骨体部的眶面、前面、颞下面和牙槽部。底壁由上颌骨牙槽突形成，其最低部通常在低于鼻腔底大约 1.25 cm 处。在一些病例中，上颌窦底部被磨牙根部穿过（图 2-4-1）。

上颌骨颧突与颧骨结合。额突向上、后分别与鼻骨和泪骨相接。上颌骨内面是鼻腔侧壁的一部分。额突的上部终点与额骨的鼻部结合。上颌牙槽突较厚并呈拱形，后部比前部宽。牙槽突向

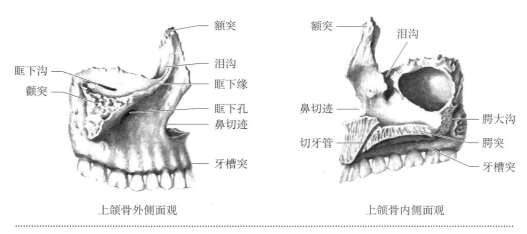

额突

泪沟

眶下沟
颧突
眶下缘
眶下孔
鼻切迹

牙槽突

上颌骨外侧面观

额突
泪沟

鼻切迹

切牙管

腭大沟
腭突
牙槽突

上颌骨内侧面观

图 2-4-1　上颌骨解剖示意图

下凹陷形成容纳牙根的牙槽窝。容纳尖牙的牙槽窝是最深的,磨牙的则是最宽的。上颌骨的腭突,厚而强壮,并呈水平形。它在内侧与鼻面的最低部结合,形成了鼻腔底部的大部分和口腔的顶部。上颌骨的腭突与对侧相应部分结合形成了骨性上腭的前 3/4。腭骨水平部也与其对侧相应部位形成了骨性上腭的后 1/4。在切牙稍后方,可见两个侧管的管口。这些是切牙管,均向上通向相应的半边鼻腔,腭大血管和鼻腭神经的终末支在其间通过(图 2-4-1)。

腭　　骨

腭骨呈 L 形,位于上颌骨腭突与蝶骨翼突之间,分水平板和垂直板两部分,水平板组成腭骨的后份,垂直板构成鼻腔外侧壁的后份。腭骨有 3 个突起 1 个切迹,分别为眶突、蝶突、锥突及蝶腭切迹。眶突位于腭骨的最上方,参与眼眶内后壁的构成;蝶突位于腭骨中部的后缘,与蝶骨接邻;眶突与蝶突围成的半圆形切迹,称为蝶腭切迹;锥突位于腭骨的下缘,呈锥形向后突起(图 2-4-2A、B)。

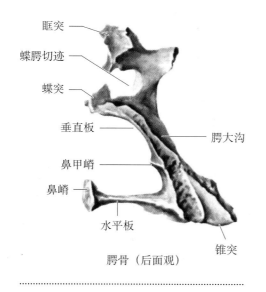

眶突
蝶腭切迹
蝶突
垂直板
鼻甲嵴
鼻嵴
水平板
腭大沟
锥突

腭骨（后面观）

图 2-4-2A　腭骨解剖示意图(后面观)

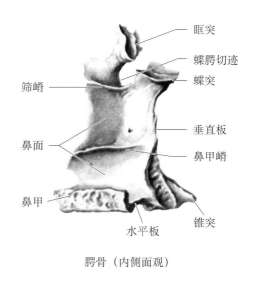

眶突
蝶腭切迹
蝶突
筛嵴
垂直板
鼻面
鼻甲嵴
鼻甲
锥突
水平板

腭骨（内侧面观）

图 2-4-2B　腭骨解剖示意图(内侧面观)

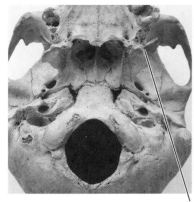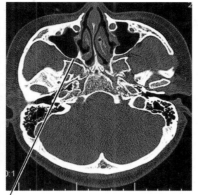

翼腭窝

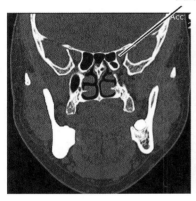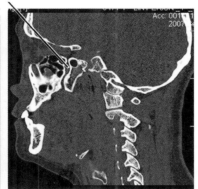

图 2-4-3A～D　翼腭窝的大体解剖和侧颅底 CT 扫描,横断面、冠状面、矢状面示意图

翼　腭　窝

翼腭窝为上颌体、蝶骨翼突和腭骨之间的狭窄间隙,其上部较宽,下部渐窄,深藏于颞下窝内侧,内有神经血管通过(图 2-4-3A～D)。翼腭窝内通过的神经主要有三叉神经上颌支及其延续的终末支眶下神经,稍下方有翼腭神经节(副交感神经节),由此发出翼腭神经;翼腭窝内通过的血管主要有上颌动脉与上颌静脉。此窝向外通颞下窝,向前借眶下裂通眼眶,向内借腭骨与蝶骨围成的蝶腭孔通鼻腔,向后借卵圆孔通颅中窝,借翼管通颅底外面,向下移行于腭大孔,继而经腭大孔通口腔。

（包宏伟　邹德荣　庄奇新）

第五节　下颌骨和颞下颌关节的解剖

下　颌　骨

作为面部最大、最强壮的骨,下颌骨分为一个曲线形的水平体部和两个宽的升支。体部的下界称为下颌骨下缘。体部上界是牙槽部分。牙槽包含了 16 个牙槽窝来承载牙根。下颌骨内侧通过一条浅的倾斜嵴分为两个部分,这条嵴称为下颌舌骨线。下颌舌骨线下部有一个凹陷,称为下颌下窝。在下颌舌骨线上方的前面也有一个凹陷,

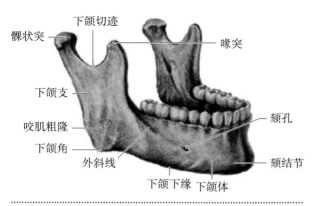

图 2-5-1　**下颌骨的解剖示意图**

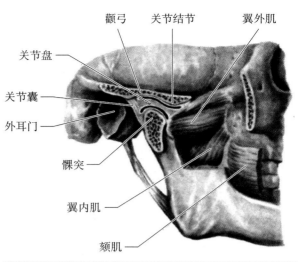

图 2-5-2　**颞下颌关节解剖示意图**

称为舌下窝,其中有舌下腺。颏孔开口于下颌骨体部第二前磨牙下的外表面,颏神经和血管从这里穿出。下颌升支是四边形的,有 2 个面、4 个界和 2 个显著的突起。下颌孔位于下颌升支中间面的中心上方。这个开口(孔)导入下颌管,并弯曲向下向前进入体部开口于颏孔。在前方的中间侧,下颌孔被称为下颌小舌的一个细小的三角形突起所遮盖。下颌支的上界很薄,由一个曲线切迹形成,称为乙状切迹或者下颌切迹。下颌切迹向前与喙突相连续,向后与髁突相连续。喙突是大部分颞肌附着的地方。髁状突向上延伸形成了下颌骨的关节部分,它由纤维软骨覆盖,并与颞骨鳞部的下颌窝结合。其头部下缩小的部分称为髁状突颈部(图 2-5-1)。

颞 下 颌 关 节

颞下颌关节是由下颌髁、髁窝、关节隆突及其关节盘所组成的。其中,髁窝和关节隆突是颞骨鳞部的一部分。颞下颌关节是一个旋动的滑膜关节,既可以移动,又可以旋转。髁窝以颞骨为上界,以下颌骨髁突为下界。关节结节就是前隆突外侧部的骨性突起。它的解剖位置比隆突本身更为显著。关节面由富胶原纤维而乏软骨细胞的纤维软骨所覆盖,关节盘由纤维组织组成,将此关节分为上、下两部分,颞骨鼓室部的前部为鼓板。鼓板的正前方的颞骨鳞部组成颞下颌关节的上部。

髁窝是凹陷的结构,是翼外肌肌腱的附着处。而关节隆突是凸出的结构(图 2-5-2)。

髁、髁窝和隆突均由纤维结缔组织连接。纤维结缔组织下层是透明软骨。在纤维软骨的关节面有一层致密纤维结缔组织,部分覆有滑膜。在显微镜下,下颌髁和颞骨由数层组织构成。自关节腔至骨骼,这些组织层分别是:①致密纤维结缔组织;②未分化的成纤维细胞层(增殖层);③中间层(成纤维细胞-成软骨细胞);④软骨层;⑤骨密质;⑥骨松质。在髁、髁窝和隆突间是关节盘或称为半月板,由纤维结缔组织连接,前后附有血管丛。关节腔由其周围的关节囊支持。此关节囊附着于髁窝的前方,下颌髁的下方以及关节盘的内、外侧边缘。

关节盘在组织学上是由翼外肌的间充质起源而来的,故与该肌的前正中部有关联。但这些相关联的纤维并没有明显地将关节盘向前拉的作用。关节韧带基本由关节囊的纤维结缔组织聚集而成。韧带提供了稳固性,外侧韧带,或称为颞颌韧带,是颞下颌关节中最重要的韧带,在关节的前 1/2 或 2/3,而内侧关节囊没有外侧强韧,并自前向后往后下方倾斜。蝶骨下颌骨韧带和茎突下颌骨韧带则仅仅是保护关节承受外力的次要韧带。在前方,关节盘通过前附着物附着于关节囊;在内

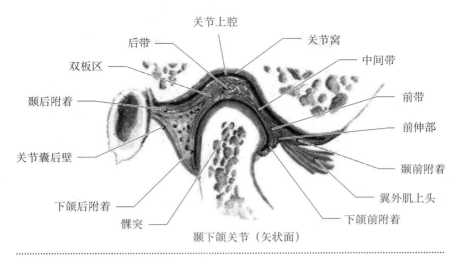

颞下颌关节（矢状面）

图 2-5-3　颞下颌关节矢状面示意图

前方,翼外肌上侧头肌腱附着于关节盘,而下侧头肌腱则附着于下颌髁。关节盘后组织附着于关节盘的后方(岩鼓裂),将关节腔分割成完全独立的两个滑膜囊,即上、下关节腔。盘后组织中(双层区)是由致密纤维结缔组织构成其下部(下层),而疏松弹性组织构成其上部(上层)。这样的组成能够使髁突的移动更灵活,或者有助于关节盘的弹回,如此以保持正常的髁-盘关系。正常的关节盘有后带,中间区(薄弱区)和外带,关节盘的边缘和后带较厚,中间较薄(图 2-5-3)。

关节盘与髁突、隆突之间的关联是关节盘移动的基础。在正常的关节中,关节盘以其后带附着于髁突上方。当关节开放,髁突在关节盘下方旋动的同时,盘-髁在隆突下向前、下方作复杂移动。下颌髁不仅仅在髁窝内旋动;它亦可与关节盘一起在颞骨隆突下做向前运动。一个正常的关节盘与半脱位的关节盘间的区别,需要依靠张、闭口位半月板的位置来判断,MR 图像可以清晰地显示髁状突的运动状况,以及关节盘移动位置(图 2-5-4、图 2-5-5)。

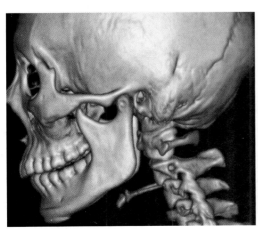

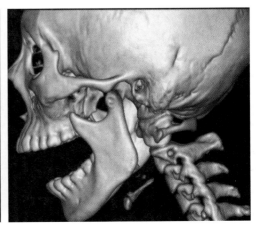

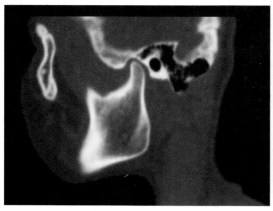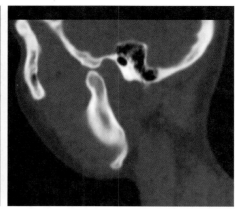

图 2-5-4　颞下颌关节张、闭口位的 CT 扫描三维表面重建和斜矢状面重建图像

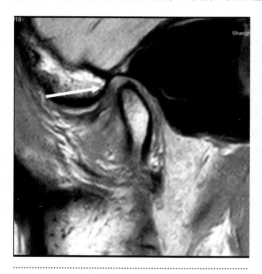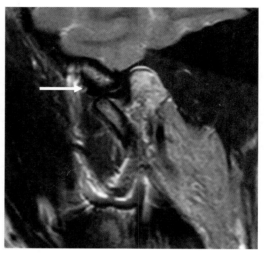

图 2-5-5A　颞下颌关节闭口位的 MRI 质子加权扫描图像　见髁状突在髁窝内，等信号的关节盘后带在髁状突的正上方，等低信号的关节盘中带在髁状突与关节结节之间（箭）

图 2-5-5B　颞下颌关节张口位的 MR T₂WI　见髁状突移至关节结节下方，低信号的关节盘中带在髁状突与关节结节之间（箭）

（包宏伟　姚伟武）

第六节　鼻咽部的解剖

鼻咽部是悬挂在颅底的倒置的 J 形肌群，表面覆以黏膜。在上面，它以蝶骨底和斜坡为界，后面以 T1 和 T2 的椎前肌为界，外侧以咽肌、咽旁间隙、深部软组织和颞下窝为界。鼻咽部向前与鼻腔相通，向下与口咽相续，其间以硬腭平面为分界，两者交界较窄部称鼻咽峡。在吞咽时软腭向后上提起抵达咽后壁，使鼻咽和口咽隔开，防止食团反流至鼻咽和鼻腔内。鼻咽腔顶壁由蝶骨体及枕骨斜坡颅外面构成，其下有一团淋巴组织称为增殖腺（咽扁桃体或增殖体）。它发生于胚胎第四个月，5 岁左右呈生理性肥大，6～7 岁开始萎缩，至 14～15 岁时达到成人状态。增殖腺后下有一小凹陷称为咽囊（位于蝶骨体和枕骨交界处），其大小、深浅不一。咽囊为黏膜向退化的脊索处

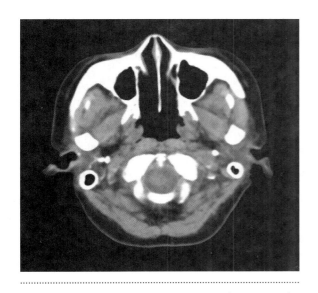

图 2-6-1 **CT 鼻咽部层面** 两侧对称的咽鼓管隆突、咽隐窝、头长肌

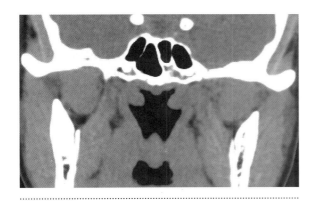

图 2-6-2 **鼻咽部螺旋 CT 冠状面重建图像** 可见鼻咽顶壁软组织和两侧对称的咽隐窝、咽鼓管隆突

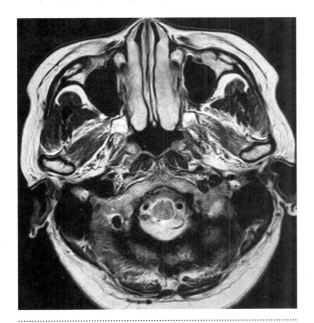

图 2-6-3 **鼻咽部横断面 MR T₂WI** 鼻咽部的黏膜和黏膜下组织显示得很清晰

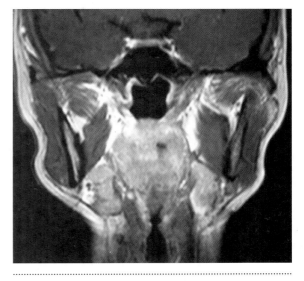

图 2-6-4 **鼻咽部冠状面 MR T₁WI** 鼻咽腔上方是无信号的含气蝶窦腔

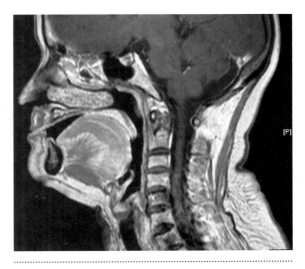

图 2-6-5 **鼻咽部矢状面 MR T₁WI** 见鼻咽顶鼻均匀的黏膜和黏膜下组织

延伸而成,可发生囊肿或脊索残余肿瘤。鼻咽腔在下鼻甲后 1 cm 处,左、右侧壁各有一漏斗状开口,为咽鼓管咽口。通过咽鼓管与中耳腔沟通,以调节中耳腔气压。咽口边缘的前、后、上三面有软骨呈铁蹄状隆起,以上唇和后唇较明显,称为咽鼓管隆突。隆突后方有一纵行深窝为咽隐窝(也称咽侧隐窝)。该隐窝位于颅底破裂孔下面,两者相距 1 cm,中间无明显结构。鼻咽癌如发生于咽隐窝,故向上很易侵及破裂孔向颅内蔓延(图 2-6-1～图 2-6-5)。

咽颅底筋膜

颅咽壁由最表面的黏膜层、中间的纤维层和肌层及最内面的纤维层三层组成。咽表面的黏膜与各咽腔室黏膜相连续。黏膜的深层为咽基底筋膜，为一层纤维结缔组织，头端较厚伸展至尾端，逐渐变薄。咽基底筋膜的头端无肌肉覆盖，颅底处附着于枕骨基底部、咽结节的前方、颞骨岩部和翼突内侧板。此筋膜前方附着于甲状软骨、舌骨、茎突舌骨韧带和翼突下颌缝。向后同咽缝相连接，咽缝为强大的纵形纤维结缔组织，从枕骨咽结节延伸到咽的尾端，止于咽缩肌。咽的肌层位于咽的基底筋膜和咽的最外层的颊咽筋膜之间。颊咽筋膜的头端在上缩肌的位置，同咽基底筋膜相融合。神经和血管走行于颊咽筋膜之中（图 2-6-6）。

茎突咽筋膜起始于蝶骨嵴底部、颈动脉管外口前方和茎突鞘上方。它向下分两层包裹着腭帆提肌的前后缘、在茎突咽肌和茎突舌骨肌外侧与茎突下颌韧带和茎突下颌筋膜相融合。

蝶咽筋膜起始于蝶骨的卵圆孔和棘孔后方，在颈内动脉管外口、茎突和鼓室内侧与茎突咽筋膜相延续。其内侧部分包绕腭帆张肌内缘，外侧部分位于颅底下方腭帆张肌后外侧。蝶咽筋膜外层延伸入翼窝内，其内层沿腭帆张肌内侧走行至翼突内侧板。

颈深筋膜位于前方的咽肌筋膜与后方的椎前肌肉之间，主要包括翼状筋膜和椎前筋膜。翼状筋膜穿经中线向咽及脏筋膜后方延伸，于横突顶端和椎前筋膜融为一体，横突是这两层筋膜的附着点，而后翼状筋膜向前外侧走行构成颈内动脉鞘的前内侧壁。颈深筋膜为一薄层结缔组织，可允许咽向内侧移动，大血管及神经向外侧移动。

上颌骨后方与椎前肌之间筋膜层，对周围结构有一些支持作用，可作为头颈部疾病在诊断和治疗过程中的解剖标志，能暂时局限炎症、出血等外渗，也能影响此部位的肿瘤或囊肿向周围的膨胀性扩张。由于填充于这些筋膜肌肉小间隙内 Bichat 脂肪体存在，可将此部位肌肉、血管和神经轻松地移位。因此，这些筋膜对上颌骨和颈部的活动也辅助作用。

咽 隐 窝

咽隐窝又称 Rosenmüller 窝，其前方为咽鼓管圆枕，后方为咽后间隙，内上方为破裂孔，内后方有岩尖及颈内动脉管、卵圆孔和棘孔。外侧为腭帆提肌、腭帆张肌及茎突前间隙，下方经咽上缩

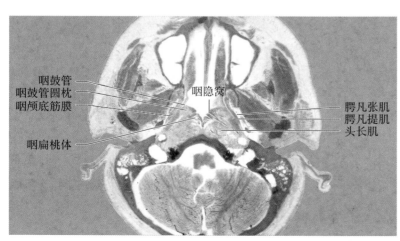

图 2-6-6　**颅底薄层切片**　示咽颅底筋膜、咽隐窝、腭帆张肌和腭帆提肌、咽扁桃体等结构

肌的上缘延伸到 Morgagni 窦。咽隐窝常呈圆锥形或裂隙状,其大小和深浅变异较大。咽隐窝的开口一般较宽,但有时较狭窄。儿童的咽隐窝常较小,常被淋巴组织充满。成年人咽隐窝开口处有时可见纤维小梁。中国南方人的咽隐窝较深。

咽隐窝是鼻咽癌的最好发部位。肿瘤通常是从咽隐窝向周围扩散,因此,咽隐窝的解剖关系具有重要的临床意义。咽隐窝与颅底的重要结构紧密相邻,因此肿瘤易于通过这些结构迅速扩散并引起严重的神经系统并发症。

腭帆张肌和腭帆提肌

腭帆提肌是较厚的笔形肌肉。它有三个起始端,一个腱性的和两个肌性的。腱性部分来自颞骨岩部下端,恰好位于颈动脉管入口前内侧、颞骨岩部尖的近侧。肌性的起始端起于颞骨的鼓室部和咽鼓管的软骨肌纤维在两层腭咽肌之间通过,在咽鼓管咽肌和腭帆张肌之间直接止于腭腱膜。当腭帆提肌止于软腭时,它的肌纤维同另一侧相对应的提肌整合在一起。这块肌肉由咽丛的翼支支配。腭帆提肌起提升软腭作用。

腭帆张肌是锥形肌肉,位于腭帆提肌的前面和翼内肌的内侧。它起于蝶骨棘突上的舟状窝和软骨性咽鼓管。肌纤维汇集成腱索,从内侧包裹翼突内侧板的小钩,并止于腭腱膜。腭帆张肌通过三叉神经下颌支的翼内神经支配。腭帆张肌能使软腭变扁和紧张。

咽扁桃体与咽囊

鼻咽顶壁和后壁交界处黏膜下集聚大量的淋巴组织,称为腺样体,又称咽扁桃体,呈三角形,其尖朝向鼻中隔后端游离缘。在正常生理情况下,6～7 岁发育至最大,8～10 岁后逐渐退化,青春期后逐渐萎缩,大部分成人腺样体基本消失。少量青年和老年人腺样体增生、肥大,可堵塞鼻咽腔影

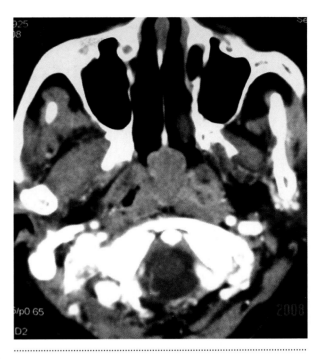

图 2-6-7　**鼻咽腺样体(咽扁桃体)增生**　CT 增强扫描显示鼻咽顶后壁咽扁桃体隆起增生,密度均匀,边界光整,轻度强化

响呼吸,或阻塞咽鼓管咽口引起听力减退,但是腺样体增生、肥大与鼻咽癌不一样,前者境界清楚,密度和信号均匀。患淋巴瘤时,也可以见到增大的咽腺样体。咽扁桃体下方中线处可见囊样凹陷,成为咽囊,为胚胎早期上皮随脊索顶端退化凹陷而成,形成盲囊状结构,随着胎龄增长而逐渐退化乃至消失,仅少数保留到出生甚至成年。其囊腔深浅不一,深者可到枕骨基底部内,部分发生囊肿或脊索残余肿瘤(图 2-6-7)。

咽 淋 巴 环

咽部淋巴组织丰富,包括鼻咽、软腭、扁桃体、口咽及舌根等组成的环状淋巴组织。称为咽淋巴环,也称韦氏环(Waldeyer 环),咽淋巴环由内环和外环组成。内环前为舌扁桃体,外侧为腭扁桃体,顶部为咽扁桃体(即腺样体、咽鼓管扁桃体),其余为沿咽峡在软腭的后面到咽隐窝的淋巴组织组成的侧束。外环由咽鼓管、鼻咽、口咽和喉的淋巴组织构成一连续的淋巴管网,直接与邻近的咽

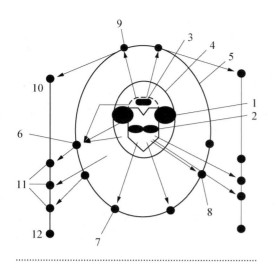

图 2-6-8 **颈淋巴结链草图** 1. 腭扁桃体；2. 舌扁桃体；3. 咽扁桃体；4. 内环；5. 外环；6. 下颌角淋巴结；7. 颏下淋巴结；8. 下颌下淋巴结；9. 咽后淋巴结；10. 颈静脉淋巴结链；11. 静深淋巴结中群；12. 静深淋巴结下群

后淋巴结、下颌角淋巴结及颌下淋巴结联合并互相沟通，并与颈部诸多的淋巴结群相连通（图 2-6-8）。

鼻咽部淋巴主要引流途径有鼻咽黏膜下的淋巴经咽后壁流出输入到咽后内、外淋巴结，然后再引流到颈部或经过颈内动静脉的后方，注入乳突尖部深处的颈上深淋巴结。但也有直接汇入颈内静脉和/或副神经处淋巴结者，少数可出现"跳跃"或"交叉"至对侧者。鼻咽的淋巴经侧壁流出，直接输入颈内动静脉出颅底处前方的淋巴结。临床上可见鼻咽癌常转移至此淋巴结，从而引起第Ⅸ～Ⅻ对脑神经和颈交感神经的损害，也可由侧壁向下方引流至颈内静脉前组的淋巴结。

（顾一峰　庄奇新）

第七节　侧颅底软组织间隙的解剖

颈筋膜与颈部间隙

1. **颈筋膜**　颈部主要有两层筋膜，浅筋膜和深筋膜，浅筋膜主要包绕皮下软组织层和颈阔肌。颈深筋膜有三个独立的层：最外层为颈深筋膜浅层，又名封套筋膜、包埋层，它呈圆桶状，环绕颈部，围绕咀嚼肌、胸锁乳突肌和斜方肌。颈深筋膜中层又称颊咽筋膜，颈深筋膜中层围绕咽、喉、气管、食管、甲状腺和甲状旁腺，称为内脏间隙或脏器间隙。颈深筋膜深层又称椎前筋膜，环绕脊柱旁肌肉和脊柱，颈深筋膜深层的前部分为两层：位于最前缘的翼状筋膜和它后面真正的脊柱前层筋膜。

颈部筋膜由胚胎期间充质衍化而来，它们在颈部的组织、肌束、血管和神经之间穿梭而行，形成众多深筋膜间隙，正常的深筋膜菲薄，在 CT 和

MRI 上很难显示（图 2-7-1）。

2. **颈部间隙**　颈部深筋膜把颈部分成独立的间隔，称为深筋膜间隙，通常分为舌骨上和舌骨

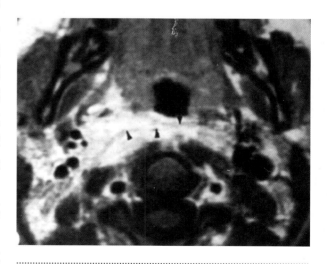

图 2-7-1 **咽部横断面 MR T₁WI**　借助颈深筋膜表面和周围脂肪组织的高信号可以显示深筋膜，箭头之间为咽后间隙之深筋膜

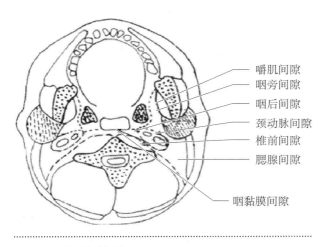

图 2-7-2　颈深筋膜间隙

下两个区域,舌骨上区含有咽后间隙、危险间隙、椎前间隙、咽旁间隙、颈动脉间隙、嚼肌间隙、腮腺间隙、颈后间隙以及颈前部的脏层间隙、舌下间隙、颏下间隙、颌下间隙等,而舌骨下区则有咽后间隙、危险间隙、椎前间隙、咽旁间隙、颈前间隙、颈动脉间隙和颈后间隙等(图 2-7-2)。

与侧颅底关系密切的是咽旁间隙、颈动脉间隙、咬肌间隙和咽后间隙等。

咽旁间隙与颈动脉间隙

咽旁间隙又称咽颌间隙、咽侧间隙或咽周间隙。位于颈侧,左右各一,咽肌环和咀嚼肌间隙(咬肌间隙)之间,其外缘由下颌骨、腮腺、和颈部肌群构成。间隙呈锥形,锥底上达颅底,尖端下至舌骨,间隙内为疏松结缔组织。前界为颊咽肌缝,后界为椎前筋膜,外侧界为翼内肌、腮腺的深面以及下颌骨的颈深筋膜浅层,内侧在口咽部由咽缩肌和扁桃窝为界,鼻咽部由腭肌为界。在上段(鼻咽段)由茎突及其附着肌(茎突咽肌和茎突舌肌)将其分为前间隙和后间隙。茎突前间隙最重要的结构是腮腺深叶,其余是脂肪组织和咽升动脉、颌内动脉、下颌神经、三叉神经分支、小涎腺及淋巴结、与翼丛相通的静脉丛。其内壁上方与鼻咽侧壁咽侧隐窝相关,其下方与扁桃体窝相邻。茎突后间隙又称颈动脉间隙(颈动脉鞘),内有颈内动脉、颈内静脉及第Ⅸ～Ⅻ对脑神经、颈交感神经干和迷走神经链及一些淋巴结,因此茎突后间隙的原发肿瘤与神经、血管成分有关,常见的有副神经节瘤、神经鞘瘤和神经纤维瘤等。茎突前间隙常见涎腺肿瘤。颈内动脉居椎前肌的前外侧,颈内静脉位于颈内动脉的后外侧,一般颈内静脉右侧要大于左侧。咽旁间隙内脂肪成分多,因此在MR T_1 加权像呈高信号,T_2 加权像呈略高信号,在 CT 扫描图像上,咽旁间隙呈脂肪样低密度。横断面咽旁间隙在鼻咽段大致呈三角形,在口咽段呈长方形。咽旁间隙前下与下颌下间隙相通,内后与咽后间隙相通,外侧与腮腺间隙及嚼肌间隙相通。这些都是炎症扩散的重要通道。

咬肌间隙

位于颞下窝内,为颈深筋膜浅层包绕,该筋膜上达卵圆孔内侧颅底,构成咀嚼肌间隙的内界。在下颌骨的下缘分成内、外两份,外份由筋膜覆盖在咬肌的表面,向上逐渐向颞部间隙移行。内份筋膜沿翼内肌内缘,在翼突内板与腭肌组成复合筋膜,以翼内肌后缘与咽旁间隙分开,咀嚼肌间隙内包含颞肌、翼内肌、翼外肌、下颌骨升支、下颌骨体后部、三叉神经的下颌支和翼静脉丛。

咀嚼肌间隙除了与上方颞间隙相通外,其余各边均有筋膜封闭。咀嚼肌间隙实际上是一个大的筋膜间隙,包含咬肌间隙、翼颌间隙、颞下间隙,咬肌间隙位于下颌骨与咬肌之间。

咽后间隙

是在咽颅底筋膜和椎前筋膜间的潜在空隙,位于咽、喉的后方,其前界是咽颅底筋膜,后界是椎前筋膜,中间有一层很薄的翼筋膜,将咽后筋膜分为前、后两部,前部是真正的咽后间隙,从颅底到咽颅底筋膜与翼筋膜融合处(C6～T4),后部是危险间隙,从颅底到横膈,是颈部感染直接通向后纵隔的途径。咽后间隙一般不能被 CT、MRI 图像显示,有时含脂肪组织丰富时,可见线样的翼筋膜影(图 2-7-1),咽后间隙含有脂肪组织和两组淋巴结,即外侧咽后淋巴结和内侧咽后淋巴结,患鼻咽癌时,咽后淋巴结最容易受累及。

颞 下 窝

    颞下窝位于侧颅底的颞下区,颅中窝底颅板下面的软组织成分,主要是咀嚼肌间隙内的四对咀嚼肌,即咬肌、翼内肌、翼外肌和一部分颞肌,以及翼颌间隙、颞下间隙,翼内肌和下颌骨升支之间的疏松结缔组织为翼颌间隙,而颞下间隙是指颅底与翼外肌之间的疏松结缔组织。其他还有咀嚼肌间隙内的一些脂肪、疏松结缔组织,还有下颌神经及其分支、颌内和上颌动脉等。咀嚼肌是横纹肌,儿童以横纹肌肉瘤最为常见,肿瘤可以侵犯翼腭窝,神经源性肿瘤源于下颌神经及其分支,下颌神经发生的肿瘤可以将翼内肌和翼外肌分离,使翼外肌外移,并且沿神经孔向颅内生长,呈哑铃状,下颌神经也是肿瘤向颅内侵犯的通道。

(庄奇新 李 菁 顾一峰)

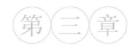

第三章

侧颅底的成像技术

侧颅底解剖结构精细复杂、位置深在,且存在解剖变异,一直是研究的难点。X线平片上重叠结构较多,仅能利用某些特殊体位显示部分重叠较少的结构。随着CT技术的不断发展,特别是高分辨率CT的应用,密度和空间分辨率大大提高,其对侧颅底解剖结构可做出较精确的评价,目前是侧颅底骨结构首选的检查方法。磁共振具有高软组织分辨率、无骨伪影、多种成像方法等特点,其在显示正常颅底神经、血管等结构和病变方面具有明显的优势。

第一节　常规X线成像

茎突的X线片

1. 正位　患者仰卧,头正中矢状面对准台面中线,听眶线与台面垂直。患者口尽量张大,两侧外耳孔与台面等距,其连线中点对准胶片中心。中心线向足侧倾斜20°角,对准瞳间线中点上缘,斜行射入胶片中心。

2. 侧位　患者俯卧,对侧肢体抬高,头侧置矢状面与台面平行,头尽量后仰,下颌前伸,上下颌呈反咬合状以增加下颌升支与颈椎间的间隙。被检侧下颌开支后缘2cm处对准胶片中心。中心线向头侧倾斜10°角,经健侧下颌角和患侧下颌角与乳突尖之间中点射入胶片中心(图3-1-1)。

颞下颌关节X线片

患者俯卧,被检侧紧贴台面,使头颅矢状面与胶片平行,瞳间线与胶片垂直,听眦线与胶片前边垂直,头颅两侧用沙袋固定,X线中心线对准对侧髁状突中点上方5cm处,球管向足侧倾斜25°角,通过被检侧颞颌关节射入胶片中心。双侧投照,以资对比。每侧投照时分别摄最大开口位及闭口位(图3-1-2A、B)。

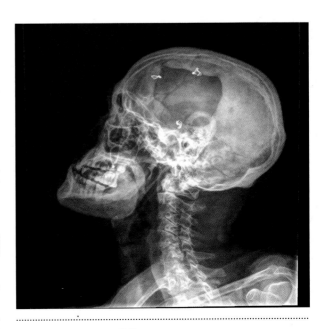

图3-1-1　茎突侧位X线片

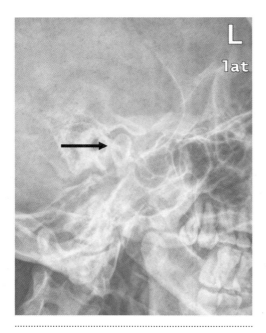 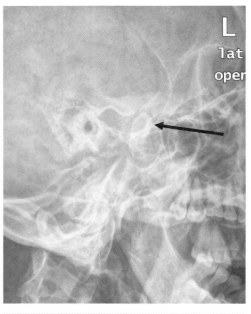

图 3-1-2A　颞颌关节闭口位 X 线片　*箭示髁状突在髁窝内*

图 3-1-2B　颞颌关节张口位 X 线片　*箭示髁状突在关节结节前方*

人工耳蜗植入 X 线评估

影像学人工耳蜗植入后 X 线评估主要观察电极的位置和电极插入的深度，这对患者术后的语言培训及评估有重要意义。由于普通 X 线片可以很好显示电极的形态和位置，目前临床作为常规检查方法。

对儿童取俯卧位，成人可取坐位，检查耳朝向胶片，双侧眶下缘和外耳道连线的平面与胶片平面垂直，正中矢状线与胶片片面 52°夹角，X 射线垂直胶片投射。临床将人工电子耳蜗的电极经圆窗插入耳窝的基底圈的鼓阶，环绕蜗轴 1 周或 2 周，在正常情况下，X 线摄片可显示电极位于内耳道底的下方和前庭的内下方，呈环形状态，电极上方部分与内耳道重叠，有效电极植入的多少即环绕蜗轴的圈数，异常情况下电极可进入下鼓室或周围间隙。目前颞骨 CT 薄层扫描，也能够清晰地显示电极位于耳蜗内的状态（图 3-1-3，图 3-1-4A、B、C）。

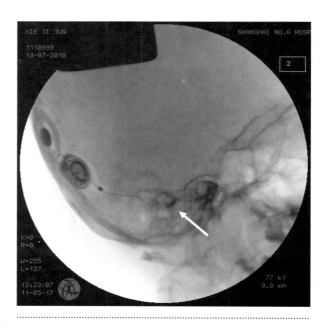

图 3-1-3　人工耳蜗植入后 X 线片　*箭示进入耳蜗呈环形状态之电极*

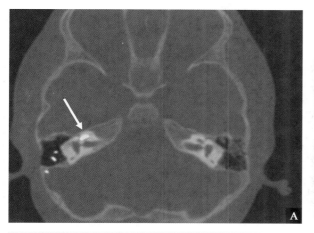

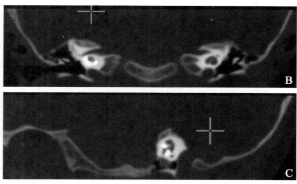

图 3-1-4A　人工耳蜗植入后颞骨薄层 CT 扫描　可以清晰地显示高密度的电极位于右侧耳蜗内的状态（箭）

图 3-1-4B、C　人工耳蜗植入后颞骨薄层 CT 扫描后冠状面、矢状面重建图像　可以清晰地显示高密度的电极位于右侧耳蜗内的状态

第二节　侧颅底特殊部位的 CT 成像

侧颅底 CT 阴影表明遮盖显示（surface shaded display，SSD）能够显示侧颅底立体解剖图像，自由旋转可得到侧颅底解剖的整体印象，可用于术前了解每位患者的解剖特点（图 3-2-1A、B）。

侧颅底的 CT 多平面重建成像（multi-planar reformation，MPR）MPR 是在螺旋 CT 容积扫描图像上根据需要任意划线，沿该线将一系列连续横断面的所有像素进行重新组合，即可获得沿该

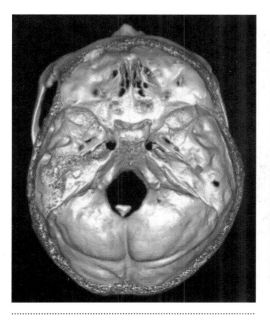

图 3-2-1A　侧颅底内面观的 CT SSD 重建图像

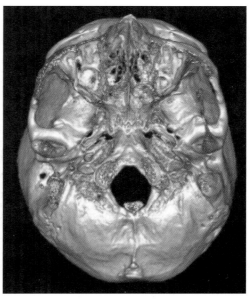

图 3-2-1B　侧颅底外面观的 CT SSD 重建图像

划线平面的二维图像,包括冠状面、矢状面和任意角度斜面图像。此外,还可任意划成曲线,进行曲面重建(curved planar reconstruction)。

MPR图像来观察和评估,也可进行容积再现技术(volume rendering,VR)进行显示(图3-2-2A、B)。

茎突的CT成像

正常茎突长度平均约2.5 cm,在横断面CT图像的基础上,通常采用SSD技术来显示,同时结合

听小骨的CT成像

高分辨率CT可清晰显示听小骨,并可采用SSD技术来显示听小骨,先手动去除听小骨周围的骨质、仅保留听小骨,再进行SSD三维成像(图3-2-3A、B)。

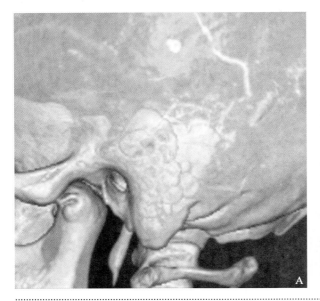

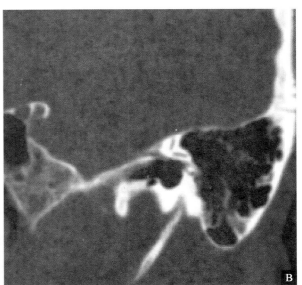

图3-2-2A、B VR容积再现图像和MPR重建图像显示茎突

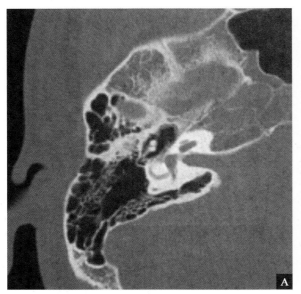

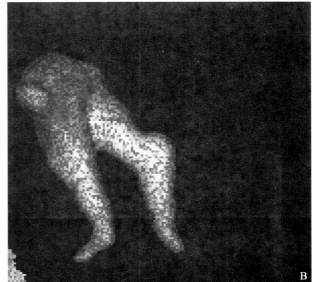

图3-2-3A、B 高分辨率CT显示听小骨和SSD三维重建图像

耳蜗的 CT 成像

高分辨率 CT 可清晰显示听小骨，利用高分辨率原始横断面 CT 数据进行三维成像技术可获得耳蜗立体图像，并可在 MPR 图像上多层面观察耳蜗及蜗窗毗邻结构（图 3-2-4A、B、C）。

半规管的 CT 成像

高分辨率颅底 CT 可清晰显示半规管，此外利用 CT 三维成像技术可获得半规管立体图像，并可在 MPR 图像上多层面观察半规管形态及毗邻结构（图 3-2-5）。

面神经管的 CT 成像

面神经管走行迂曲，不易全程显示，薄层 CT 以及冠状面、矢状面重建图像只能显示部分面神经管。以横断面 CT 图像为基础，利用 CPR 重建技术，可清晰显示面神经管走行及其周围结构（图 3-2-6）。

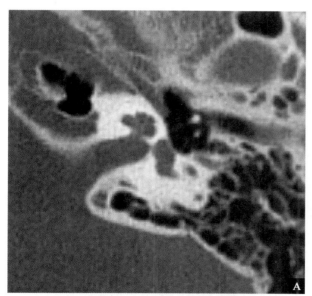

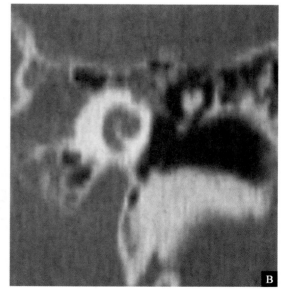

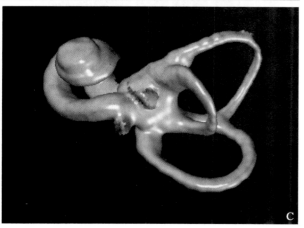

图 3-2-4A、B、C　高分辨率 CT 显示耳蜗横断面、冠状面及 SSD 三维重建图像

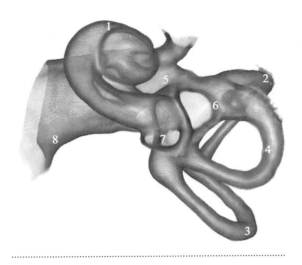

图 3-2-5　薄层 CT 扫描　耳蜗半规管仿真内镜透明法重建

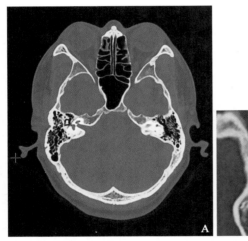

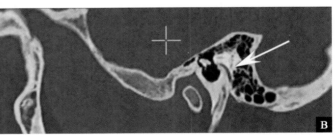

图 3-2-6A、B　双源 CT 0.6mm 薄层扫描图像　显示面神经管（箭），A 为横断面，B 为矢状面重建

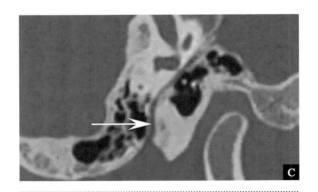

图 3-2-6C　曲面重建图像　显示面神经从内耳出来沿鼓室后壁进入茎乳孔（箭）

第三节　侧颅底特殊部位的磁共振成像

MRI 内耳成像

目前高场强磁共振扫描仪 T_2 加权图像均能清楚地显示面听神经及内耳的结构的横断面图像(图 3-3-1A～C),常规 T_1WI、T_2WI 及 FLAIR,行内耳冠状位 3D FLAIR 成像可显示内耳及周围结构,水成像能清晰显示耳蜗和半规管的立体形态。

耳囊(骨迷路)造影

穿刺耳膜后注入稀释(1∶7 倍)造影剂(Gd-DTPA,马根维显)数滴,24 小时后造影剂通过圆窗膜渗透或血液循环被吸收进入内耳,此时做颞骨 MRI,横断面薄层(1 mm)- FLAIR(水抑制)和 3D-real IR 序列扫描。

造影剂通过圆窗膜渗透或血液循环被吸收进入内耳、使之显影的方法,其中经鼓室内注射钆造影剂是目前较常用的注射方法。MRI 主要采用 3D-FLAIR 和 3D-real IR 序列来显示,可见造影剂(高信号)进入耳囊间隙,对比之下可见内淋巴扩张、积水(低信号之耳窝、半规管影)(图 3-3-2)。

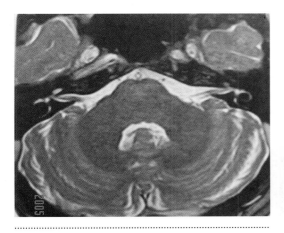

图 3-3-1A　**3.0 磁共振扫描仪 T_2WI**　可清楚地显示及面听神经及内耳的横断面结构

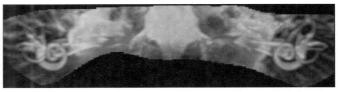

图 3-3-1B　**内耳冠状位 3D FLAIR**　可清晰显示双侧耳蜗和半规管立体形态

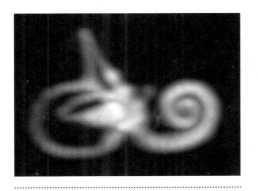

图 3-3-1C　**耳蜗及半规管 3DMR**

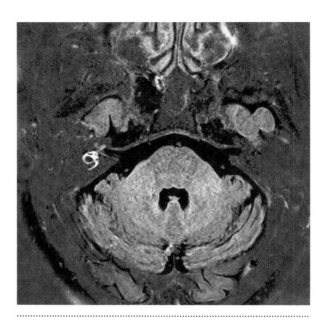

图 3-3-2 **耳囊(骨迷路)造影** 可见高信号造影剂进入右侧耳囊间隙(外淋巴),如有内淋巴积水,可见内淋巴囊呈扩张的低信号影(见第十章梅尼埃病)

面听神经的 MRI

常规 MR T_2WI 只能显示面听神经的横断面结构,而有多种 MRI 序列可显示面听神经的立体结构,其中 3D-CISS 和 3D-SPACE 均能清晰显示其形态及走行(图 3-3-3A、B)。

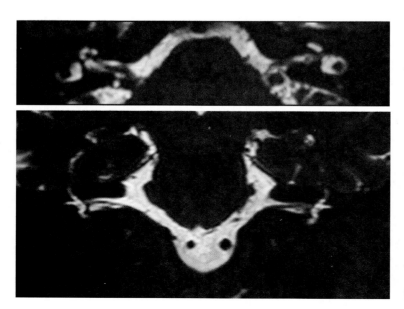

图 3-3-3 3D-SPACE 显示两侧面听神经的横断面和冠状面

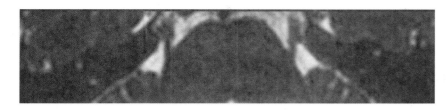

图 3-3-4　3D-SPACE 显示两侧三叉神经

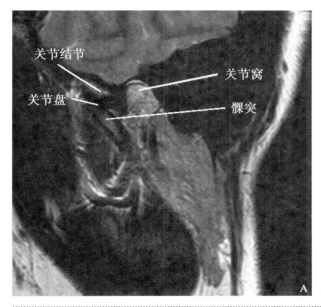

关节结节
关节窝
关节盘
髁突

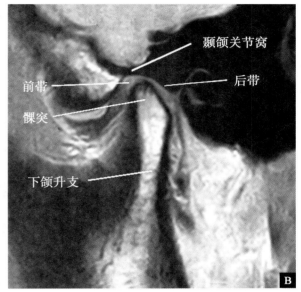

颞颌关节窝
前带
后带
髁突
下颌升支

图 3-3-5A、B　颞颌关节 MRI 斜矢状面成像　A 为张口位,B 为闭口位

三叉神经的 MRI

常规的 MR T_2WI 扫描在显示面听神经横断面结构的同时,也可以显示三叉神经,在原始图像上进行多平面重建可以多角度展示三叉神经走行(图 3-3-4)。

颞颌关节的 MRI

采用斜矢状面和冠状面 T_1WI 和 T_2WI 来显示颞颌关节,分别扫描在张、闭口不同状态下的颞颌关节,必要时还可进行半张口位 MRI 扫描和快速扫描序列观察患者张口-闭口期间颞颌关节的动态的变化(图 3-3-5A、B)。

第四节　头颈部血管成像

头 颈 部 CTA

头颈部有重要的血管穿行,CTA 成像可清晰显示血管结构和走行,对原始 CTA 图像进行 MIP 和 VR 成像能够完整显示血管走行。

1. 适应证　粥样硬化性颅颈部动脉狭窄性病变、头颈部动脉瘤、动静脉畸形、动静脉瘘等血管畸形、头颈部动脉先天性变异、判断头颈部富血供肿瘤与动脉的关系,以及血管性病变作介入治疗前的评估。

2. 禁忌证 造影剂过敏者;甲状腺功能亢进患者、严重肾功能不全患者、多发性骨髓瘤患者。

头颈部动脉尤其是颅内动脉,其动脉期时像较短,图像易受到静脉显影污染。因此,成功的扫描有赖于抓准动脉期,在短时间内完成图像的采集。此外,由于颈内动脉虹吸段和椎动脉走行紧贴颅骨,常规图像中其周围颅骨无法完全切除,对观察该段动脉的病变有很大的干扰。CT 减影技术可有效去除颅骨的干扰,对观察颈内动脉虹吸段的病变有很大的帮助。

图像采集时首先扫描正侧位片。随后进行测试扫描(timing bolus),扫描模式选择轴位扫描(axial),监测层面选择在鞍上(颅内动脉 CTA)或 C4 水平(头颈部动脉 CTA),球管转速 0.5 秒/圈,层厚 5 mm,层间距 0 mm,以 4 ml/s 速率注射 20 ml 造影剂(优维显 370)后开始扫描,并以 10 ml 生理盐水冲洗,扫面前延迟时间为 8 秒,扫描间隔时间 1.5 秒,球管电压 120 kV,管电流 80 mA,扫

描层数为 14 层。待检测图像显示颈内静脉充盈后即可停止测试扫描。画置感兴趣区(ROI)于颈内动脉,计算得到其充盈的峰值时间。延迟扫描时间即为峰值时间 + 4 秒。在 CTA 减影扫描时,将平扫及增强扫描设定为同一序列中的两个组,以缩短平扫与增强扫描之间的间隔时间,从而减少扫描中患者头部运动;即在常规 CTA 延迟期间造影剂未到达时插入一组平扫。扫描模式选择螺旋扫描(helical),球管转速 0.4 秒/圈,层厚 0.625 mm,层间距 0.625 mm,球管电压 120 kV,管电流 350 mA(或选择自动/智能毫安),以 4 ml/s 速率注射 60~80 ml 造影剂(优维显 370)后开始扫描,并以 40 ml 生理盐水冲洗。平扫时间 + 平扫与增强扫描之间的间隔时间即为先前计算得到的延迟扫描时间。

扫描结束后得到增强前后的两组薄层图像,利用 ADW4.3 工作站自带的 Add/Sub 软件,将增强图像减去平扫图像得到基本不含颅骨的减影图像,再用后者进行后处理。后重建的方法包括容积重建(volume rendering,VR)(图 3-4-1A~C)、最大密度投影(maximum intensity projection,

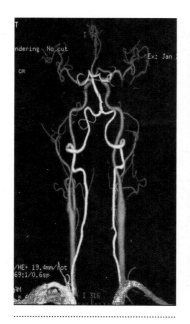

图 3-4-1A　头颈部动脉 CT VR 重建图像

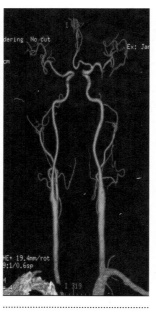

图 3-4-1B　颈动脉 CT VR 重建图像

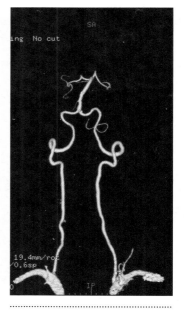

图 3-4-1C　椎动脉 CT VR 重建图像

MIP)、曲面重建(curved planar reconstruction, CPR)等。其中 VR 重建对显示动脉瘤部位、大小及与载瘤动脉的关系效果较好。CPR 可显示所选择血管的管腔内外情况,如有无粥样硬化斑块、附壁血栓等。值得注意的是,与注射造影剂手臂同侧的无名动脉或颈总动脉、椎动脉起始部易受相伴走行的静脉内高浓度造影剂影响,无法清晰显示。因此,注射造影剂应选择怀疑有病变侧血管的对侧肘静脉。

头颈部 MRA 和 MRV

MRA 通常有两种成像方法,即三维时间飞越法(time of flight MRA,TOF MRA)和对比增强法(contrast-enhancement MRA,CE-MRA)。TOF 的成像原理是流动相关增强效应,在成像区域内流动的血液呈高信号,周围静止组织信号被饱和呈低信号,从而使流动血液与周围组织呈现较高的对比。而 CE 法是利用注射的造影剂使血管腔内信号最高而达到显示血管的目的。目前 TOF 法应用较多。

头颈部 MRV 主要用于观察两侧颈内静脉在颅底的情况。通常采用相位对比法(phase contrast,PC)来完成,也可采用 TOF 法来实现。

1. 适应证　颅底部静脉或静脉窦栓塞、动静脉瘘等血管畸形等。

2. 禁忌证　体内铁磁性或电子类植入物者,非铁磁性金属虽非禁忌亦会导致信号丢失;高 SAR 值发热效应致儿童及新生儿组织危害可能;急慢性重度肾功能不全为相对禁忌证;幽闭恐惧症患者。

随着磁共振血管成像软硬件的发展,结合快速 3D 梯度技术和静脉造影剂对比增强的应用,增强 MRA(CE-MRA)应运而生。因为也是分析纵向磁量变化,可认为是 3D-TOF 的变异,区别是通过造影剂缩短 T_1 时间,而不是利用流入效应。大规模 META 分析提示,在颈动脉狭窄分析

中,同其他检查方法比较,增强 MRA 在特异性及敏感性方面占优。目前颈部磁共振血管成像主要为 3D CE-MRA。

CE-MRA 使用极短 TR 与 TE 的快速梯度回波序列,在此情况下,各种组织的纵向磁化都很小,信号强度也小。增强后,血液的 T_1 弛豫时间明显缩短,血管 T_1 恢复时间远短于背景组织,血液呈高信号,在血管与背景间形成强烈对比。扫描时间是 CE-MRA 的关键,根据造影剂到达各级血管的首过时间,可以设定最佳数据采集时间,选择性动脉相成像。加入时间轴的动态 CE-MRA 与各级血管的首过时间同步,可达到类似 DSA 效果。CE-MRA 还可采用数字减影技术,把造影剂注射前和注射后获得的两组图像进行减影,可提高对比及 SNR,改善血管的显示。当前后处理软件功能强大,对 CT、MR 甚至 DSA 原始采集数据都可以重建,并无太多区别,一般采用 MIP、CPR、VR 或 SSD,4D 图像可以 CINE 显示。需要说明的是 CE-MRA 为了增加 FOV,原始数据多为冠状面,横断面分析困难,如粥样硬化斑块,一般多加扫横断面序列。

CE-MRA:高信噪比,高空间分辨力,与血流无关,快速,范围广。能够克服 TOF 和 PCA 技术成像时间较长、过度估计狭窄、搏动伪影的缺点(图 3-4-2A～C,图 3-4-3A、B)。

头颈部动脉 DSA

这里的颈动脉造影术是插管血管造影术,是一种创伤性检查,因此 DSA 检查要注意适应证、禁忌证和操作规范。虽然近二十年来非创伤性颈动脉成像技术,如 CTA、MRA 技术的不断完善,显像越来越清晰,已成为头颈血管疾病的首选检查方法。但是,插管血管造影,尤其是三维血管造影,仍然还是头颈血管成像最精确的方法,在评价头颈血管血流动力学改变,以及欲施行经血管治疗时,插管血管造影更是必须施行的技术。

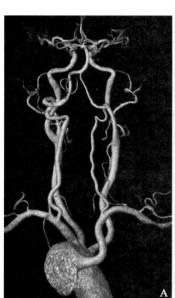
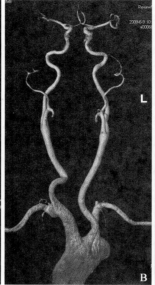
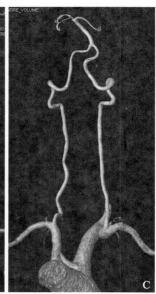

图 3-4-2 头颈部动脉 3D-CE MRA　A. 头颈部动脉全景像(后前位观);B. 去除椎动脉后颈动脉像(前后位观);C. 去除颈动脉后椎动脉像(后前位观)

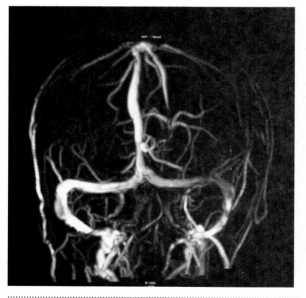
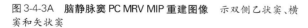

图 3-4-3A 脑静脉窦 PC MRV MIP 重建图像　示双侧乙状窦、横窦和矢状窦

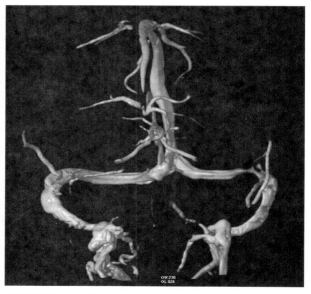

图 3-4-3B 脑静脉窦 PC MRV VR 重建图像　示双侧乙状窦、横窦和矢状窦

1. 适应证　头颈血管性病变、头颈非血管性富血供的肿瘤性病变等,需做一侧动脉闭塞试验的患者。

2. 禁忌证　碘过敏患者、已明确血管性病变或富血供病变,但无血管内手术和外科手术指征的患者,肾功能重度不全患者。

术前查看患者非常重要,以最后确定患者是否进行此项损伤性检查的必要性,虽然插管颈动脉造影无绝对禁忌证。除熟悉患者的现有病史、临床体征,还要了解既往病史,包括既往用药及其药物过敏史,特别是是否用过碘造影剂,以及是否发生过与碘相关的不良反应史。如确系碘过敏者,应慎用或不用碘造影剂,改用其他检查方法。

头颈部动脉 DSA 检查方法如下。

(1)在检查前,操作医生要简明扼要地告知患者其操作过程,使患者对整个操作过程有一个全面的了解,包括此项检查的重要性、此项检查的操作医生、此项检查的过程,目的是使患者解除因该项检查造成的顾虑,在整个检查过程中配合检查医生,共同完成该项检查。预先告知患者的检查过程使其更容易接受要其配合的事项,包括为避免运动伪影造成影像质量的下降,一定要在摄像时保持头部的位置不动,特别是要克服旋转血管造影时,机架运动引起的恐惧心理,必要时屏息以提高图像质量。此外,还要实事求是地告知患者此项检查可能出现的并发症和风险,以及它的发生率。征得患者或患者家属(患者因病无力完成自己的义务情况下)的同意并签录患者志愿书。任何片面强调检查重要性和过高估计检查风险都是不适宜的。医生的任务是遵循循证医学原则,应该检查的不要轻易放弃,可查可不查的不要执意坚持,不该查的坚决不查,以使患者获取最大收益为最终目标。

(2)在患者躺上检查台后,行双侧腹股沟处备皮、消毒铺巾。准备高压输液袋和输液管,悬于检查台旁吊架上,待消毒铺巾后由操作医生和护士共同完成连接输液管并予排气后待用。同时在操作台上打开器具包,逐一仔细检查操作时需要的所有器具。目前,通用的是一次性器具,但尽管如此,每一进入体内的器具都应在冲洗盆内(1:1 000 肝素生理盐水溶液)进行浸透,如为管腔器具,一律予以冲洗,以避免任何碎屑、污渍进入血管腔内造成严重并发症。仔细核对穿刺针与导丝、导管鞘与导管的型号是否匹配。另外,局麻用利多卡因,试注射"冒烟"用造影剂,冲洗用(注入体内的)肝素生理盐水(1:500)分别予以准备并标记,切勿混淆。

常规在腹股沟股动脉处。通常用 1% 利多卡因溶液,先在皮肤做一皮丘,然后深入皮下,最后在计划穿刺的股动脉周围浸润麻醉,并起到固定股动脉的作用。在注入利多卡因以前回抽注射器,以避免穿破股动脉或股静脉。如不慎穿入股动脉或股静脉,应拔除麻醉针,压迫止血一段时间后重新穿刺,或换一侧股动脉穿刺。由于利多卡因 pH 值较高,其注入时可能有疼痛感。

Seldinger 穿刺术,先在体表穿刺定位。指诊确定腹股沟韧带的大概位置是在耻骨联合与髂嵴之间的连线上,股动脉通常斜行跨过此连线的内中 1/3 交界处。其解剖位置在股骨头内侧,走行于股静脉外侧和股神经内侧。体表穿刺点应选在腹股沟韧带下 2 cm 左右处,向上斜行进入股动脉,其进入股动脉不宜过高,以避免腹膜内血肿并发症的发生。待确定皮肤进针点后,用 11 号尖刀片在皮肤上做一小切口,其刀尖的锐面向上,仅在皮肤上挑破一小孔。避免刀尖锐面向下用力过大伤及其下的大血管,尤其是消瘦患者。然后用止血钳钝性分离皮下组织,但不宜过大,仅能使穿刺针、导管鞘容易通过即可。在穿刺时用手指固定穿刺点上下方的股动脉,可用左手第三、第四、第五指相交穿刺点上方搏动之股动脉,手指方向指向内侧。用示指置于穿刺点下方之股动脉;也可用中指和示指平行于穿刺点股动脉两侧,手指方向对足侧,股动脉固定在两手指之间。进针方法有两种:①股动脉贯通穿刺法:应用套管针,钝针尖。以右手示指和中指握住针,拇指顶在针尾,针尖斜面向上,针与皮肤呈 45°角,轻轻向上推进穿过皮下组织抵达动脉前壁,此时常感到动脉搏动传向拇指,即稳妥加速穿过搏动之动脉。一般来说,此穿刺方法将穿破动脉的前后壁,少数也可仅穿破前壁。然后将针芯拔除,套管慢慢后退见有血有力喷出,提示套管已进入动脉管腔,即可插入短导丝。如后退未见有血有力喷出或回血不有力且少,提示针在股静脉或紧靠在动脉壁甚至在内膜下,不能插入短导丝,应调整针的方向或干脆拔除针后压迫5～15分钟重新穿刺,切不要硬插短导丝或拔除短导丝时用力太大,以免掀开股动脉内膜造成夹层的风险,以及短导丝被金属套针切割的可能。②单壁穿刺法:应用带有塑料穿刺套管的薄壁穿刺针。塑料套管比穿刺针稍短,紧套在穿刺针,不用针芯。塑料套管较软,顺行性好,不易像金属针套管那样造成损伤血管内膜和切割短导丝的风险。操作时以右手拇指、示指夹住穿刺针针座,与皮肤呈45°角平稳地穿向动脉,见有回血后再深入2～3 mm(因为穿刺针尖与塑料套管头不在一个平面),以便使塑料套管头完全置于动脉腔内,然后退出穿刺针,留置塑料套管,并插入短导丝。该穿刺方法仅穿透动脉前壁,不损伤后壁,称为改良型Seldinger穿刺法,已广泛应用于临床,尤其在作肱、桡、腋动脉穿刺时更为推崇。

(3)穿刺成功后,"J"形短导丝插入到髂动脉近端,短导丝置入到位后,选用适当型号(一般为6F)的带有扩张导管的导管鞘,沿短导丝进入动脉腔。在通过皮肤切口、皮下组织和动脉壁时扩张导管连同导管鞘边进入边旋转,以达到扩张作用,使导管鞘顺利通过皮肤、动脉进入动脉管腔。值得注意的是,短导丝插入前要识别头尾端,要坚决杜绝误将硬的远端插入动脉腔内,造成不必要的损伤。导管鞘正确置位后,应用消毒带或缝线固定,以防止在以后操作过程中不慎把导管鞘逸出动脉腔。用准备好的灌注线连接带有三通开关的导管鞘灌注线,并保持动脉灌注压力袋的压力,一般在300 mmHg左右。在此,我们极力主张应用灌注线,灌注线的应用至少有以下诸多好处:为术中更换导管和导丝提供了便利通道;为导管、导丝的操作,尤其是导管的操作,减少了摩擦力,增加了扭矩力向导管远端的传导;减少了导管、导丝进出、转动导致的动脉穿刺口的损伤;为需要较长时间操作的手术,特别是治疗性手术,提供了导

管鞘内持续灌注的条件。

(4)导丝、导管的选择和应用,应用0.0889 mm、头端呈J形、表面有亲水膜涂层的导丝,以Terumo导丝为常用。一般为120 cm长,如考虑要导管交换,则为300 cm长。一般来说,导管选用4F或5F,头端为单一弯曲、端孔的Vertebra、猎人头型或JB系列。

选用单弯导管作选择性脑血管造影检查时,首先应由导丝将导管导入腹主动脉、胸主动脉,经过主动脉弓进入升主动脉,然后撤去导丝,用冲洗注射器回抽血液后,用肝素盐水冲洗导管。此时导管头端通常向下,导管近端连接含造影剂的10 ml注射器。切记要用右手握注射器,保持压力不让血液回流入注射器内。然后在施加导管近端扭转的同时,边试注射造影剂边回拉导管,导管头转向上进入头臂动脉后即停止试注射并恒定之,明确已进入预期进入的无名动脉开口后,再次插入导丝,以同轴的方式推进导管,导管的头端不应超过导丝末端。如遇到上行困难,可将导丝先送入颈总动脉或颈内动脉,导管再沿导丝送入预定部位。在送入导管过程中,适当回抽导丝的同时送入导管,以及嘱患者间歇性咳嗽,均有利于导管上行到位。导管到位后减除张力,再撤除导丝,以免撤除导丝时导管上行过高。撤除导丝后,回抽血液,冲洗导管,连接灌注线。导管头的位置依重点显示部位不同而不同,如要显示颈内动脉狭窄性病变,导管头应放于颈总动脉下部。右侧颈动脉造影完毕后,导管近端再连接含造影剂的10 ml注射器,缓缓回撤导管,在退入主动脉弓前,顺时针转动近端导管,试注射造影剂的同时,回撤导管,使导管头进入左侧颈总动脉开口并恒定之,插入导丝越过导管头抵达左颈总动脉远端,甚至颈内动脉,然后以轻轻回抽导丝的同时送入导管,到达期望到达的部位。以与右侧颈动脉同样的方式插管,回撤导丝,回抽血液,冲洗导管。

在老年患者脑血管造影,特别是老年患者的

左颈动脉插管,常常需要用复合弯曲的导管。最常用的为Simmon导管系列,根据导管远端第一弯曲和第二弯曲角度和长度的不一,Simmon导管分为Ⅰ型、Ⅱ型、Ⅲ型,常用为Ⅱ型。主动脉弓特增宽者,则应用Ⅲ型。具体操作步骤同前述,在导丝导引下将Simmon导管导入腹主动脉,在插入头臂动脉前,先予以Simmon导管头端定型。导管头端定型有两种方法:一是先将导丝插入对侧髂动脉,导管沿导丝跟进至导管第二弯曲正对腹主动脉腔,然后回撤导丝,前行导管,使Simmon导管远端形状复原。撤除导丝、冲洗导管后,导管近端连接含造影剂的10 ml注射器(同前述)。送导管越过主动脉弓进入升主动脉。另一种方法是在导丝导引下,Simmon导管进入左侧锁骨下动脉,让其第二弯曲位于进入左锁骨下动脉口之前的主动脉弓内,然后回撤导丝至导管第二弯曲近端,推送导管,导管远端会自然退入主动脉弓、升主动脉,回复导管远端之原来形状。再回撤导丝,回抽血液,冲洗导管后,导管近端接注射器。保持导管近端顺时针扭动的同时,缓缓回撤导管,直至导管头进入头臂动脉,用试注射造影剂明确后再回拉导管至导管远端第二弯曲近端之水平段抵着主动脉弓下壁,此时导管头会自然伸入期望进入的动脉,切不要过度回拉,使其失去复原之弯曲,重复复原操作。予以恒位后撤除导丝,用前述同样方法回抽血液、冲洗导管后,注射少量造影剂肯定导管在期望的动脉及其部位后,连接灌注线,保持灌注状态。有时导管头端很难进入右颈总动脉,而总是进入右锁骨下动脉;以及左颈总动脉与无名动脉共同开口时,单纯的Simmon导管很难进入左颈总动脉,此时导管的头端需加以塑形成"8"字形,使其导管头最远端指向内侧,指向相应的颈总动脉开口,然后轻轻回抽导管,即可进入相应的颈总动脉。如为颈部血管性、富血供肿瘤性病变,还应选择性插管入颈外动脉、椎动脉、甲状腺上、下动脉、颈深动脉造影。

(5)造影剂及摄影位置,自动注射器的具体操作则由受过专门培训的技术人员来完成,但操作医师要熟悉自动注射器的操作流程。先抽取足够一次完整的脑血管造影所需的造影剂量,一般为100 ml。连接延长管,延长管一般需50 cm。延长管内气体要彻底排尽,然后连接"Y"接管之侧向引管。作者采用的方法是延长管排气完毕后再继续排出少许造影剂的同时打开"Y"接管侧向引管的三通开关,使之少量溢出灌注液时连接之,这样可保证延长管和"Y"接管侧向引管不含空气。然后关闭"Y"接管侧向引管上的三通通向延长管的口,使之开启通向连接灌注线的口。

然后调试自动注射器上参数,包括速率、总量、线性速率上升和压力。速率是指每秒钟注射的造影剂数量;总量是指一次注射结束所注射的造影剂总量;线性速率上升是指注射器在第一时间段内达到指定速率的线性加速度,该线性加速度是在注射开始后的1秒内完成。线性上升速率的设置依不同官腔的血管而不同,一般为0.4秒,指的是在注射始在0.4秒后达到设定的注射速率。线性速率上升的设置是防止导管头在某一血管开口,因突然快速注射造影剂致使导管头移动,达不到显示该血管的目的;注射压力一般用每平方英寸磅压力(PSI)代表,是指注射造影剂时所产生的最大压力。所有导管均有承受多少压力的标记,如超出导管所承受的压力范围,则可使导管破裂,造成严重后果。一般来说,颈总动脉造影造影剂总量8~10 ml,速率4~5 ml。

颈部血管造影一般选用正侧位,必要时加摄斜位。缩小隔光器,曝光视野以显示颈动脉为准。如要显示颈部软组织病变,可适当扩大曝光视野(图3-4-4A、B)。

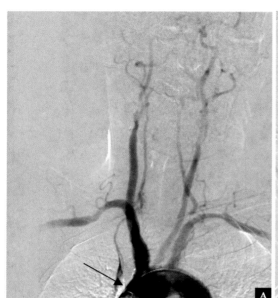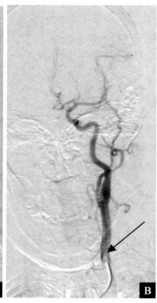

图 3-4-4　**A. 双侧颈动脉 DSA**　将猪尾导管头端插入主动脉近端（箭）做造影。**B. 左侧颈动脉 DSA**　将头端呈"J"形的导管头插入颈动脉（箭）做造影

（李明华　魏小二　李　梅　胡顺东）

颞下区肿瘤和肿瘤样病变

神经瘤

一、病因和病理

神经瘤(neuroma)系起源于周围神经膜施万细胞的神经源性良性肿瘤。颞下区神经瘤主要发生于三叉神经、面神经、迷走神经及舌神经等周围神经,颌骨的下牙槽神经管内多见。颅底和颈部为好发部位。肉眼见肿瘤为实质性肿块,有完整包膜。镜下见梭形细胞排列紧密的 Antoni A 型和排列不紧密的 Antoni B 型。

二、临床表现

神经瘤生长缓慢,可见于任何年龄,但 20～30 岁多见。本病无明显性别差异。除不经意时发现肿块和偶发疼痛或感觉异常之外,一般无其他症状。

三、影像学表现

1. CT 表现　CT 上肿瘤为边缘光滑的圆形或卵圆形肿块,增强后肿瘤和肿块边缘多明显强化,并可见无强化的囊变、坏死区。颞下区的神经鞘瘤可呈"哑铃状"生长。累及的神经管、孔扩大(图 4-1-1A～C)。

2. MRI 表现　神经鞘瘤在 T_1WI 上多为低、等信号,T_2WI 上为等、高信号。病灶和病灶边缘多明显强化,周围脂肪受压消失,若肿块有囊变或坏死,则 T_2WI 上出现明显高信号(图 4-1-1D～G)。

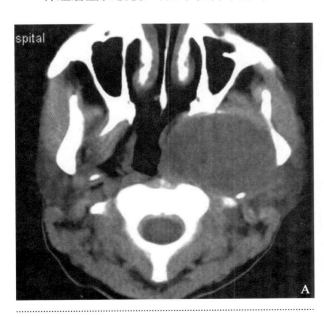

图 4-1-1A　**左侧颞下窝神经鞘瘤**　横断面CT平扫见左侧颞下窝卵圆形等低密度肿块,边界清楚

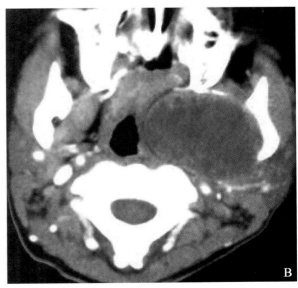

图 4-1-1B　**左侧颞下窝神经鞘瘤**　横断面CT增强扫描见肿块边缘轻度强化

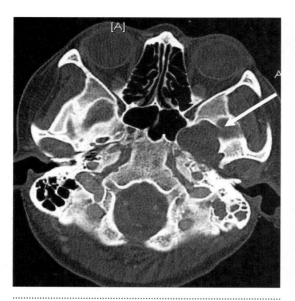

图 4-1-1C　左侧颞下窝神经鞘瘤　横断面 CT 平扫后骨窗重建见左侧颅中窝底卵圆孔明显扩大（箭）

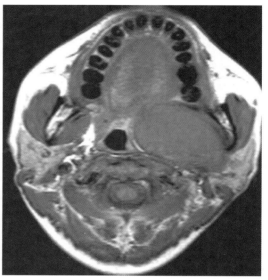

图 4-1-1D　左侧颞下窝神经鞘瘤　MR T_1WI 横断面扫描见左侧颞下窝等信号包块，边界清楚

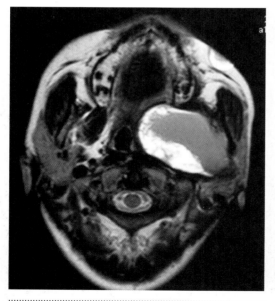

图 4-1-1E　左侧颞下窝神经鞘瘤　MR T_2WI 横断面扫描见包块边缘高信号，中间等信号

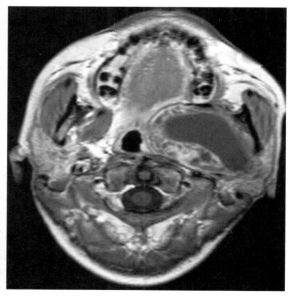

图 4-1-1F　左侧颞下窝神经鞘瘤　MR T_1WI 增强扫描见肿块边缘明显强化

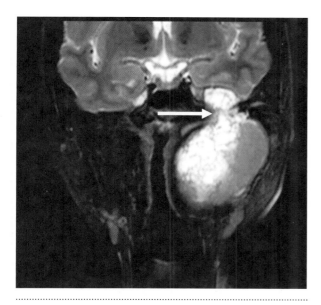

图 4-1-1G　**左侧颞下窝神经鞘瘤**　冠状面 MR T$_2$WI 见肿块从颅底神经孔伸入颅内（箭）

颞下窝也可以见到源于周围神经的神经瘤，它不同于颅底神经鞘瘤，也不同于侧颅底神经血管区源于交感或迷走神经的神经鞘瘤（见第八章神经鞘瘤），它没有颅底神经鞘瘤具有特征性的颅底神经管、孔的扩大，也没有侧颅底神经血管区

神经鞘瘤颈内动脉、颈内静脉向前、向外推移的特征性表现（图 4-1-2A、B）。

四、鉴别诊断

颞下窝神经鞘瘤要与颞下窝的骨源性肿瘤如软骨瘤、骨肉瘤、巨细胞瘤、骨化性纤维瘤、骨纤维异常增殖症，以及腮腺深叶的肿瘤鉴别。

转　移　瘤

一、病因和病理

颞下窝转移性肿瘤的原发病灶通常出现在锁骨以下的组织器官，也可来自邻近的鼻咽、舌和甲状腺等器官的恶性肿瘤。好发于下颌骨后部、上颌窦、硬腭等。病理与原发肿瘤的形态学一致。

二、临床表现

多见于 50～70 岁，有原发肿瘤病史。有牙痛、感觉异常和病理性骨折等症状。

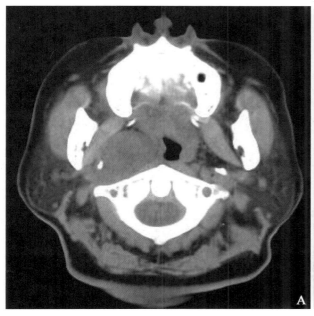
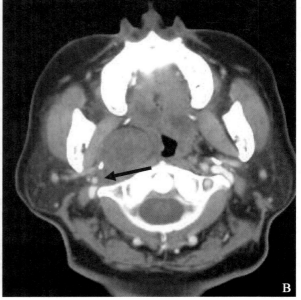

图 4-1-2A、B　**颞下窝丛状神经瘤**　CT 平扫和增强扫描见右侧颞下窝咽旁卵圆形、边界光整的肿块，将颞骨茎突轻度向外侧推移，肿块呈均匀等密度，注入造影剂后，肿块轻度强化，颈内动脉、颈内静脉均向后外侧移位

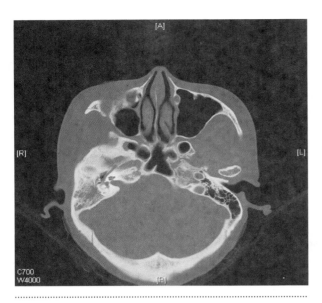

图 4-2-1　**乳腺癌颌面、颅底转移**　CT 颅底扫描见右侧蝶骨翼及下颌骨硬化表现,颌面部软组织肿胀增厚

三、影像学表现

1. X 线和 CT 表现　分为溶骨性、成骨性和混合型三类。溶骨破坏是常见表现,表现为不规则的低密度影,边缘模糊,无硬化和骨膜反应。前列腺癌、乳腺癌、鼻咽癌的转移灶可为成骨性改变,表现为斑点状或团块状高密度,骨髓腔缩小。混合型兼有上述两型的特点(图 4-2-1)。

2. MRI 表现　MR T_1WI 上呈低信号,在脂肪抑制 T_2WI 上呈高信号。核素扫描可见全身骨骼有多处异常放射性浓聚区。

四、鉴别诊断

多发性骨髓瘤表现较相似,但骨髓瘤病灶表现为颅骨的广泛骨质疏松和多发圆形穿凿样骨破坏,大小不一,边缘清楚,无周围硬化。

颞下区源于颅骨的肿瘤和肿瘤样病变

● 骨髓瘤

一、病因和病理

骨髓瘤(myeloma)是一种骨髓内浆细胞异常增生的恶性肿瘤,也称浆细胞瘤,浆细胞肉瘤,浆细胞性骨髓瘤。本病可单发或多发。单发者罕见。肿瘤好发于含红骨髓的骨骼,大约 30% 的病例中有颌骨累及。镜下肿瘤细胞差异较大,分化较好肿瘤细胞较小,似浆细胞,分化差的肿瘤细胞即浆母细胞,体积大,核分裂象多见。

二、临床表现

男性明显多于女性,男女之比约为 3∶1,多发于中老年人。局部疼痛,逐渐加剧,周围皮肤、黏膜肿胀和感觉异常。全身症状表现为全身骨骼疼痛,贫血,肾功能障碍,高钙血症等。患者血浆白蛋白增高,血、尿中特殊的凝溶蛋白(本-周蛋白)呈阳性。

三、影像学表现

1. X 线表现　骨髓瘤的 X 线主要表现为颌骨的广泛骨质疏松和多发圆形穿凿样骨破坏,大小不一,边缘清楚,无周围硬化(图 4-3-1A、B)。

2. CT 表现　可见骨质内外板被侵蚀,无骨膜反应,可伴有软组织肿块影,稍呈膨胀性改变。

3. MRI 表现　MR T_1WI 上,病变呈低信号表现,但在呈稍高信号的骨髓腔内,它呈椒盐状改变。T_2WI 上为高信号影。

四、鉴别诊断

1. 转移瘤　转移瘤有原发肿瘤病史,常伴有其他脏器(肺、淋巴结等)转移。病灶边缘模糊且不规则。

2. 甲状旁腺功能亢进　好发于青少年,全身骨骼骨质疏松,与骨髓瘤相似,可进行临床化验检查。

● 骨肉瘤

一、病因和病理

骨肉瘤(osteosarcoma)是比较常见的原发恶性骨肿瘤。可按肿瘤成骨细胞分化程度分为成软

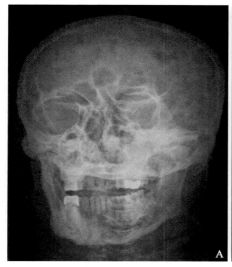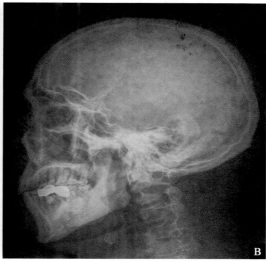

图 4-3-1A、B　**多发性骨髓瘤**　头颅 X 线正侧位见颅骨多发类似形穿凿样骨破坏，大小不一，边缘清楚

骨型、成骨型和纤维型骨肉瘤。骨肉瘤恶性程度高，预后较差。

骨肉瘤病因不详，颅底部骨肉瘤下颌骨较多见，下颌骨多发生于体部，上颌骨多发生于牙槽突。

分化好的骨肉瘤质地较硬，有较多瘤骨。分化差的质地柔软，易出血。

二、临床表现

骨肉瘤多数发生在四肢长骨的干骺端，男性较多，发病年龄在 20～40 岁，颅底部骨肉瘤平均发病年龄较四肢长骨推迟 10 年。常见症状有病变部位的间歇性疼痛，后进展为持续性剧痛，面部肿胀麻木，肿块逐渐增大、破溃、出血等。

三、影像学表现

1. X 线和 CT 表现　影像上成骨型表现为病变区骨小梁增多增粗，骨髓腔硬化缩小，肿瘤内有斑片状、絮状和日光放射状的瘤骨形成。溶骨型为骨小梁破坏吸收，骨髓腔扩大，形成大片状溶骨破坏区。混合型骨肉瘤兼有成骨型和溶骨型变化。

常见的骨膜反应有肿瘤早期的线状及层状骨膜反应和中晚期的 Codman 三角出现。肿瘤侵犯周围软组织形成肿块，肿块内可有瘤骨。瘤骨是肿瘤细胞形成的分化不良的肿瘤性骨，可显示为

数量不定、形态多样、密度不均匀的高密度影，主要表现为象牙质样、棉絮状、针状等。CT 增强后可见软组织肿块不均匀强化。病变累及牙支持组织时，可导致牙以移位、脱落、牙周间隙增宽和牙槽骨破坏（图 4-3-2）。

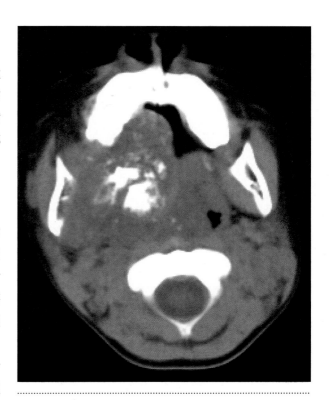

图 4-3-2　**右侧颞下窝骨肉瘤**　颅底 CT 平扫见右侧颞下窝巨大软组织肿块，内见不规则高密度块状和斑片状肿瘤骨，右侧下颌骨内侧缘见骨质破坏、吸收

2. MRI 表现　骨肉瘤的 MRI 显示,肿块在 T_1WI 为不均匀的低信号影,在 T_2WI 为不均匀的高信号影,形态不规则,边缘不清楚(图 4-3-3A~D)。

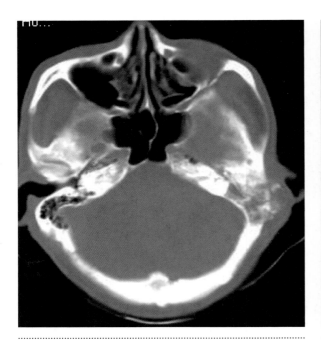

图 4-3-3A　**右侧颞骨骨肉瘤**　颅底部 CT 平扫见左侧颞骨局部骨质破坏,肿瘤周边见骨质硬化(包括枕骨、蝶骨、乳突),左侧外耳道周围见软组织肿块,肿块内见斑片状瘤骨

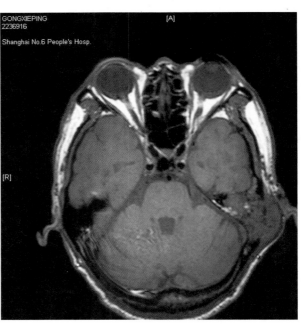

图 4-3-3B　**右侧颞骨骨肉瘤**　颅底横断面 MR T_1WI 见左侧颞部等信号软组织肿块

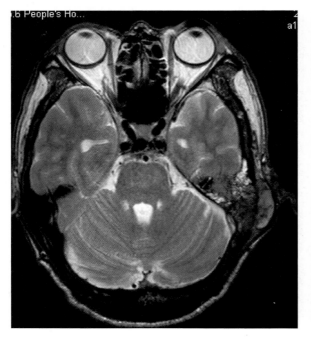

图 4-3-3C　**右侧颞骨骨肉瘤**　横断面 MR T_2WI 见左侧颞部肿块,信号高低不均匀

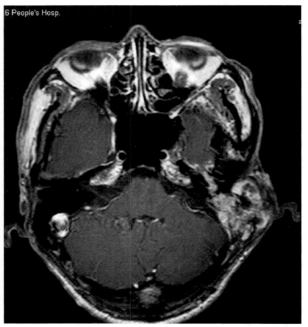

图 4-3-3D　**右侧颞骨骨肉瘤**　增强 T_1WI 见增强后肿块明显强化

四、鉴别诊断

1. 软骨肉瘤　软骨肉瘤发病年龄较大,病程较慢,骨皮质膨胀变薄,病变区有大量棉絮状或斑点状钙化。

2. 骨髓炎　常为牙源性或耳源性,早期以骨质破坏,无成骨现象,进一步发展出现炎性成骨,但成骨区内无骨质破坏,而骨肉瘤早期出现成骨,成骨区内可见骨质破坏。颅底骨髓炎无明显骨膜反应和瘤骨,下颌骨弥散硬化性骨髓炎病程较长,以骨密度增高为主,变化较慢。

● 软骨瘤

一、病因和病理

在胚胎发育时,颅骨的骨化分为骨膜内化骨和软骨内化骨。额骨垂直部、顶骨、颞骨、枕骨鳞部等颅盖属于骨膜内化骨。而额骨水平部、筛骨筛板、蝶骨、岩骨、枕骨大部属于软骨内化骨,这是颅底软骨瘤发病的组织胚胎学基础。由于颞下区颅缝、骨缝多(含软骨成分),因此软骨性肿瘤在颞下区不少见,发生于髓腔内者为内生软骨瘤。发生于骨膜下者为骨膜型软骨瘤。软骨瘤(chondroma)镜下为分化成熟的透明软骨细胞、钙化和骨化软骨。

颅底的软骨瘤常常会恶变,因此软骨肉瘤较软骨瘤更为常见。

二、临床表现

软骨瘤病变发展缓慢,年轻人软骨瘤多见,而软骨肉瘤发病年龄较大。临床上无特征性表现,肿瘤较大时,可能摸到肿块和偶发疼痛或感觉异常,软骨肉瘤常常会侵犯颅底神经管腔,引起颌面部和颌下神经功能异常或疼痛。

三、影像学表现

1. X 线和 CT 表现　病变在髓腔内呈圆形或卵圆形低密度区,其内可有砂砾状小钙化点。软骨瘤边缘清楚,骨缺损伴轻度膨胀和部分硬化边缘(图 4-3-4)。

2. MRI 表现　T_1WI 上为低信号,T_2WI 上为高信号,与透明软骨信号相似,内部钙化均为低信号。增强后肿瘤中央部分中等度增强、边缘明显强化。

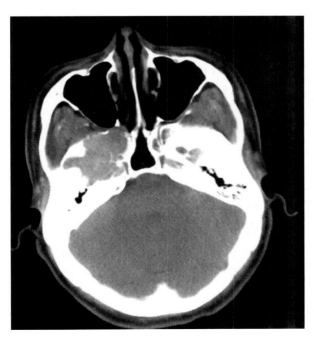

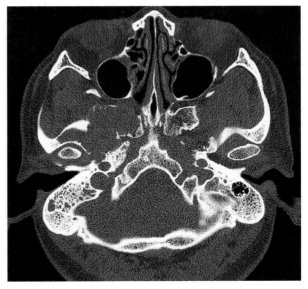

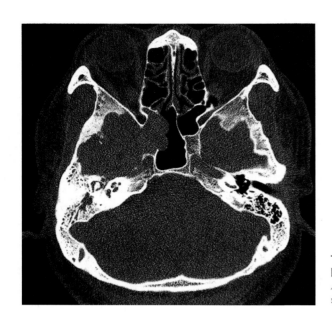

图 4-3-4　右侧颞下窝(蝶-颞)软骨瘤　CT 扫描见右侧蝶-颞区骨质缺损、破坏，境界清楚，累及右侧蝶骨、蝶窦、岩尖，病灶中可见细斑点状钙化

四、鉴别诊断

软骨瘤主要与骨肉瘤鉴别，骨肉瘤通常肿瘤内有斑片状、絮状和日光放射状的瘤骨形成，而软骨瘤肿瘤内多为砂砾状小钙化点。

● 巨细胞瘤

一、病因和病理

巨细胞瘤(osteoclastoma)又称破骨细胞瘤，起源于间叶组织中非成骨性结缔组织，病因不明。颅底巨细胞瘤好发于颞骨、蝶骨、额骨及枕骨。镜下肿瘤主要有多核巨细胞和较小的梭形细胞和圆形的单核基质细胞构成。组织学将肿瘤分为三级：Ⅰ级属良性，具有低度侵袭性。Ⅱ级为相对恶性，有较高侵袭性。Ⅲ级为恶性。

二、临床表现

颅底巨细胞瘤多见于 20～40 岁，女性多见，临床症状不明显，肿瘤较大时，会出现头痛、头晕，视物模糊、鼻塞、鼻出血等症状。根据发病部位，可出现局部无痛性骨膨隆。

三、影像学表现

肿瘤位于颅底硬膜外，常见于碟骨、颅中窝底，病程缓慢，肿瘤可突入颅腔、膨胀性生长，边缘常有硬化带。常常侵犯三叉神经、面听神经。

1. X 线表现　为膨胀性骨质破坏，边界清晰，可有硬化边缘。

2. CT 表现　为密度不均匀的软组织肿块影，肿瘤内可有点片状钙化或残留骨质，也可有高密度间隔影，肿块边缘硬化或骨性包壳，增强肿块均匀强化。与正常颅骨交界处呈高密度的角状区，其边缘超出正常颅骨范围，角度小于 180°，为典型的交界角征。肿瘤少数可见囊变或出血坏死(图 4-3-5A、B)。

3. MRI 表现　病变在 T_1WI 上为不均匀低信号或中等信号，T_2WI 上为低、中等或高混杂信号，边界清晰，囊变和出血时有局部高信号改变，注入造影剂时，病变有轻度强化(图 4-3-5C～F)。

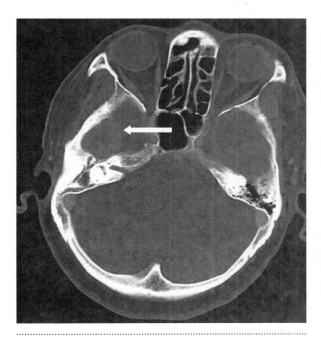

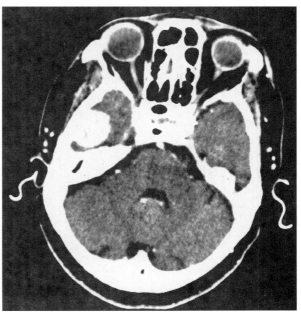

图 4-3-5A　**右侧蝶骨大翼巨细胞瘤**　颅底 CT 平扫(骨窗)见右侧蝶骨大翼向颅内突起半圆形稍高密度病灶,边界清楚锐利,周边颅骨骨质见硬化(箭)

图 4-3-5B　**右侧蝶骨大翼巨细胞瘤**　颅底 CT 增强扫描见病灶有强化

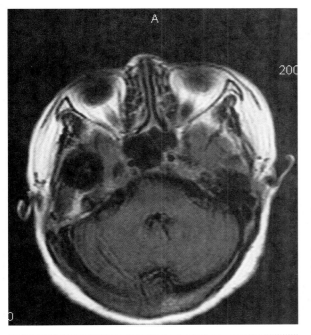

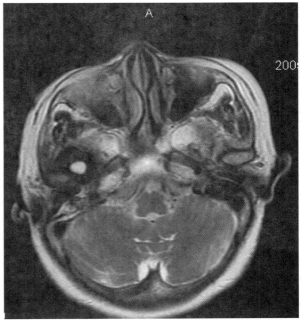

图 4-3-5C　**右侧蝶骨大翼巨细胞瘤**　横断面 MR T_1WI 见右侧蝶骨大翼边界清楚的圆形低信号影

图 4-3-5D　**右侧蝶骨大翼巨细胞瘤**　T_2WI 见病灶中央高信号为囊性变

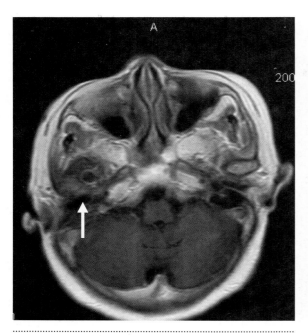

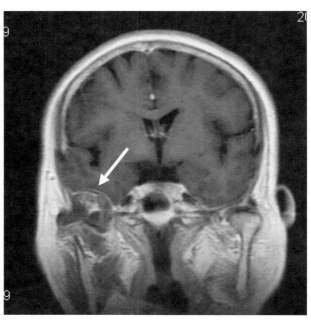

图 4-3-5E　右侧蝶骨大翼巨细胞瘤　横断面增强 T_1WI 见病灶有轻度强化(箭)

图 4-3-5F　右侧蝶骨大翼巨细胞瘤　T_1WI 横断面和冠状面增强图像,见右侧蝶骨大翼向颅内隆起,病灶有轻度强化(箭)

四、鉴别诊断

1. 骨巨细胞修复性肉芽肿(Giant cell reparative granuloma)　骨巨细胞修复性肉芽肿与骨巨细胞瘤是不同的表现形式,具有临床和组织学的重叠性,单靠组织学来鉴别很困难,要结合临床特点,根据发病年龄、临床及影像学表现来鉴别。通常巨细胞瘤很少发生在 20 岁以前,而巨细胞修复性肉芽肿青少年多见。在影像学方面,骨巨细胞瘤与巨细胞修复性肉芽肿都有境界清楚的骨膨胀性改变,但在 MRI 有不同表现,颅底巨细胞瘤在 T_1WI 和 T_2WI 上以低信号为主(骨细胞成分多),且强化不明显,而骨巨细胞修复性肉芽肿有类似于软组织肿瘤的信号,且有明显的强化。

2. 软骨瘤　可见病变区软组织肿块、边界不规整、骨质有破坏,可见到致密的钙化斑点。

3. 骨肉瘤　可见病变区软组织肿块、边界不规整、骨质有破坏,可以见到放射状的骨针或瘤骨。

4. 成釉细胞瘤　为牙源性肿瘤,多房者大小房相差悬殊,分隔清晰锐利,单房者可有分叶和切迹。牙根吸收常见。

骨化性纤维瘤

一、病因和病理

骨化性纤维瘤(osseous fibroma)分为青少年骨化性纤维瘤(juvenile ossifying fibroma)和牙骨质-骨化性纤维瘤(cemento-ossifying fibroma)。绝大多数为单发,也可见多发。有家族史。肿瘤早期主要是成骨细胞或成牙骨质细胞或两者兼有的纤维血管型软组织,肿瘤成熟后纤维血管组织钙化呈牙骨质小体、骨针、成牙骨质细胞及成骨细胞,并逐渐融合成团块状。完全成熟后,组织由钙化构成。

二、临床表现

青少年骨化性纤维瘤是一种侵袭性牙骨质-骨化性纤维瘤,20 岁以前发病,生长较快。牙骨质-骨化性纤维瘤以中青年女性多见,好发于下颌双尖牙和磨牙区,生长缓慢。一般无症状,肿瘤逐渐增大,使颌骨膨大,颜面部畸形。颌骨和颅骨多见,多累及鼻窦,病程长、生长缓慢、症状较轻。

三、影像学表现

早期为孤立的边界清楚的密度均匀减低影,以后多以高低密度混合表现,高密度异常表现为纤细或粗糙的线隔;点状或斑片状。与周围正常骨组织分界清晰。肿瘤增大使牙根吸收和周围硬骨板消失。

多数病灶呈骨质硬化表现,肿块边界有骨壳,注入造影剂后,肿瘤的实质部分可强化,囊性成分不强化(图 4-3-6A～D)。

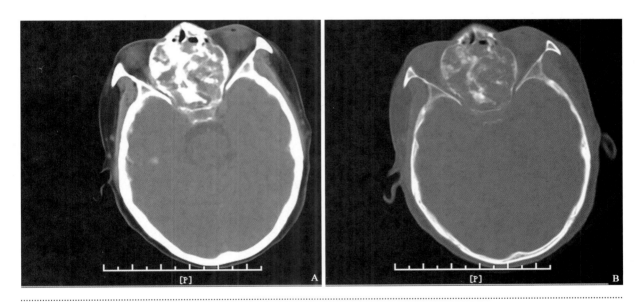

图 4-3-6A、B　**蝶-筛区骨化性纤维瘤**　CT 平扫和骨窗重建图像见前颅底蝶筛区骨膨胀性改变,其边界见硬化性骨壳、内见多数骨化斑

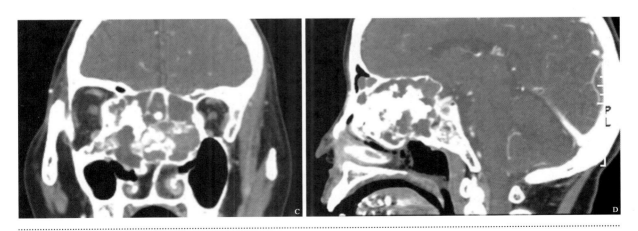

图 4-3-6C、D　**蝶-筛区骨化性纤维瘤**　冠状面和矢状面增强 CT,见病灶内注入造影剂后,肿瘤组织见有强化

四、鉴别诊断

1. 颅骨纤维结构不良　也可有颅骨膨胀、颜面畸形。但骨质呈磨玻璃表现，与正常骨组织缺少清晰的边缘，牙根吸收少见。

2. 骨瘤　表现为单发或多发高密度、密实结节影，但骨膨胀不明显，多见于鼻窦和额骨。

● 骨纤维异常增殖症

一、病因和病理

骨纤维异常增殖症（fibrous dysplasia）又称骨纤维结构不良。根据其侵犯的范围可分为单骨型、多骨型及 Albright 综合征三种类型。单骨型占 70％，只累及单一骨骼。多骨型占 30％，多骨受累，具有单侧发病倾向。如多骨型合并皮肤色素沉着（皮肤咖啡牛奶斑）及性早熟，称为 Albright 综合征。

Albright 综合征的内分泌紊乱可能为下丘脑病变引起。正常的骨结构消失，代之未成熟的骨组织。有大量成熟程度不一的成纤维细胞及新生骨组织存在。成纤维细胞分化好，在纤维组织中有骨小梁分布，排列紊乱。

二、临床表现

单骨型和多骨型男女发病无明显差异，Albright 综合征几乎仅见于女性。儿童期发病，进展缓慢，早期无症状，晚期发展有畸形或病理骨折，少数（约 0.5％）可恶变成骨肉瘤、软骨肉瘤或纤维肉瘤。常累及颌面骨及颅底，可跨越多块颅骨，以多骨型多见。以筛骨、蝶骨、额骨、颞骨、枕骨多见。临床表现与受累部位和范围有关，如头痛、骨性突起、眼球突出、鼻塞等。颅面部严重畸形，可出现"骨性狮面"。Albright 综合征多在 2～4 岁出现，在背部、臀部、大腿、口唇周围出现斑点状或大片状黄色或褐色斑。

三、影像学表现

1. X 线和 CT 表现　无论是单骨型、多骨型及 Alright 综合征，骨影像学的改变都是一样的。X 线和 CT 表现分为四种类型：①磨玻璃样型：以均匀一致的磨玻璃样改变，其内有斑点状、棉絮状钙化。②硬化型：以骨质广泛增厚、硬化为主，跨越多块颅骨。③囊肿型：单发膨胀性囊肿病变，周围硬化，像鸡蛋壳表现，囊内见斑点状高密影。④变形性骨炎型：膨胀性骨病变区内密度不均匀，可见囊性虫蚀状低密度影和钙化及硬化灶（图 4-3-7A、B）。

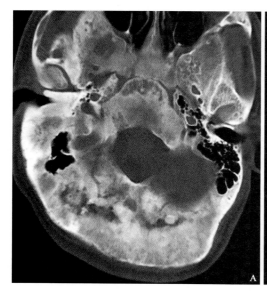

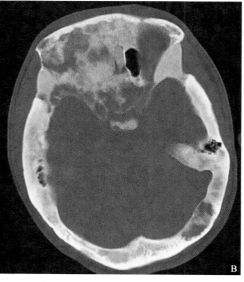

图 4-3-7A、B　颅骨纤维异常增殖症　颅骨 CT 扫描后骨窗重建，颅骨广泛增厚，范围扩展至全颅骨，骨板呈磨玻璃样改变

2. MRI 表现　病灶在 T_1WI 上呈低信号，T_2WI 上呈低中高信号，病灶内细胞构成、胶原纤维的含量、骨小梁的多少决定 T_2WI 上信号不同。骨小梁、骨细胞成分少及胶原含量多，T_2WI 上表现为高信号。

四、鉴别诊断

1. 畸形性骨炎　多骨受累，颅面骨是好发部位。表现与骨纤维异常增殖症相似，但病变范围不如骨纤维异常增殖症广泛，发病年龄在 40 岁以上。

2. 甲状旁腺功能亢进　甲状旁腺功能亢进可有多骨囊样改变，全身骨骼骨质疏松，无硬化或新骨形成。血钙升高、血磷降低、甲状旁腺激素升高。

颞下区涎腺肿瘤和肿瘤样病变

涎腺是一种分泌唾液的外分泌组织，由三大唾液腺（腮腺、下颌下腺、舌下腺）和分布在唇、腭、颊、口底、牙龈等处的许多小涎腺组成。成人唾液腺每日分泌 1 000～1 500 ml 唾液，唾液主要成分为水、免疫球蛋白、氨基酸、淀粉酶、溶菌酶、尿素等，它能调节体内水分和电解质平衡。并且具有消化功能，对吞咽咀嚼的润滑作用，以及免疫、杀菌、抗菌等作用，老年人由于唾液腺体逐渐萎缩，唾液腺分泌逐步减少。

腮腺中良性肿瘤占多数。在舌下腺和小涎腺中，恶性肿瘤占大多数。绝大多数的涎腺肿瘤病因不明。某些肿瘤与病毒、职业、生活方式等有关。

● 鳃裂囊肿

一、病因和病理

鳃裂囊肿（branchial cleft cyst）系胚胎期鳃器（branchial apparatus）或咽囊的上皮残余有关。根据囊肿的发生部位不同，鳃裂囊肿有第一到第四鳃裂囊肿之分。第二鳃裂囊肿最为常见，其内为清亮液体，或为黏液。

二、临床表现

鳃裂囊肿多见于青少年（66％～75％）和成人，常表现为颈部或颈深部无痛性肿块，质地柔软，大小不固定。

三、影像学表现

1. CT 表现　鳃裂囊肿边界清晰，可见较薄的囊壁。CT 表现为水样均匀密度。

2. MRI 表现　MRI 可见典型的鳃裂囊肿 T_1WI 上为等低信号，T_2WI 上为高信号，囊壁或有强化表现（图 4-4-1A～C）。

四、鉴别诊断

鳃裂囊肿需要与表皮样囊肿、淋巴管瘤相鉴别，详见本章后面节段内容。

● 表皮样囊肿

一、病因和病理

表皮样囊肿（epidermoid cyst）是一种起源于胚胎期发育性上皮剩余的囊肿性病变，来源于胚胎的外胚层。表皮样囊肿多因位于真皮内的表皮样细胞异常增生所致，也有称为皮脂腺囊肿。大体病理上，表皮样囊肿具有一般囊肿特点，囊液或透明而黏稠，或含干酪样黄白色物质，囊壁光滑。

二、临床表现

表皮样囊肿多见于儿童、青少年，无明显性别差异。表皮样囊肿多表现为无痛性、缓慢生长、质地柔软的软组织肿块。遇有感染时，肿块可出现突然增大和疼痛症状。治疗表皮样囊肿多以手术切除为主，预后良好，复发少见。

三、影像学表现

表皮样囊肿多发于头颈部两侧的浅表区域，多呈圆形或类圆形表现，病变边界清晰而光滑。

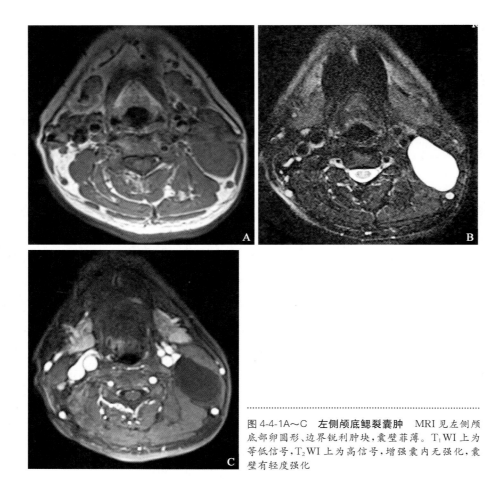

图 4-4-1A～C 左侧颅底鳃裂囊肿 MRI 见左侧颅底部卵圆形、边界锐利肿块，囊壁菲薄。T_1WI 上为等低信号，T_2WI 上为高信号，增强囊内无强化，囊壁有轻度强化

1. CT 表现 为水样均匀密度。

2. MRI 表现 典型的表皮样囊肿 T_1WI 上为等低信号，T_2WI 上为高信号，T_2WI 压脂上为低信号，囊壁有强化表现（图 4-4-2A～E）。

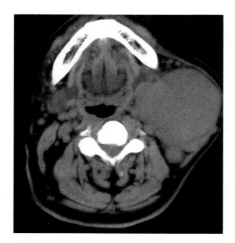

图 4-4-2A 左侧颈部表皮样囊肿 CT 扫描见左侧颈部圆形肿块，边界清晰而光滑，水样均匀密度

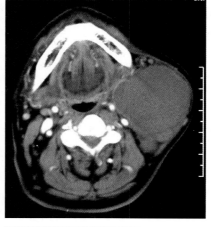

图 4-4-2B 左侧颈部表皮样囊肿 CT 增强扫描见左侧颈部圆形肿块，边界清晰而光滑，水样均匀密度，包膜轻度强化

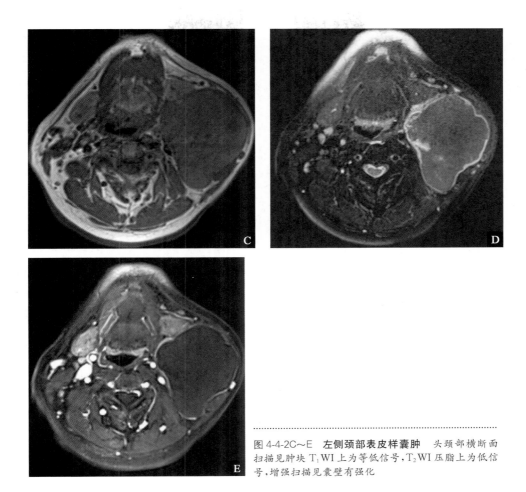

图 4-4-2C～E　**左侧颈部表皮样囊肿**　头颈部横断面扫描见肿块 T_1WI 上为等低信号，T_2WI 压脂上为低信号，增强扫描见囊壁有强化

● **淋巴管瘤**

一、病因和病理

　　淋巴管瘤（lymphangioma）由扩张的淋巴管构成的海绵状、囊性淋巴管病变，可分为单纯性淋巴管瘤、血管海绵状淋巴管瘤和囊性淋巴管瘤。镜下见含有大小不等，薄壁扩张的淋巴管。管壁衬覆扁平内皮细胞，周围有淋巴细胞聚集。

二、临床表现

　　本病可见于任何年龄，但儿童多见，多出生和2岁内发现，表现为颈部和下面部的无痛性肿块，质地柔软，触之有波动感。

三、影像学表现

　　1. CT 表现　CT 平扫上，病灶的 CT 值与水相近。多有囊隔，呈多囊结构改变。边缘呈环形强化表现。

　　2. MRI 表现　大多数呈多囊改变。T_1WI 上呈低中等信号，少数高信号为病灶内出血或脂肪间隔。T_2WI 上为均匀或不均匀高信号表现（图 4-4-3A、B）。

● **嗜酸性粒细胞淋巴肉芽肿**

　　嗜酸性粒细胞淋巴肉芽肿（eosinophilic lymphogranulomas）又称 Kimura 病（木村病）、上皮样血管瘤（epithelioid haemangioma）等。

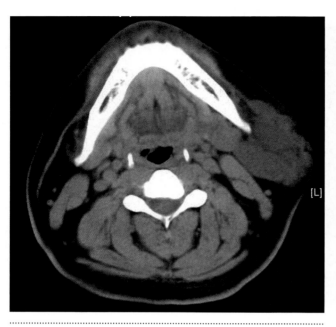

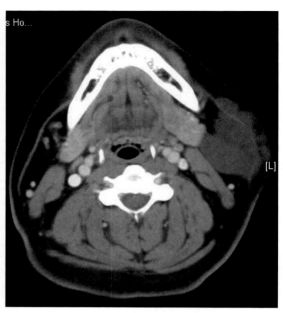

图 4-4-3A　**左侧下颌角淋巴管瘤**　颈部 CT 扫描见左侧下颌角囊性包块,水样密度,有囊隔,呈多囊结构

图 4-4-3B　**左侧下颌角淋巴管瘤**　颈部增强 CT 扫描见左侧下颌角囊性包块,水样密度,有囊隔,呈多囊结构,增强后边缘轻度强化

一、病因和病理

　　大多数病例伴有显著的炎性细胞成分,病理上本病呈典型肉芽肿结构表现,其特征为病变内既有血管成分,又有炎性细胞成分,炎性细胞主要是嗜酸性粒细胞和淋巴细胞呈灶性或弥漫性浸润。

　　病变内部有明显的血管增生,血管形态幼稚,内衬饱满的上皮样(组织细胞样)内皮细胞,缺乏分化好的管腔。

二、临床表现

　　本病属于少见病变,多见于东亚地区,发病的高峰年龄在 20～40 岁,男性略多见。腮腺和淋巴结是嗜酸性粒细胞淋巴肉芽肿的好发部位。腮腺咬肌区嗜酸性粒细胞淋巴肉芽肿可合并皮肤或皮下组织同时受累。病变主要表现为软组织无痛性肿块,病程较长。患区可有皮肤瘙痒和色素沉着。

部分患者的病损可以出现表皮剥脱和出血。还有些病例可有外周血嗜酸性粒细胞增多。血清学检查可有 IgE 升高。

三、影像学表现

　　嗜酸性粒细胞淋巴肉芽肿的病变形态一般有两种表现:弥漫状和类圆形肿块。腮腺、皮肤或皮下组织的嗜酸性粒细胞淋巴肉芽肿多呈弥漫性肿块表现,边界模糊。颈部淋巴结的病变则多呈类圆形肿块形态,边界较清晰。

　　1. 平扫 CT 表现　病变多为软组织密度表现,增强时病变实质部分可无明显强化或为轻度至中度强化表现,但病变边缘可呈环形强化表现(图 4-4-4A～D)。

　　2. MRI 表现　嗜酸性粒细胞淋巴肉芽肿的信号表现多样,可以是 T_1WI 上的不均匀低等信号和 T_2WI 上的略高信号或明显高信号,也可以在 T_1WI 和 T_2WI 上均表现为高信号。

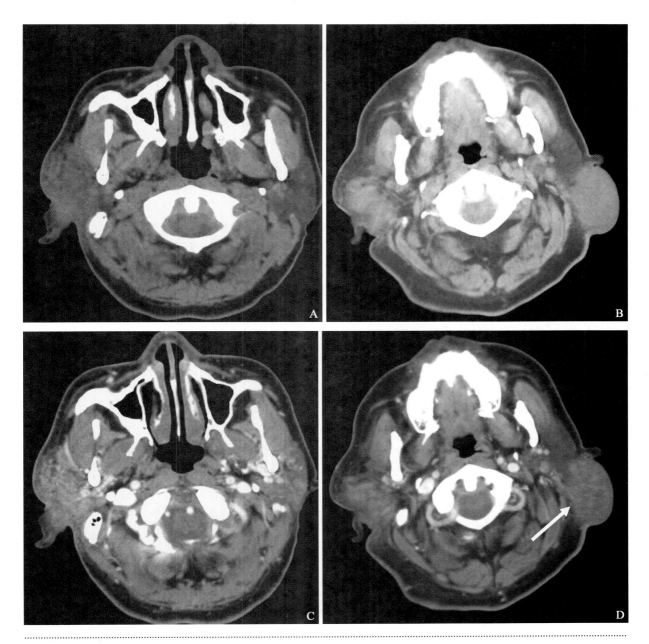

图 4-4-4A～D　**嗜酸性粒细胞淋巴肉芽肿**　头颈部 CT 扫描图见两侧颈部皮下及腮腺多发大小不一结节,增强后腮腺见弥漫性小结节而皮下见类圆形大结节均有轻度不均质强化(箭)

四、鉴别诊断

　　嗜酸性粒细胞淋巴肉芽肿要与淋巴上皮病、腮腺良性肿瘤相鉴别。嗜酸性粒细胞淋巴肉芽肿

表现为腮腺、皮肤或皮下组织弥漫性结节或肿块表现,淋巴上皮病通常有干燥综合征病史,腮腺内弥漫性结节为主,肿块少见。腮腺良性肿瘤则没有弥漫性结节分布。

现为无痛性软组织肿块。一般不影响分泌功能和面神经功能。

良 性 肿 瘤

● 多形性腺瘤

一、病因和病理

多形性腺瘤（mixed tumor）又称混合瘤，是最常见的涎腺良性肿瘤。本病多见于中老年，在大涎腺中，腮腺最多见，在小涎腺中以腭腺为最好发部位。单发多见。镜下为多形性腺瘤具有多形性或混合性特征。主要由肿瘤上皮组织、黏液样组织和软骨样组织混合而成，上皮组织常形成腺管样结构、肌上皮细胞核鳞状细胞。肿瘤多有比较完整的包膜。

二、临床表现

多发于年龄大于 40 岁的女性。本病主要表

三、影像学表现

1. CT 表现　为密度均匀、边界较清楚的软组织肿块，密度一般高于正常的涎腺组织，病灶内可有钙化，根据肿瘤内组织成分不同，增强后可以有不同的强化表现（图 4-5-1A、B）。

2. MRI 表现　大多显示为实性肿块，边缘清楚，少数有分叶或局部边缘不清，T_1WI 上呈均匀或不均匀等信号，T_2WI 上多为较明显高信号，信号强度高于脑脊液信号，主要是由于肿瘤内黏液成分所致。肿瘤大于 3 cm 易出现囊变或出血。增强扫描呈中度强化，且伴延迟性强化（图 4-5-1C～F，图 4-5-2A～D）。

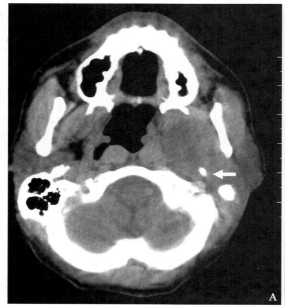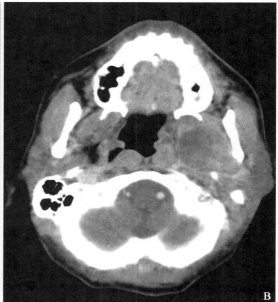

图 4-5-1A、B　左侧颞下窝（腮腺深叶）混合瘤　CT 扫描见左侧颞下窝茎突前（箭）卵圆形肿块，等低密度、边界尚清，注入造影剂后，肿块呈不均匀轻度强化，包膜明显强化

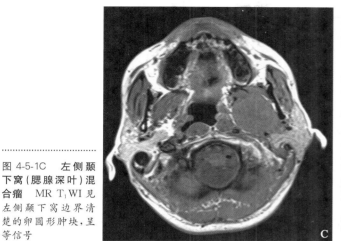

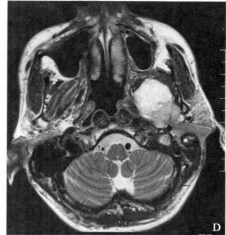

图 4-5-1C 左侧颞下窝(腮腺深叶)混合瘤 MR T₁WI见左侧颞下窝边界清楚的卵圆形肿块,呈等信号

图 4-5-1D 左侧颞下窝(腮腺深叶)混合瘤 MR T₂WI见左侧颞下窝边界清楚的卵圆形肿块,呈等、高信号

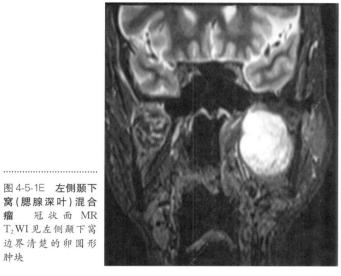

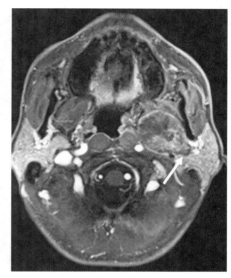

图 4-5-1E 左侧颞下窝(腮腺深叶)混合瘤 冠状面 MR T₂WI见左侧颞下窝边界清楚的卵圆形肿块

图 4-5-1F 左侧颞下窝(腮腺深叶)混合瘤 MR 增强扫描,颅颈部扫描见肿块呈不均匀轻度强化,与腮腺呈握拳状关系(箭),包膜明显强化

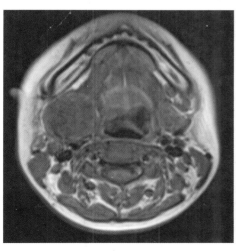

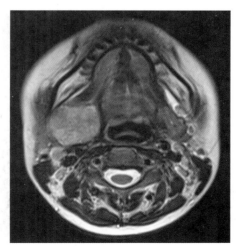

图 4-5-2A 右侧颞下窝(颌下腺)混合瘤 MR T₁WI见右侧颞下窝边界清楚的圆形肿块,呈等信号

图 4-5-2B 右侧颞下窝(颌下腺)混合瘤 MR T₂WI见右侧颞下窝肿块,T₂WI上呈高信号

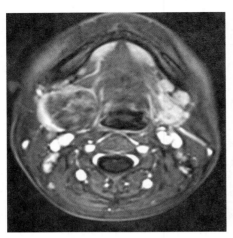 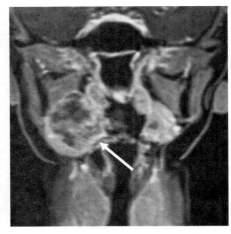

图 4-5-2C　右侧颞下窝（颌下腺）混合瘤　MR 增强扫描见肿块呈不均匀轻度强化，包膜明显强化

图 4-5-2D　右侧颞下窝（颌下腺）混合瘤　MR 冠状面增强扫描见肿块呈不均匀轻度强化，包膜明显强化（箭）

四、鉴别诊断

颞下窝混合瘤要与神经鞘瘤和 Warthin 瘤鉴别。神经鞘瘤多位于茎突后，增强后可以看到颈内动脉和颈内静脉向前、外侧移位。Warthin 瘤中老年多见、吸烟者多见，通常位于腮腺后下极。

● Warthin 瘤

一、病因和病理

Warthin 瘤（Warthin tumor）又称腺淋巴瘤（adenolymphoma）、乳头状淋巴囊腺瘤（papillary cystadenoma lymphomatosum）是第二位常见的涎腺肿瘤。肿瘤实质部分由上皮性成分和淋巴样间质构成，囊性腔隙内含有嗜酸性分泌物。

二、临床表现

Warthin 瘤多见于吸烟的中老年男性。本病主要表现为无痛性而活动的软组织肿块，肿块主要出现在腮腺下极或腮腺周围淋巴结，可双侧发生（10%）。

三、影像学表现

1. CT 表现　为圆形或类圆形低密度肿块，边界清晰，直径一般不超过 4 cm。较小时与多形性腺瘤相似，但具有多样性，可有低密度的囊性变，囊壁可见瘤结节（图 4-5-3A、B）。

2. MRI 表现　肿瘤实质 T_1WI 上呈中低信号，T_2WI 上常呈等低信号，低于正常腮腺，在 MRI 能显示包膜和囊变部分。增强扫描时肿瘤早期强化明显，强化相对较差，多为轻中度斑片状强化。

四、鉴别诊断

Warthin 瘤主要与腮腺混合瘤和其他良性肿瘤鉴别，临床上中老年男性，有较长时间吸烟史，肿瘤边界相对清楚，多位于腮下后下角，首先要考虑腺淋巴瘤。

● 基底细胞腺瘤

一、病因和病理

基底细胞腺瘤（basal cell adenoma）以基底样

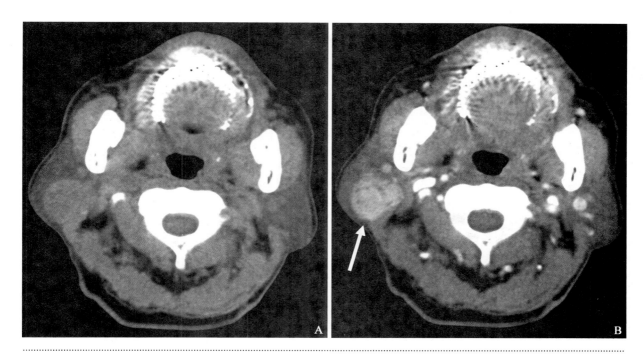

图 4-5-3A、B　**右侧腮腺 Warthin 瘤**　CT 表现见右侧腮腺后下叶类圆形等密度肿块,边界清晰,注入造影剂后见肿块早期强化(箭)

形态的肿瘤细胞为特征,缺乏多形性腺瘤中的黏液、软骨样成分。病理上,基底细胞腺瘤有境界清晰的包膜,实性,亦可为囊性,或为囊性和实性混合。

二、临床表现

一般见于 60～70 岁成人,缓慢生长的无痛性

肿块,边界清晰。

三、影像学表现

1. CT 表现　肿瘤软组织密度,可见囊性低密度区。增强实性部分多表现为中度强化(图 4-5-4A、B)。

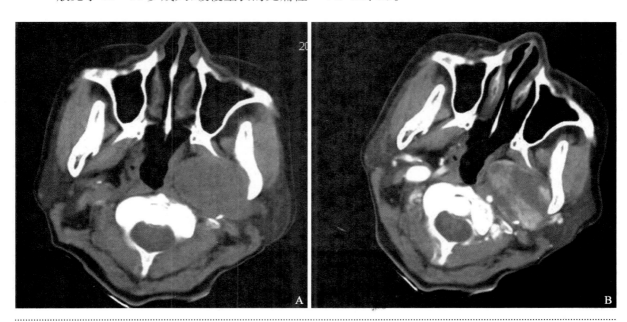

图 4-5-4A、B　**左侧颞下窝(源于小涎腺)基底细胞腺瘤**　CT 扫描见左侧颞下窝茎突前卵圆形肿块,等低密度、边界尚清,注入造影剂后见肿块实性部分呈不均匀轻度强化,包膜有强化

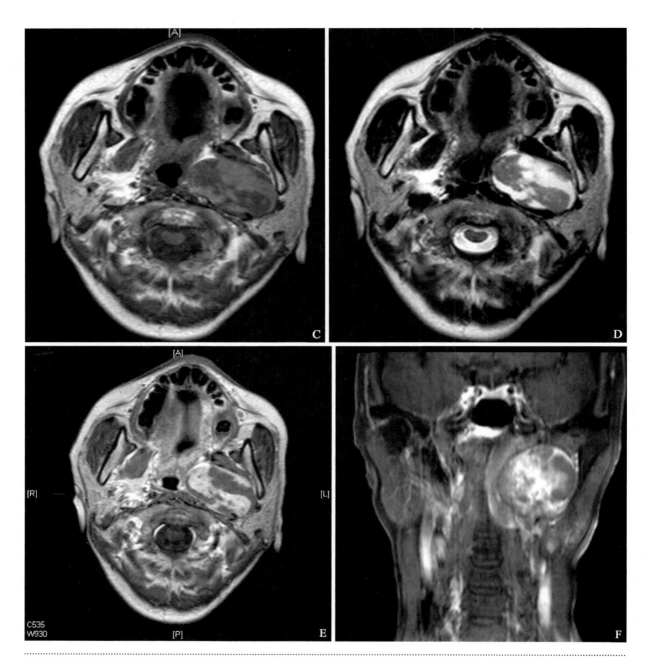

图4-5-4C~F　左侧颞下窝(源于小涎腺)基底细胞瘤　MR T₁WI扫描见左侧颞下窝边界清楚的卵圆形肿块,呈等、低信号,T₂WI上肿瘤囊性部分位高信号,实性部分为等信号,注入造影剂后实性部分强化,囊性部分不强化

2. MR表现　T₁WI上为等低信号和T₂WI上为等高信号(囊性部分为高信号),注入造影剂后实性部分有明显强化(图4-5-4C~F)。

四、鉴别诊断

　　颞下窝基底细胞腺瘤要与神经瘤与涎腺混合瘤鉴别。神经瘤通常可以发现肿瘤累及的神经管、孔扩大,涎腺混合瘤通常与腮腺深叶相连。

● 肌上皮瘤

一、病因和病理

　　由片状、岛状或条索状排列的具有肌上皮分化特点的细胞组成,这些细胞可表现为梭形、浆细

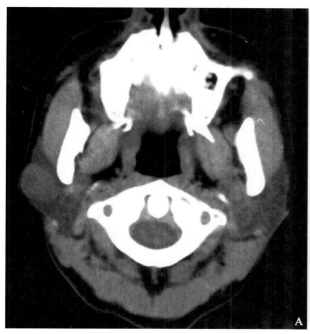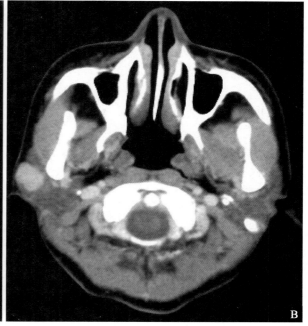

图 4-5-5A、B　右侧腮腺肌上皮瘤　CT扫描见右侧腮腺圆形等密度结节、边界尚清,注入造影剂后见结节均匀明显强化

胞样、上皮样和透明细胞质样。与多形性腺瘤和 Warthin 瘤相比,肌上皮瘤(myoepithelioma)是比较少见的良性涎腺上皮性肿瘤。

二、临床表现

约占所有涎腺良性肿瘤的 1%,多见于成年人,通常小于 3 cm。表现为一侧颅颈部缓慢生长的无痛性肿块,肿块可活动而边界清晰,通常无感觉障碍。

三、影像学表现

平扫 CT 表现　多数肌上皮瘤呈均匀软组织密度表现,少数肿瘤内部可见高密度钙化斑点,肿瘤通常位于颈部皮下,注入造影剂后,肿瘤均匀强化或环形强化表现(图 4-5-5A、B)。

四、鉴别诊断

位于腮腺的肌上皮瘤要与混合瘤与 Warthin 瘤相鉴别,肌上皮瘤通常位于腮腺外缘,接近皮下。

恶性肿瘤

● 黏液表皮样癌

一、病因和病理

黏液表皮样癌(mucoepidermoid carcinoma)起源于腺体导管上皮细胞,镜下见肿瘤主要由黏液细胞、表皮样细胞核和中间细胞组成。是一种以黏液细胞、中间细胞和表皮样细胞为特点,兼有柱状细胞、透明细胞和嗜酸细胞的恶性腺体上皮性肿瘤。好发于腮腺和腭部小唾液腺,可向皮下组织、淋巴结、骨、肺转移。有较高的手术复发率(78%)。

二、临床表现

好发于 35~65 岁,无性别差异。本病主要发生在腮腺(50%),45% 在腭和颊黏膜的小涎腺。本病主要症状为无痛性肿块,可以出现面瘫、疼痛、感觉异常、吞咽困难、出血和张口受限等症状。

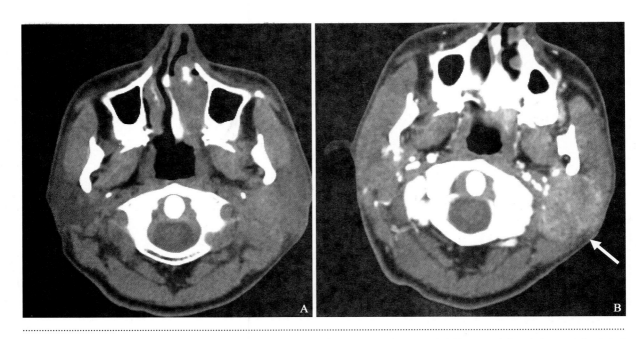

图4-6-1A、B　**左侧腮腺黏液表皮样癌**　CT扫描见左侧腮腺肿胀、密度不均匀增高。注入造影剂后见腮腺内不均匀强化肿块,肿块周围组织境界不清(箭)

黏液表皮样癌具有浸润性生长的特点。

三、影像学表现

为软组织肿块,可出现液化坏死和钙化等改变。低度恶性者边缘清晰,类似多形性腺瘤,增强扫描均匀或不均匀强化;高度恶性者边缘浸润,T_1WI 和 T_2WI 上均呈中心不均匀低等信号,增强扫描均匀或不均匀强化(图4-6-1A、B)。

四、鉴别诊断

黏液表皮样癌要与混合瘤、Warthin 瘤鉴别,黏液表皮样癌边缘多不清晰,具不均匀强化,混合瘤、Warthin 瘤在 CT 或 MRI 图像上边缘多清晰。

● 腺样囊性癌

一、病因和病理

腺样囊性癌(adenoid cystic carcinoma)是一种由上皮细胞和肌上皮细胞组成,具有管状、筛状和实体等不同形态结构的基底样细胞肿瘤。腺样囊性癌约占所有涎腺肿瘤的 10%。据国内资料

显示,腺样囊性癌是小涎腺恶性肿瘤中最常见者,镜下为上皮细胞和肌上皮细胞,具有管状、筛状和实体等不同形态结构。

二、临床表现

腺样囊性癌好发于 55～65 岁,女性多于男性。多位于下颌下涎腺和小涎腺,腭、颊和上颌窦。腺样囊性癌主要表现为疼痛性或无痛性肿块,因腺样囊性癌有围绕或沿着纤维(神经纤维和胶原纤维)生长的倾向,故其易在早期侵犯神经组织。此时,患者可出现自发性疼痛、面部麻木和面瘫等症状,淋巴结转移少,肺转移多见,术后易复发。

三、影像学表现

腺样囊性癌多发生于小涎腺,占小涎腺上皮性肿瘤的 30%。腭、舌、颊、唇和口底均为腺样囊性癌的好发部位。腺样囊性癌呈侵袭性生长,因此边界常不清晰,可伴骨质浸润破坏。沿着神经周围扩散和侵犯,主要累及三叉神经的第 2、第 3 支和面神经。

（1）CT 有时可见圆孔、卵圆孔和翼管扩大。

（2）MRI 见受累神经增粗。由于腺样囊性癌肿瘤细胞瘤巢伴有圆柱型微囊腔隙的特点，因此病灶增强后常常可以看见小囊泡样结构，此也是腺样囊性癌影像学体征之一（图 4-6-2A～D）。

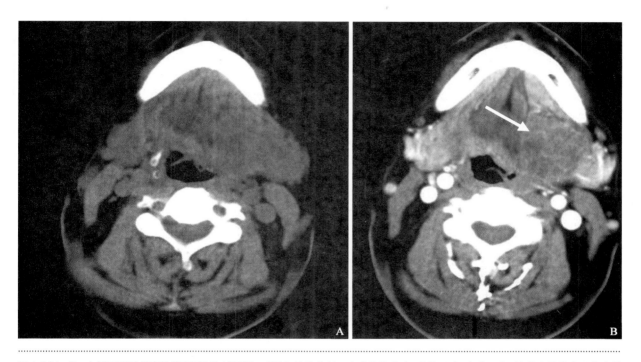

图 4-6-2A、B　左侧口底腺样囊性癌（来源于小涎腺）　CT 扫描见左侧口底类圆性肿块、边界不清、密度不均，增强后见肿块不均匀强化，内见小囊泡样结构（箭）

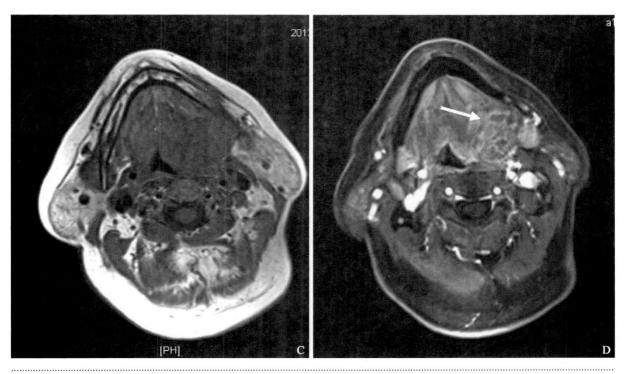

图 4-6-2C、D　左侧口底腺样囊性癌（来源于小涎腺）　MR T_1WI 平扫及增强检查，增强后见肿块不均匀强化，内见小囊泡样结构（箭）

四、鉴别诊断

腺样囊性癌具有相对影像学特征,肿块边界不清,嗜神经路径生长,肿瘤内常常可发现小囊泡样结构,可以与其他肿瘤相鉴别。

● 未分化腺癌

一、病因和病理

未分化腺癌(unclassified carcinoma)是一种源于涎腺的恶性肿瘤,病变内有导管分化,但没有其他涎腺肿瘤的组织形态表现特点,侵袭性较强。颞下区未分化腺癌并不少见,该肿瘤好发于60～80岁老年患者,儿童罕见,女性患者稍多见。大体病理上,肿瘤细胞多呈实性团块状或条索状排列,表现为实性、硬性肿块,多数肿瘤界限不清,并向涎腺实质和周围组织浸润。

二、临床表现

主要表现为实性、无症状性、质地较硬的肿块,约20%的患者可伴有疼痛(常见于下颌骨)和面部不适。高度恶性的未分化腺癌常有复发和转移,常可发生同侧颈深部淋巴结转移。

三、影像学表现

1. CT表现　未分化腺癌多呈类圆形或不规则形,病变边界多模糊不清。CT检查未分化腺癌一般为软组织密度表现,内部密度可均匀或不均匀。增强CT上,肿瘤可呈不均匀强化。

2. MRI表现　非特异性腺癌可表现为T_1WI上的中等信号和T_2WI上的等、高混合信号,或高信号。核素显像提示未分化腺癌能摄取^{18}F-FDG(图4-6-3A～E)。

四、鉴别诊断

未分化腺癌具有恶性肿瘤形态不规则、边界模糊、强化不均匀的影像学表现,要与腺样囊性癌鉴别。

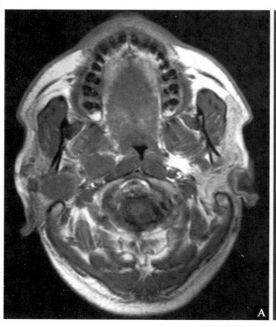
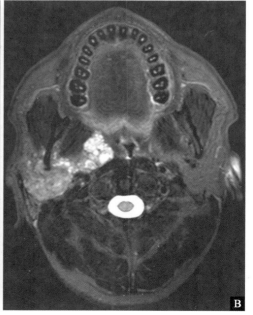

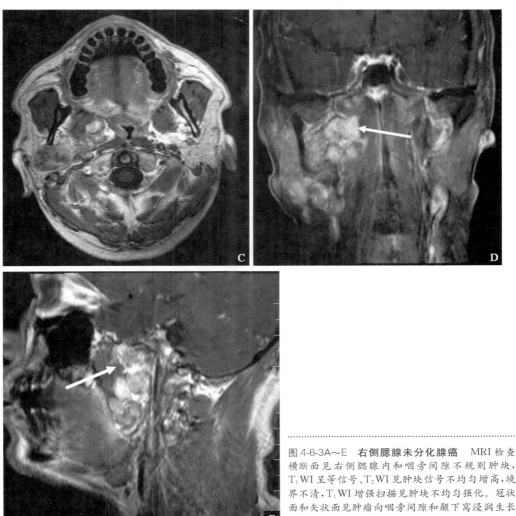

图 4-6-3A～E　右侧腮腺未分化腺癌　MRI 检查横断面见右侧腮腺内和咽旁间隙不规则肿块，T_1WI 呈等信号、T_2WI 见肿块信号不均匀增高，境界不清，T_1WI 增强扫描见肿块不均匀强化。冠状面和矢状面见肿瘤向咽旁间隙和颞下窝浸润生长（箭）

● 淋巴瘤

一、病因和病理

淋巴瘤（lymphoma）主要有两种类型，霍奇金病（Hodgkin disease，HD）和非霍奇金淋巴瘤（non-Hodgkin lymphoma，NHL），在我国 HD 少见，NHL 多见，腮腺淋巴瘤多数是节外型成熟大 B 细胞淋巴瘤。

二、临床表现

腮腺淋巴瘤多数发生在 50～70 岁的中老年人，局部摸到肿块，肿块通常较大，常常引起肿胀、疼痛、功能障碍等。有的患者有发热、体重下降、乏力和肝脾肿大等。

三、影像学表现

1. CT 表现　腮腺淋巴瘤肿块通常较大，边缘尚清，肿块内可有局部坏死。CT 平扫时，肿块呈等密度表现，增强后，肿块呈轻-中度强化，环形强化通常出现在肿瘤治疗后。

2. MRI 表现　在 MRI 扫描时，肿瘤在 T_1WI 上呈等、低信号，在 T_2WI 上呈等高信号，在注入造影剂后，多数肿瘤呈较均匀的中等程度强化（图 4-6-4A～E）。

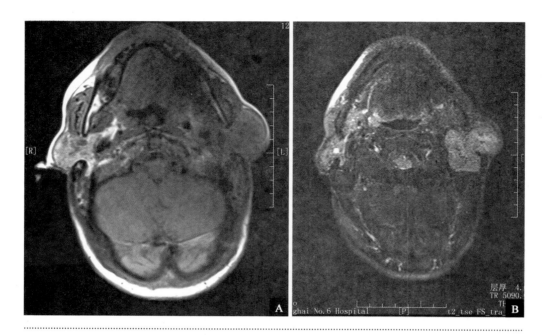

图 4-6-4A、B　左侧腮腺弥漫大 B 细胞淋巴瘤,向颞下窝浸润性生长　肿瘤在 MR 横断面 T_1WI 图像上呈中等信号,在 T_2WI 图像上呈等高信号

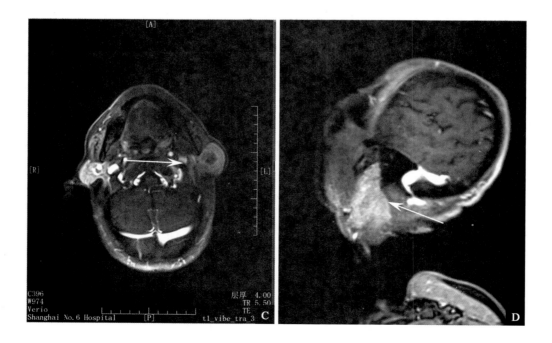

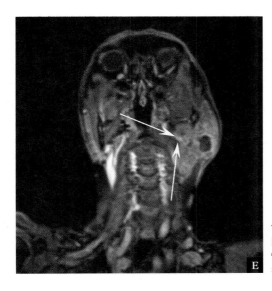

图 4-6-4C～E　左侧腮腺弥漫大 B 细胞淋巴瘤,向颞下窝浸润性生长　注入造影剂后,肿瘤呈较均匀的轻度强化,在矢状面和冠状面图像上见肿瘤向颞下窝和颅底浸润性生长(箭)

四、鉴别诊断

腮腺淋巴瘤多数是节外型成熟大 B 细胞淋巴瘤,肿块较大,浸润性生长,内部可有局部坏死,要与腮腺混合瘤、黏液表皮样腺瘤相鉴别。

非肿瘤性病变

⬤ 感染

一、病因和病理

源于淋巴道或血行性感染,病原菌多为溶血性链球菌、金黄色葡萄球菌,也可由厌氧菌引起,常常由相邻器官感染扩散或蔓延,如扁桃体炎、咽喉炎、牙周炎等,也常见于颈部外伤(包括医源性损伤)。

二、临床表现

局部软组织肿胀,红、肿、热、痛等炎性感染症状,发热、血检白细胞计数增加,中性粒细胞分类上升。严重患者肿块出现"波动感",提示脓肿形成,应该即刻做切开引流,否则脓性物质可能沿颈部深筋膜间隙扩散,引起难以治疗的深筋膜间隙蜂窝织炎。

三、影像学表现

通常涎腺炎性病变不常做影像学检查,但病变久治不愈,或疑有脓肿形成,则应该做 CT 检查。CT 可发现病变区软组织肿胀,脂肪间隙模糊,注入造影剂后可见脓肿边缘的环形强化,涎腺的慢性炎症则可见涎腺组织密度增高,有时可见到涎石(导管内)(图 4-7-1A、B,图 4-7-2)。

⬤ 淋巴上皮病

一、病因和病理

淋巴上皮病(lymphoepithelial lesion)也称为Sjögren 综合征(Sjögren syndrome)、干燥综合征(sicca syndrome),是一种自身免疫性疾病,其特征为干性角膜炎、口干或伴有全身结缔组织病,如类风湿关节炎等。Sjögren 综合征被认为是仅次于类风湿关节炎的第二常见的自身免疫性疾病。镜下为大量淋巴细胞和组织细胞浸润涎腺实质,小叶内腺泡结构消失,腺体萎缩。小叶内导管增生,导管扩张。

二、临床表现

淋巴上皮病主要见于 40～60 岁女性,临床上

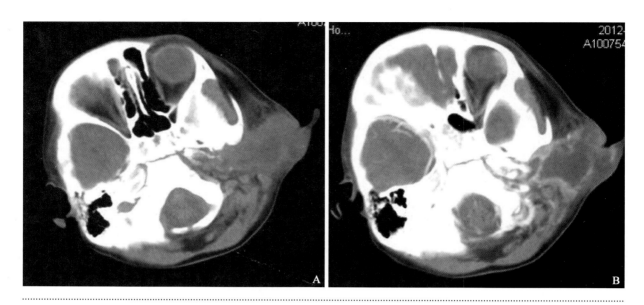

图 4-7-1A、B　**左侧腮腺感染、脓肿形成**　CT 扫描见左侧颅底腮腺区肿胀,可见不规则软组织密度影,炎性组织向侧颅底渗透,注入造影剂后见环形强化的脓肿腔壁

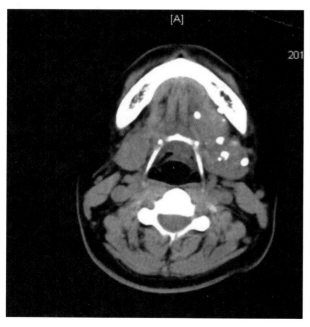

图 4-7-2　**左侧颌下腺、舌下腺慢性炎症,涎石形成**　CT 扫描见左侧颌下腺、舌下腺肿胀、密度稍增高,内见多发高密度涎石形成

特征为干性角膜炎、口干或伴有全身结缔组织病如类风湿关节炎等,单侧或双侧的唾液腺肿大。实验室检查可有轻度贫血、血小板减少、血细胞沉降率升高等,相关抗核抗体试验可呈阳性表现。

三、影像学表现

多种多样。主要分为末梢导管扩张型、腺体萎缩型和肿块型。末梢导管扩张型表现为腺体肿大,病变弥漫于整个腮腺腺体,多发结节状病灶,末梢导管呈低密度或囊状扩张。CT 和 MRI 上可见多发结节呈不均匀密度、信号表现,其间可见略高密度或信号的间隔,病变呈弥漫蜂窝改变,病变晚期可见腺体萎缩。肿块型可见软组织密度或信号、边界清晰、大小不一的结节。增强检查见结节和间隔轻度强化(图 4-7-3A、B)。

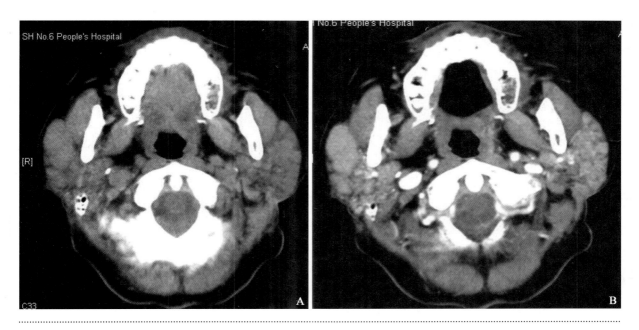

图 4-7-3A、B **腮腺淋巴上皮病** CT 扫描见双侧腮腺肿胀,两侧腮腺内多发大小不一的软组织密度结节,注入造影剂后呈轻度强化

四、鉴别诊断

腮腺的淋巴上皮病要与腮腺慢性炎症相鉴别,腮腺慢性炎症单侧发病多见,腮腺慢性炎症腺体通常萎缩,没有淋巴上皮病那么多均匀分布的小结节样病灶。

（顾一峰 庄奇新）

第五章

咽鼓管和鼻咽区肿瘤及肿瘤样病变

茎突综合征

一、病因和病理

茎突综合征(styloid process syndrome)临床常称为茎突过长、茎突过长综合征等,主要是因为茎突生长过长,或其位置、形态的异常而压迫、刺激相关血管、神经后引起的咽喉部或颈部相应不适症状。茎突是颞骨茎乳孔前方角状骨针样突起,它与颈鞘血管、神经的行径有关。

二、临床表现

正常成人茎突个体差异较大,两侧可不等长,一般长度为2~3 cm,平均2.5 cm。茎突外形可羊角状、锥状、柱状,或分节状,茎突前端有茎突舌骨韧带与舌骨相连,茎突舌骨韧带可部分或完全骨化。影像学检查只能显示茎突的长度、位置和形态,茎突综合征的诊断必须结合临床症状。

过长的茎突刺激相邻的血管、神经而导致咽部异物感或耳部、颈部疼痛不适、涎液增多等症状。

三、影像学表现

1. X线表现 茎突X线正、侧位摄片可清晰地发现茎突的形态、长度(图5-1-1)。标准的茎突正位摄片患者仰卧张口,球管向足15°,中心对准鼻尖,将暗盒置于枕颈部,两侧外耳孔连线中点为暗盒中心,嘱患者轻呼啊"啊⋯⋯"声时曝光;侧位片时,患者俯卧,被检侧面部紧贴暗盒,外耳孔置于暗盒中心,瞳间线与暗盒垂直,曝光时尽量张口,嘱患者轻呼啊"啊⋯⋯"声。

2. CT表现 常规头颈部CT扫描,在双侧咽旁间隙内都可见到圆点状高密度的茎突断面影,多层螺旋CT容积重建技术(volume rendering VR),可将茎突的位置、形态、长度精确、直观地显示,并可观察它与颈部血管、神经和咽后壁的关系,有助于茎突综合征的诊断(图5-1-2A、B)。

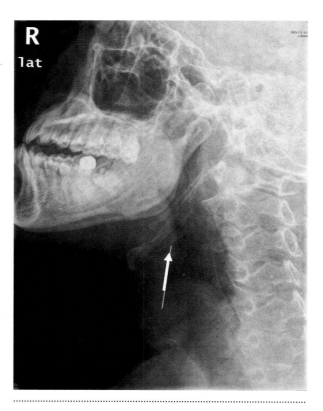

图5-1-1 **茎突侧位片** 见双侧茎突明显过长,并见茎突舌骨韧带骨化(箭)

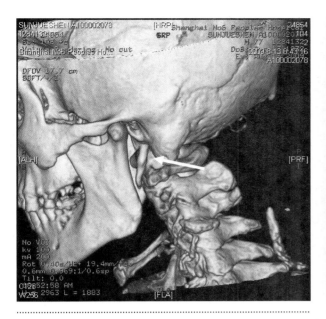

图 5-1-2A　CT 扫描矢状面容积重建　示茎突（箭）

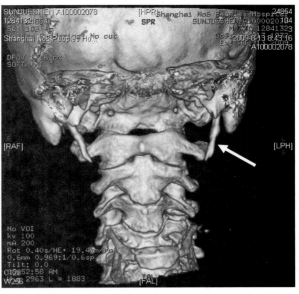

图 5-1-2B　CT 扫描冠状面容积重建　示双侧茎突（箭）

常人茎突的长度多＜2.5 cm，但茎突综合征的诊断一定要结合临床症状。

四、鉴别诊断

（1）茎突发育异常，可一侧茎突过短或不发育。

（2）茎突舌骨韧带骨化。

<hr/>

鼻咽部肿瘤和肿瘤样病变

● 鼻咽腺样体增生

一、病因和病理

鼻咽腺样体增生（adenoid hypertrophy of nasopharyngeal）即增殖体肥大、淋巴组织增生。腺样体（咽扁桃体）是位于鼻咽顶部的一团淋巴组织，在儿童期可以呈生理性肥大，约 5 岁最肥厚，其厚度可达鼻咽腔的宽度的 1/2，以后逐渐缩小，至 15 岁左右达成人大小，以后，逐渐出现腺样体萎缩或纤维化。在成人，腺样体肥大也可因反复上呼吸道感染、营养不良及遗传因素所致。老年

人鼻咽淋巴组织增生并不少见，常常伴有咽淋巴环多处淋巴组织增生。在组织病理上，鼻咽腺样体增生或淋巴组织增生有小圆细胞浸润，血管增多，上皮鳞状化生。

二、临床表现

鼻咽部腺样体增生或淋巴组织增生可出现鼻塞、鼻炎、气阻、张口呼吸、睡眠时打鼾等常见症状。严重者可发生危险的阻塞性睡眠呼吸暂停综合征（obstructive sleep apnea syndrome，OSAS），临床表现主要为夜间睡眠过程中打鼾且鼾声不规律，呼吸及睡眠节律紊乱，反复出现呼吸暂停及睡觉时突醒，或患者自觉憋气。由于呼吸、通气不畅，可有头痛，白天嗜睡、记忆力下降、注意力不集中等症状。由于咽鼓管开放受到影响，可导致中耳炎而出现耳闷及听力减退。中老年患者可能合并高血压冠心病、肺心病、脑卒中等心脑肺血管病变。

三、影像学表现

1. X 线表现　侧位片见鼻咽顶后壁的软组织块突入鼻腔，使鼻腔狭窄，周围骨质无破坏。

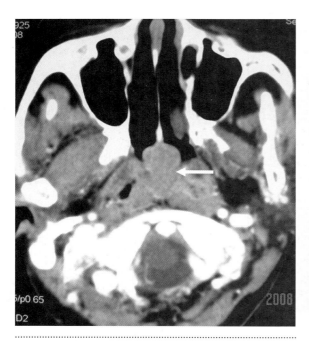

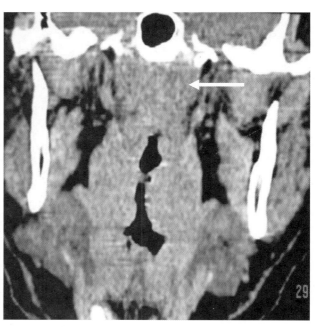

图 5-2-1A　鼻咽腺样体(咽扁桃体)增生　CT 增强扫描显示鼻咽顶后壁腺样体隆起增生,密度均匀,边界光整,轻度强化(箭)

图 5-2-1B　鼻咽腺样体增生　CT 增强扫描冠状面重建图像(箭)

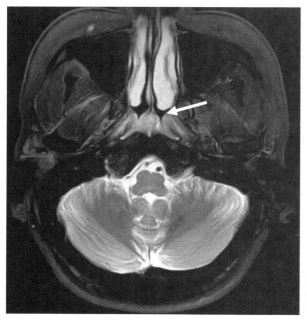

图 5-2-2　鼻咽腺样(咽扁桃体)增生　MR T_2WI 横断面抑脂像显示鼻咽腺样体增生,呈均匀等信号(箭)

CT 表现:鼻咽顶壁和后壁软组织呈对称性增厚,表面比较光整(图 5-2-1A、B)。注射造影剂后有均匀强化,两侧咽隐窝受压变窄,两侧咽旁间隙及头长肌形态如常,颅骨无破坏或增生。如伴有渗出性中耳炎则中耳腔和乳突小房密度增高。

2. MRI 表现　显示增大的腺样体,T_1WI 呈等信号,T_2WI 抑脂像呈等高信号(图 5-2-2),Gd-DTPA 造影后均匀轻度强化,周围软组织及肌间隙信号形态如常,骨质无破坏。

四、鉴别诊断

鼻咽镜检查即可以明确诊断。在儿童,鼻咽

部 X 线侧位片显示软组织块突入鼻腔。CT、MRI 扫描显示腺样体增大,强化均匀,周围结构正常,一般诊断较容易。

鼻咽部腺样体增生需要与以下病变鉴别。

1. 鼻咽血管纤维瘤　男性青少年多见,有大量鼻出血史,增强 CT 扫描病灶明显均匀或不均匀强化。

2. 鼻咽纤维血管肉瘤　除有大量鼻出血外,常有明显骨质破坏及淋巴转移。

3. 中老年人鼻咽淋巴组织增生要与鼻咽癌鉴别　鼻咽癌可见鼻咽肿块,具有不均质强化,颈部可见肿大淋巴结(详见鼻咽癌章节)。

● 鼻咽血管瘤

一、病因和病理

鼻咽血管瘤(nasopharyngeal angioma)不同于鼻咽部纤维血管瘤,是真性血管瘤,系血管内皮增生,细胞核分裂象增多。头颈部血管瘤在全身血管瘤中占 14～21%。分浅表型和深在型。咬肌和斜方肌血管瘤多见,鼻咽部也不少见。病理上分海绵状、毛细血管型及混合型三种。

二、临床表现

鼻咽血管瘤通常没有明显临床症状,大的血管瘤可有咽部异物感,偶有出血,鼻咽镜在鼻咽部可见到蓝紫色肿块,相对柔软。

三、影像学表现

1. CT 表现　CT 平扫时可见鼻咽部软组织肿块,边界光滑,密度均匀,与肌肉密度相仿,注入造影剂后,可见"渐进性强化"的影像学特点(图 5-2-3A、B)。

2. MR 表现　T_1WI 上可见肿块与肌肉信号相仿,T_2WI 上有血管瘤特有的较高信号,注入造影剂后也可以见到"渐进性强化"的特点(图 5-2-3C～E)。

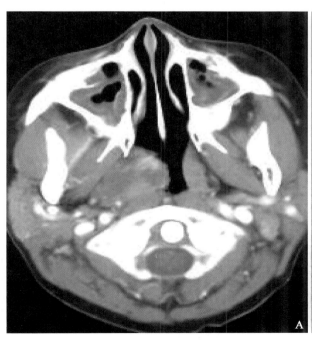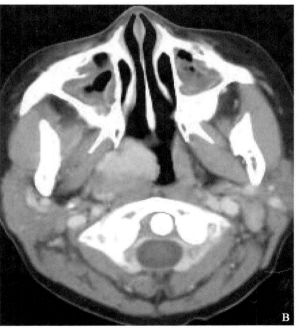

图 5-2-3A、B　**鼻咽部右侧血管瘤**　CT 增强扫描见左侧鼻咽部肿块,边缘尚光滑整齐,注入造影剂后肿块呈"渐进性充填"的影像学特点

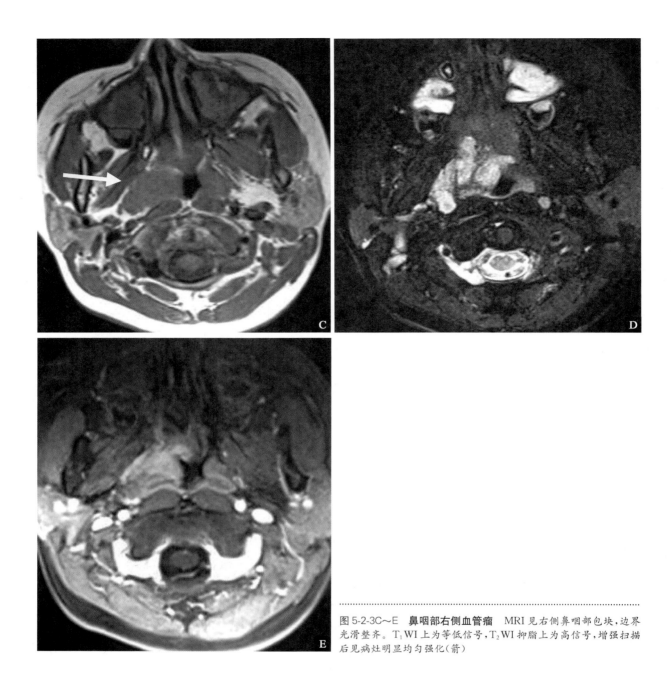

图 5-2-3C～E　鼻咽部右侧血管瘤　MRI 见右侧鼻咽部包块,边界光滑整齐。T_1WI 上为等低信号,T_2WI 抑脂上为高信号,增强扫描后见病灶明显均匀强化(箭)

四、鉴别诊断

鼻咽血管瘤要与以下病变鉴别。

1. 鼻咽纤维血管瘤　青年男性,肿块较大,突入鼻腔、后鼻孔,经常大量鼻出血,CT 显示鼻咽部肿块,呈类圆形、分叶状或哑铃状,瘤体呈中等密度,无钙化,造影后明显强化。

2. 巨大鼻息肉　后鼻孔巨大息肉,尤其是出血性息肉要与本病鉴别,CT 增强扫描息肉一般

没有血管瘤明显,可资鉴别。

3. 鼻咽癌　鼻咽癌呈浸润性生长,常伴有骨质破坏及淋巴转移。

● 鼻咽纤维血管瘤

一、病因和病理

鼻咽纤维血管瘤(nasopharyngeal fibroangioma)是鼻咽部常见的良性肿瘤,病因不明。多发生于

15～25 岁男性青年,一般在 25 岁以后可能停止生长,故又名男性青春期出血性鼻咽血管纤维瘤。鼻咽部检查可见类圆形紫红色肿瘤,表面光滑或结节状分叶,富含血管触之极易出血。肿瘤无包膜,切面呈网状或海绵状,有充满血液的窦腔。

二、临床表现

患者多为青春期男性,病程长、进展缓慢。鼻腔和口腔反复出血,出血量多、渐进性鼻腔阻塞,鼻腔镜见鼻咽部肿瘤向前突入鼻后孔至鼻腔内,使鼻中隔向对侧偏移。肿瘤较大时可出现邻近组织或器官的受压症状,如耳部症状(耳鸣、耳闷、听力下降)、眼部症状(眼球突出、视力下降)、面颊隆起,头痛及脑神经症状。

三、影像学表现

1. X 线表现　侧位片见鼻咽腔内有大小不一的肿块垂下,颅底骨质一般无破坏,颅底片见患侧鼻咽侧壁有软组织增厚、隆起。

2. CT 表现　鼻咽腔内肿块,呈圆形、类圆形或哑铃状,密度均匀,一般无静脉石与钙化(图 5-2-4A、B),其密度与肌肉相仿,CT 值为 40～50 HU,增强后瘤体明显强化,CT 值可超过 100 HU,后者为其特征性表现。肿瘤较大时,对周围组织产生挤压推移,使骨结构受压变形,肌肉组织和间隙移位。肿瘤向前突入鼻后孔至鼻腔内,使鼻中隔向对侧偏移,经翼腭间隙压迫上颌窦后外壁侵及翼腭窝和颞下窝,肿瘤常呈哑铃状;经眶下裂累及眼眶,使眼球突出;肿瘤向上涉及筛窦和蝶窦。

3. MRI 表现　由于富含血管,肿瘤信号可以不匀,在 T_1WI 上呈中等信号,T_2WI 上呈高信号,内夹杂血管的低信号影,呈胡椒盐样改变(图 5-2-4C～F)。

4. DSA 表现　显示肿瘤侵及范围和供血动脉。患侧颈内动脉的颌内、咽升动脉向肿瘤供血,肿瘤较大时,可有颈内动脉或椎动脉分支供血(图 5-2-4G)。

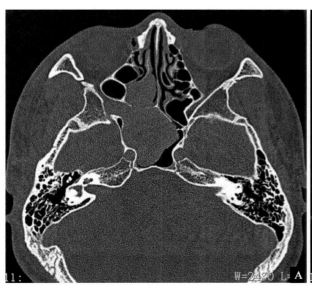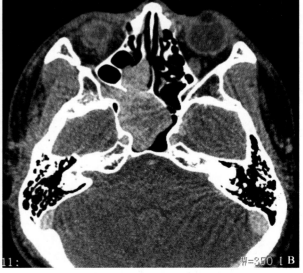

图 5-2-4A、B　**鼻咽纤维血管瘤**　CT 横断面图像显示右侧鼻咽腔内结节状软组织肿块,肿块突入翼腭窝和后组筛窦

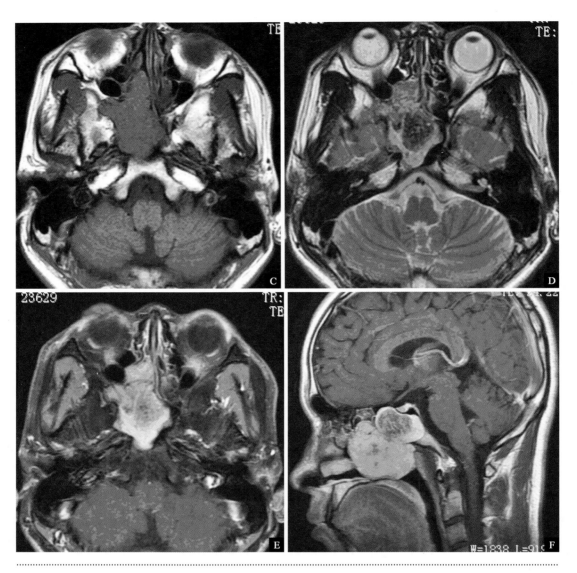

图 5-2-4C～F　**鼻咽纤维血管瘤**　横断面 MRI 示右侧鼻咽腔内软组织肿块 T_1WI 上呈均匀等信号，T_2WI 上呈等、高信号，增强后肿块明显强化

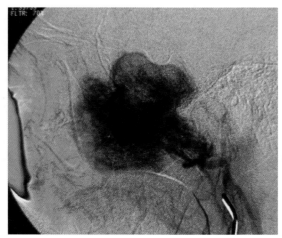

图 5-2-4G　**鼻咽纤维血管瘤**　颈外动脉 DSA 显示肿块染色明显

四、鉴别诊断

青年男性,经常大量鼻出血,CT 显示鼻咽部肿块,呈类圆形、分叶状或哑铃状,瘤体呈中等密度,无钙化,造影后明显强化,CT 值达 100HU 以上,诊断不难,需要与以下病变鉴别。

1. 巨大鼻息肉　后鼻孔巨大息肉,尤其是出血性息肉要与本病鉴别,CT 增强扫描息肉一般无明显强化,可资鉴别。

2. 鼻咽癌　鼻咽癌呈浸润性生长,常伴有骨质破坏及淋巴转移,与纤维血管瘤不同。

3. 鼻咽血管瘤　它不同于鼻咽部纤维血管瘤,是真性血管瘤,系血管内皮增生,它与其他部位的血管瘤有相同的影像学表现,尤其具有"渐进性强化"的特点。

● 鼻咽癌

一、病因和病理

鼻咽癌(nasopharyngeal carcinoma)为侧颅底最为常见的恶性肿瘤,系鼻咽部黏膜上皮发生的癌肿,大多数是鳞状上皮细胞癌。鼻咽癌在西方国家少见,但在我国南部,如广东、广西、湖南等省(自治区)为高发区。其病因尚未完全明确,已知的相关因素有慢性感染以及遗传因素、病毒因素(如 EB 病毒感染)、环境因素等。

依肿瘤形态可分为结节型、菜花型、黏膜下浸润型和溃疡型。以结节型最常见,黏膜下浸润型少见,由于后者肿瘤表面表现为正常黏膜,活检也可能漏诊。鼻咽癌的病理组织学分型有:①原位癌,由鳞状或泡状核细胞组成,局限于上皮层,基底膜完整。②浸润癌,一部分分化好的为Ⅰ~Ⅱ级鳞状细胞癌或腺癌。部分分化差的癌,指Ⅲ级鳞状细胞癌、腺癌或泡状核细胞癌。③未分化癌,指分化程度极低,以小细胞为主,胞质极少,核有深染,分布弥散。④其他少见癌,如圆柱型腺癌、黏液表皮样癌、恶性混合瘤、基底细胞癌等。

二、临床表现

鼻咽癌最常发生于鼻咽顶部,其次为侧壁(包括咽隐窝和咽鼓管隆突),前壁和下壁少见。

鼻咽癌的临床症状视其原发部位、发展方向和波及范围而异。有耳鼻、脑神经受侵及发生转移 3 个症状群。最有代表性的症状为回缩性涕血(占 26.4%~70%)、一侧耳鸣、耳堵塞感及偏头痛(57%~68%)和颈部肿块(36%~45%)。男性患者多于女性,发病高峰为 40~60 岁,儿童及老年人少见。

鼻咽癌按其发展方向分上行型、下行型和混合型。上行型(脑神经侵犯型)常常破坏颅底骨质,有第Ⅲ~Ⅵ对脑神经受累征象,颈淋巴结的转移较少见,其低分化癌多见。下行型(颈部肿块型)常见颈部淋巴结肿大,一般无颅底骨质破坏,可有第Ⅸ~Ⅻ对后组脑神经受损症状,也以低分化癌多见。混合型见于未分化癌,兼有上行和下行症状。

鼻咽癌常见扩展方向为以下两种。

1. 颅外扩展　①沿鼻咽侧壁侵及鼻腔后部,进入鼻腔内。②癌肿超越中线侵及对侧鼻咽腔后壁与侧壁。③向下侵及口咽侧壁,达舌骨水平。④向鼻咽深部侵及咽旁间隙、嚼肌间隙。⑤侵及翼腭窝、经眶下裂侵入眼眶,直接破坏上颌窦后壁及后组筛窦。

2. 颅内扩展　①破坏鼻咽顶部侵及蝶窦、海绵窦;破坏斜坡侵入颅后窝。②经破裂孔沿颈内动脉直接侵入海绵窦与颅内。③经破裂孔向前破坏蝶骨大翼(包括卵圆孔、棘孔);④向后破坏颈内静脉孔、斜坡及舌下神经孔。

淋巴的转移按照其引流方向有三条途径:直接导入咽后间隙的咽后淋巴侧组;直接导入颈深上组;部分直接流入颈后三角区副神经旁淋巴结。远处转移:鼻咽癌远处转移率为 20.2%,常见转移部位为骨、肺、肝。

三、分期

随着 CT 和 MRI 应用的普及,对鼻咽癌的发病部位、侵及范围和淋巴结转移等可以详尽的了解，有助于对肿瘤的准确分期。2008年12月26日，中国鼻咽癌临床分期工作委员会在广州成立。对鼻咽癌92分期的修订内容进行了充分的讨论，并达成了共识，形成了"鼻咽癌2008分期"方案。

（一）T分期

T_1 局限于鼻咽。

T_2 侵犯鼻腔、口咽、咽旁间隙。

T_3 侵犯颅底、翼内肌。

T_4 侵犯脑神经、鼻窦、翼外肌以及外份的咀嚼肌间隙、颅内侵犯（海绵窦、脑膜等）。

（二）N分期

N_0 影像学及体检无淋巴结转移证据。

N_1a 咽后淋巴结转移。

N_1b 单侧Ⅰb、Ⅱ、Ⅲ、Ⅴa区淋巴结转移且直径≤3 cm。

N_2 双侧Ⅰb、Ⅱ、Ⅲ、Ⅴa区淋巴结转移，或直径>3 cm，或淋巴结包膜外侵犯。

N_3 Ⅳ、Ⅴb区淋巴结转移。

（三）M分期

M_0 无远处转移。

M_1 有远处转移（包括颈部以下的淋巴结转移）。

（四）临床分期

Ⅰ期 $T_1N_0M_0$。

Ⅱ期 $T_1N_1a\sim_1bM_0$，$T_2N_0\sim_1bM_0$。

Ⅲ期 $T_1\sim_2N_2M_0$，$T_3N_0\sim_2M_0$。

Ⅳa期 $T_1\sim_3N_3M_0$，$T_4N_0\sim_3M_0$。

Ⅳb期 任何T、N和M_1。

四、影像学表现

1. X线表现　侧位片见鼻咽顶后壁软组织增厚（鼻咽顶部软组织厚度超过1.0 cm，顶后壁厚度超过1.5 cm），表面可以不光整。颅底破坏时，相应颅骨缺损或密度改变，鼻咽癌极少破坏颈椎骨质。颅底位片可见患侧鼻咽侧壁饱满、隆起，正常下鼻甲后缘弧形影消失，鼻腔侧壁软组织和鼻咽侧壁肿瘤融合成片。蝶窦、翼板、破裂孔、岩

锥、枕骨等骨质吸收破坏。当鼻咽癌涉及咽鼓管咽口，导致同侧渗出性中耳乳突炎，表现为乳突气房及中耳密度降低。

2. CT表现　早期鼻咽癌局限于黏膜间隙，表现为鼻咽部黏膜增厚、咽隐窝消失、咽鼓管隆突膨隆、咽旁间隙变浅、患侧鼻咽侧壁僵直。在CT平扫时病变呈等密度，与周围肌肉密度相同，一般无囊变或钙化，癌肿多呈浸润生长，与周围组织分界不清，增强后肿瘤有中等度均匀的强化，密度略高于肌肉组织（图5-2-5）。

进展期的鼻咽癌向深部浸润发展，使鼻咽侧壁增厚，正常的肌间隙消失，咽旁间隙向外、向前受压、移位，甚至消失。癌肿向前方可侵及翼内肌、翼窝，破坏翼板；进入翼颌间隙可破坏上颌窦后外壁侵入上颌窦；经眶下裂侵及眼眶。癌肿向前内可侵及筛窦和鼻腔后部。癌肿向后伸展可至鼻咽后壁，超越中线可至对侧鼻咽部。癌肿沿侧壁伸展可至口咽侧壁。此时可见到淋巴结转移，淋巴结常常有中央坏死，表现为增强时中心区低密度（图5-2-6A～C）。

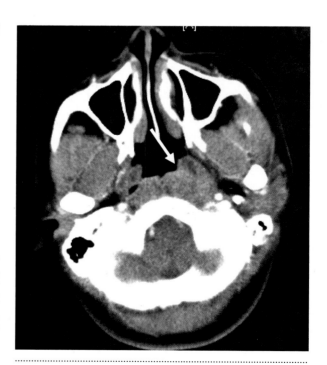

图5-2-5　**早期鼻咽癌**　CT横断面增强扫描图像示左侧鼻咽部黏膜增厚、咽隐窝消失、咽鼓管隆突膨隆（箭）

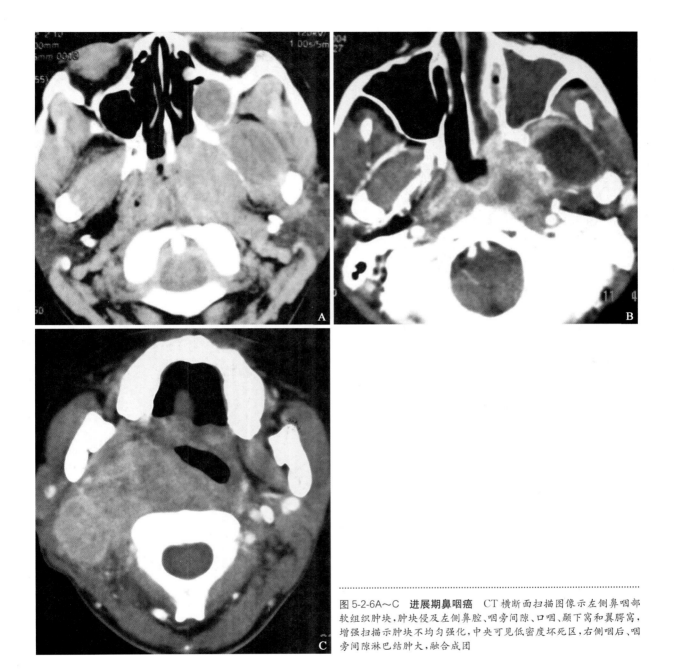

图 5-2-6A～C　**进展期鼻咽癌**　CT 横断面扫描图像示左侧鼻咽部软组织肿块,肿块侵及左侧鼻腔、咽旁间隙、口咽、颞下窝和翼腭窝,增强扫描示肿块不均匀强化,中央可见低密度坏死区,右侧咽后、咽旁间隙淋巴结肿大,融合成团

　　在 CT 骨窗重建图像上,能显示颅底骨质破坏,可累及海绵窦、蝶窦窦壁,以及破裂孔、卵圆孔、棘孔、颈动脉管、颈静脉孔是否破坏,在 CT 冠状面上,可以了解蝶窦底、蝶骨大翼、翼板、破裂孔、圆孔和翼管的破坏情况。鼻咽癌对颅底骨侵犯可以分为单纯骨质破坏吸收、骨质硬化或两者兼有。单纯骨质破坏较常见,表现为虫蚀样溶骨

性破坏,骨边缘不齐、模糊不清(图 5-2-7A～C)。骨硬化者 CT 显示骨质密度普遍增高,骨皮质与骨松质辨别不清。

　　3. MRI 表现　不同病理类型的鼻咽癌在 MRI 上信号相似,在 T_1WI 上多呈等信号,少数为略低信号,T_2WI 上信号增高,介于脂肪与肌肉信号间,Gd-DTPA 造影后肿瘤组织呈轻度或中

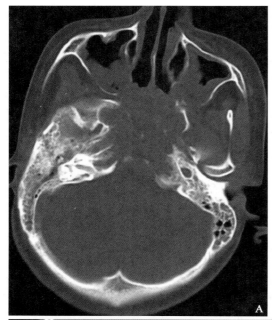

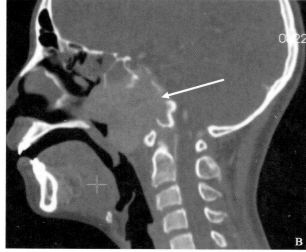

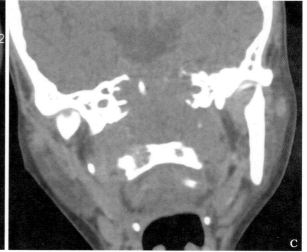

图5-2-7A～C　**鼻咽癌侵犯颅底**　CT横断面和矢状面、冠状面重建图像显示颅底中央骨质广泛破坏吸收,伴软组织肿块(箭),肿块侵及鞍区、后鼻孔、枕骨斜坡、双侧海绵窦、颞骨岩尖以及左侧翼腭窝

度强化,可与周围组织区分。但要观察骨质破坏时,MRI不如CT,仅表现为正常无信号的骨皮质被肿瘤组织取代,高信号的黄骨髓被中低信号的肿瘤组织取代。由于鼻咽部有较丰富的淋巴引流,故较早出现淋巴转移,咽旁及颈部淋巴结肿大,直径多大于1.0 cm(图5-2-8A～D)。

五、鉴别诊断

　　根据病史、临床表现及鼻咽镜检查可以做出初步诊断,CT和MRI可以对早期鼻咽癌的诊断

有帮助,对肿瘤侵及的范围、周围淋巴结及远处转移,可做出准确诊断,并且可进行肿瘤分期。

　　鼻咽癌需要与以下病变鉴别。

　　1. **鼻咽部恶性淋巴瘤**　淋巴瘤好发于青壮年,颅骨破坏较少见,淋巴瘤常常为多病灶,淋巴瘤及受浸润的淋巴结通常无中心坏死,活检可以明确诊断。

　　2. **蝶窦恶性肿瘤**　肿瘤中心位于蝶窦,可向鼻咽部侵犯,同时也可以向上侵及海绵窦及垂体窝,鼻咽侧壁黏膜破坏不如鼻咽癌明显。

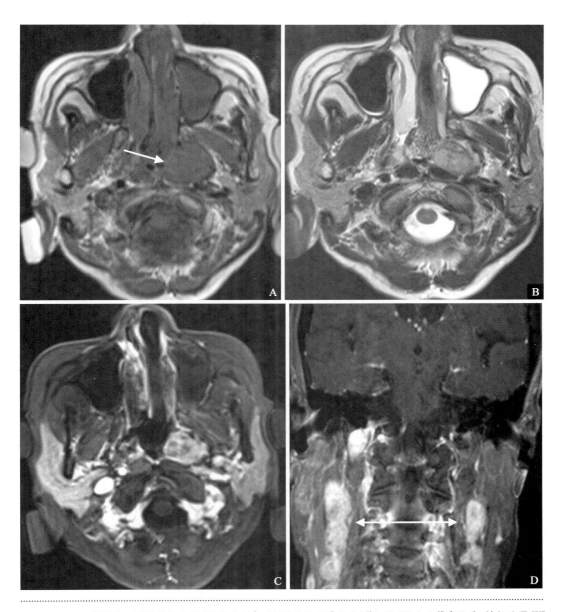

图 5-2-8A～D　鼻咽癌　MRI 横断面 T_1WI 见左侧鼻咽侧壁肿块呈等信号(箭), T_2WI 上呈等高信号,横断面 T_1WI 和冠状面 T_1WI 增强扫描,见左侧鼻咽肿块,其不均匀强化,双侧颈动脉鞘多数肿大淋巴结(箭)

　　3. 脊索瘤　脊索瘤骨质破坏以斜坡为中心,肿瘤内常有钙化斑块,与鼻咽癌有较大不同。

　　4. 鼻咽部淋巴组织增生　成人因慢性炎症致鼻咽部淋巴组织增生、肥厚,以及青少年因增殖体退化不全使鼻咽顶壁增厚,但它们两侧肌间脂肪间隙清晰,咽后壁头长肌轮廓清楚,无骨质破坏,可资鉴别。

● 鼻咽淋巴瘤

一、病因和病理

　　淋巴瘤(lymphoma)多见于咽淋巴环。咽部淋巴组织丰富,包括鼻咽、软腭、扁桃体、口咽及舌根等组成的环状淋巴组织,称为咽淋巴环,也称

Waldeyer 环，Waldeyer 环由内环和外环组成。内环前为舌扁桃体，外侧为腭扁桃体，顶部为鼻咽扁桃体（即腺样体、咽鼓管扁桃体），其余为沿咽弓在软腭的后面到咽隐窝的淋巴组织组成的侧束。外环由咽鼓管、鼻咽、口咽和喉的淋巴组织构成一连续的淋巴管网，直接与邻近的咽后淋巴结、下颌角淋巴结及颌下淋巴结联合并互相沟通，并与颈部诸多的淋巴结群相连通（图 5-2-9）。咽淋巴瘤颈部淋巴结转移的发生率高，文献报道达 50% 以上，咽淋巴瘤发病年龄 40～65 岁，平均年龄 50 岁，女性略多，近年来发病率呈明显上升趋势。鼻咽部淋巴瘤绝大多数为非霍奇金淋巴瘤（NHL），少数为霍奇金淋巴瘤（HL），文献将咽部淋巴瘤归为结外组织，结外淋巴瘤在所有 NHL 中占相当大比例，为 60% 左右。Waldeyer 环是 NHL 最常见的发病部位，且多属 B 细胞型，少数为 T 细胞型。

二、临床表现

主要表现为咽部不适，咽部有梗阻感，体检发现鼻咽部或伴有腭扁桃体、口咽及舌根等部位肿块，常常颈部可摸及多发淋巴结肿大。

三、影像学表现

鼻咽淋巴瘤的 CT 和 MRI 具有特征性，均表现为类圆形等密度（等信号）软组织肿块，边缘光滑、密度均匀，通常无钙化、囊变或坏死，肿块向鼻咽腔突出生长，轮廓规整，可轻度强化，一般无相邻结构侵犯，也没有骨和软骨的受侵，多数可发现同侧和双侧颈深部淋巴结肿大，肿大淋巴结的形态、密度（信号）改变与原发病灶相仿。晚期病变范围较大，可向周围弥漫性生长，颈部和咽壁弥漫性肿胀，咽腔变形缩小，病灶也可通过 Waldeyer 环向侧咽壁、咽旁间隙和颈深部浸润（图 5-2-10A～G）。

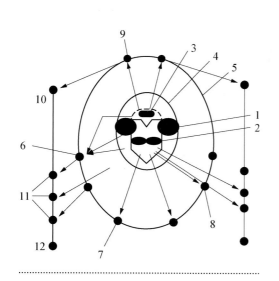

图 5-2-9　颈淋巴结链草图　1.腭扁桃体；2.舌扁桃体；3.咽扁桃体；4.内环；5.外环；6.下颌角淋巴结；7.颌下淋巴结；8.下颌下淋巴结；9.咽后淋巴结；10.颈静脉淋巴结链；11.静深淋巴结中群；12.静深淋巴结下群

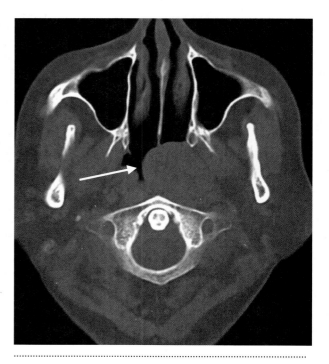

图 5-2-10A　左侧鼻咽淋巴瘤　CT 见左侧鼻咽部等密度肿块，边缘光滑、密度均匀，相邻结构未见明显侵犯（箭）

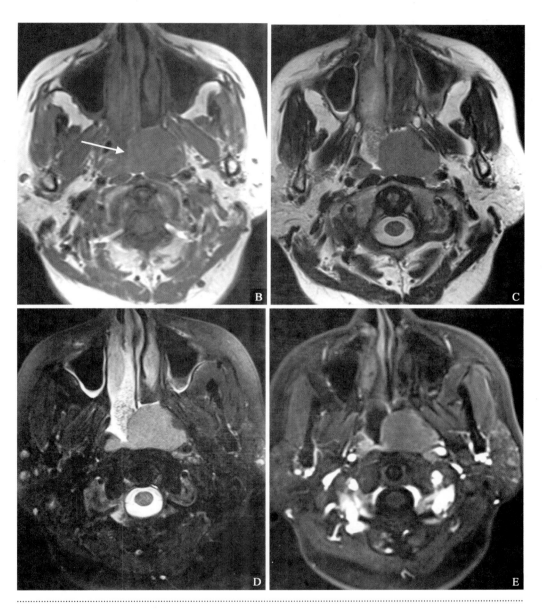

图 5-2-10B～E　**左侧鼻咽淋巴瘤**　MR 横断面 T_1WI、T_2WI、T_2WI 抑脂和 T_1WI 抑脂增强扫描,见左侧鼻咽部等信号肿块,边缘光滑、密度均匀,增强扫描见肿块均匀轻度强化(箭)

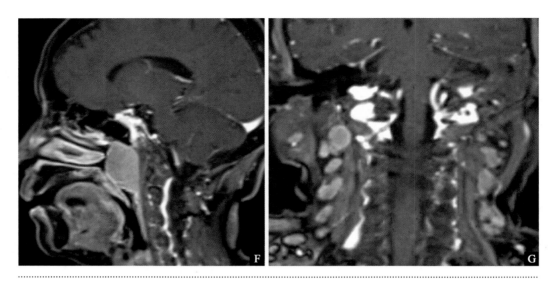

图 5-2-10F、G　**左侧鼻咽淋巴瘤**　MR 矢状面和冠状面 T_1WI 抑脂增强扫描,见鼻咽肿块和两侧颈动脉鞘多发肿大淋巴结

四、鉴别诊断

1. 鼻咽癌　鼻咽癌的形态和密度、信号与淋巴瘤不一样,而且强化不均匀,边缘不光滑整齐,淋巴瘤好发于青壮年,颅骨破坏较少见,淋巴瘤可以多个病灶,它颈部肿大的淋巴结通常无中心坏死,鼻咽癌病灶和转移淋巴结多中心坏死。

2. 蝶窦恶性肿瘤　肿瘤中心位于蝶窦,向下破坏蝶窦底侵及鼻咽顶部,同时也可以向上侵及海绵窦及垂体窝,鼻咽侧壁黏膜破坏不如鼻咽癌明显。

3. 脊索瘤　脊索瘤骨质破坏以斜坡为中心,肿瘤内常有钙化斑块,与鼻咽淋巴瘤有较大不同。

4. 鼻咽部淋巴组织增生或残留　成人因慢性炎症致鼻咽部淋巴组织增生、肥厚以及青少年因增殖体退化不全使鼻咽顶壁增厚。它们两侧肌间脂肪间隙清晰,颈部通常没有肿大淋巴结,可资鉴别。

枕骨斜坡脊索瘤

一、病因和病理

脊索瘤(the occipital slope chordoma)是一种少见的源于脊索胚胎残留物或为迷走脊索组织的低度恶性骨肿瘤,占原发性恶性骨肿瘤的 3%～4%。好发于脊柱两端,多见于枕骨斜坡、颅底中线区及鞍底,肿瘤生长缓慢,好发年龄为 40～60岁,男女发病率约为 2:1。枕骨斜坡脊索瘤大体病理表现为透明的灰色肿块(黏液样基质)。典型的脊索瘤在组织学上由含空泡的细胞-液滴细胞与黏液样细胞间质构成。

二、临床表现

枕骨斜坡脊索瘤临床经常有脑神经受损和脑干受压的症状,在解剖学上,蝶鞍位于枕骨斜坡前上方,因此脊索瘤很容易侵犯蝶鞍,此时可有视交叉移位和垂体功能低下,以及动眼神经麻痹和视束受压的症状。

三、影像学表现

1. CT 表现　脊索瘤见于颅底中线区域,以斜坡和鞍区多见表现为密度不均的肿块,伴有不同程度的骨质破坏,肿块内有时可见散在不规则斑块状钙化(为肿瘤钙化及骨破坏的残片),增强后肿块不均匀强化(图 5-3-1A～C)。

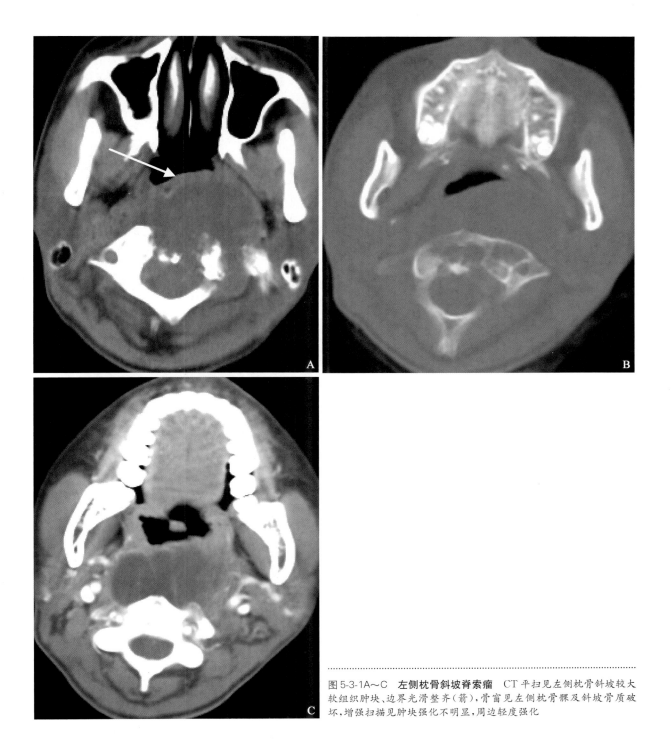

图5-3-1A～C　**左侧枕骨斜坡脊索瘤**　CT平扫见左侧枕骨斜坡较大软组织肿块、边界光滑整齐（箭），骨窗见左侧枕骨髁及斜坡骨质破坏，增强扫描见肿块强化不明显，周边轻度强化

2. MRI表现　主要表现为枕骨斜坡和鞍区不规则软组织肿块，由于典型的脊索瘤在组织学上由含空泡的细胞-液滴细胞与黏液样细胞间质构成。因此肿瘤在 T_1WI 上呈低信号，T_2WI 上可见肿块中有斑点状高信号及弥漫性混杂信号，增强扫描为不均匀强化。也有人研究认为增强扫描以缓慢持续强化为其特征性改变（图5-3-2A～D）。

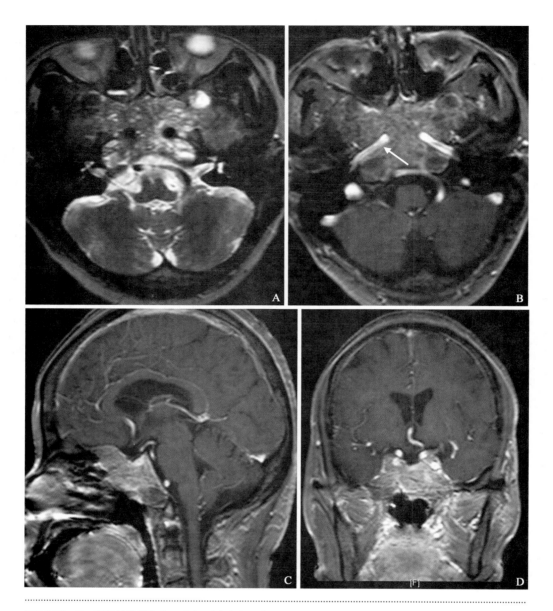

图 5-3-2A~D　**枕骨斜坡脊索瘤**　斜坡-颅底中线区域不规则软组织肿块,T₂WI抑脂像可见肿块中有斑点状高信号及弥漫性混杂信号,增强扫描为不均匀强化并缓慢持续强化,肿块已经包绕侵犯双侧颈内动脉(箭)

四、鉴别诊断

1. 垂体瘤　垂体瘤通常不会破坏枕骨斜坡,一般肿瘤向鞍上生长,可见到蝶鞍扩大,而且蝶鞍内不能见到正常的垂体。

2. 颅咽管瘤　典型表现为鞍上"蛋壳样"钙化,呈囊实性,儿童多见。

3. 软骨瘤及软骨肉瘤　多见于岩枕裂或鞍旁,边界清楚,易产生斑点样钙化。

舌下神经鞘瘤

一、病因和病理

舌下神经管位于枕骨髁上方,向前外方贯穿骨质。内口位于枕骨大孔前上部,外口位于颈静脉孔下方。舌下神经管内壁衬为硬膜，其内主要有舌下神经通过，还有静脉丛和咽升动脉脑膜支。

舌下神经鞘瘤位于舌下神经管区，可跨颅内、外生长，常伴有舌下神经管扩大和舌下神经增粗。舌下神经鞘瘤大体病理为表面光滑的肿块，常伴有囊变和出血，组织学显示肿瘤由 Antoni A 区和 Antoni B 区组成。Antoni A 区细胞紧密排列成栅状结构，呈束状交叉成旋涡结构，或洋葱皮样结构。Antoni B 区细胞呈星芒状，排列疏松零乱，细胞内和细胞间有许多空泡或水样液体，形成微囊或较大囊腔。

二、临床表现

舌下神经瘤早期可出现舌根部麻木的症状，渐渐地会进展为讲话含糊、语音不清、舌麻痹和吞咽障碍等症状。

三、影像学表现

1. CT 表现　可见舌下神经鞘瘤位于舌下神经管区，病灶呈结节样肿块，可跨颅内、外生长，CT 骨窗可见舌下神经管扩大（图 5-4-1A～C）。

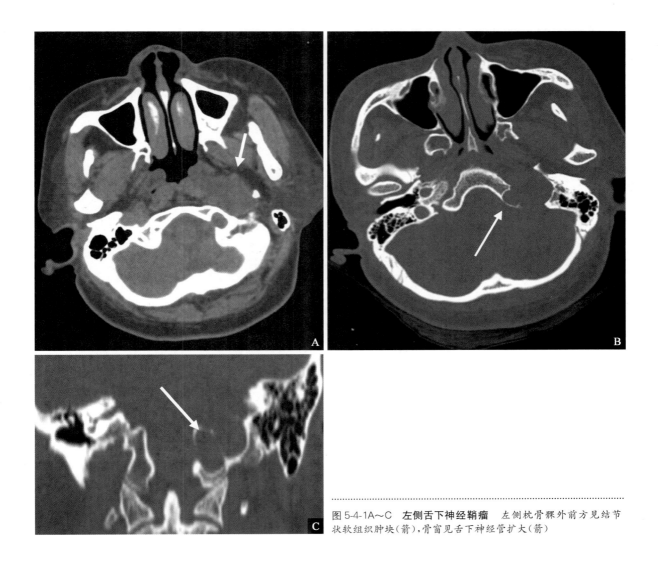

图 5-4-1A～C　**左侧舌下神经鞘瘤**　左侧枕骨髁外前方见结节状软组织肿块（箭），骨窗见舌下神经管扩大（箭）

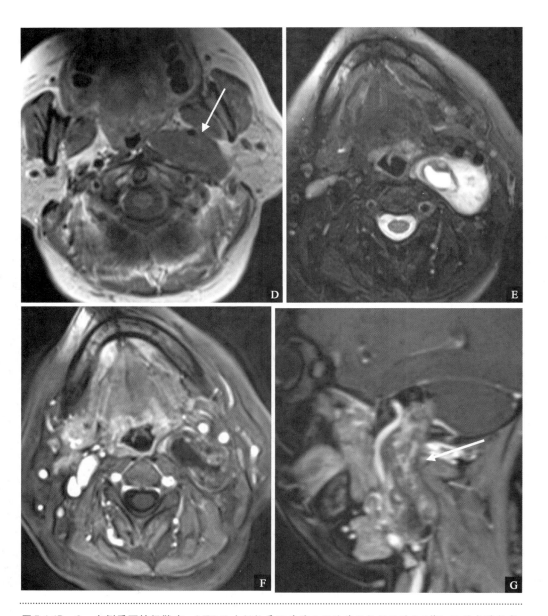

图5-4-1D~G **左侧舌下神经鞘瘤** MRI见左侧枕骨髁外前方见结节状软组织肿块（箭），边界光滑整齐。T₁WI上为等低信号，T₂WI上为高信号，囊变区为更高信号，肿块增强扫描见肿瘤边缘有中等强度的强化。矢状面T₁WI增强扫描见肿块似"腊肠样"沿舌下神经分布区生长（箭）

2. MRI 表现　可发现病灶位于舌下神经管区，呈结节样肿块，边界光滑整齐。T₁WI上为等、低信号，T₂WI上与其他神经鞘瘤一样为高信号，囊变区为更高信号，肿块增强扫描可以有中等强度的强化，强化通常不均匀，囊变区没有强化（图5-4-1 D~G）。

四、鉴别诊断

舌下神经管位于颈静脉孔的下方，因此舌下神经瘤最主要与颈静脉球瘤鉴别，舌下神经瘤位于舌下神经管区，CT 可以见到舌下神经管扩大，舌下神经鞘瘤多囊变。而颈静脉球瘤位于颈静脉孔区,颈静脉球瘤的强化非常明显,典型的颈静脉球瘤在 MR 图像上可以看到"椒盐症"。

三叉神经鞘瘤

一、病因和病理

三叉神经由脑干腹侧面发出,向上前侧方经脑桥小脑角池走向颞骨岩顶部。在三叉神经孔处穿过颅中窝的硬膜,进入颅中窝和颅后窝底。小脑后动脉和小脑上动脉跨过其根部上方,小脑前动脉自其下方经过。三叉神经鞘瘤由 Antoni-A 区(Verocay 小体)和 Antoni-B 区组成,囊性变、血管壁透明样变、栓塞和血管周围含铁血黄素沉积常见。

二、临床表现

患者一般中年起病,高峰年龄为 40～50 岁,女性略多于男性。三叉神经鞘瘤最常见的症状为同侧面部感觉障碍、麻木,也可有疼痛。其他症状包括头痛、单侧面肌痉挛、听觉障碍、局灶性癫痫、偏瘫、步态异常、颅内压增高、耳咽管阻塞、耳痛、突眼与第 III、第 IV、第 VI 对脑神经麻痹及小脑症状。累及海绵窦者有复视,累及眶尖者有突眼和视野缺损,Meckel 隐窝的三叉神经鞘瘤可由鞍旁或三叉神经旁综合征。肿瘤主体位于颅后窝者常有桥小脑角综合征,包括听力丧失、头晕和步态异常等。

三、影像学表现

1. CT 表现　肿瘤多起自 Michel 腔的三叉神经节,跨颅中窝和颅后窝底生长,CT 平扫为颅中窝和(或跨)颅后窝的圆形或卵圆形或哑铃型包块,密度可高、低混杂或为囊性包块,骨窗可见岩骨尖骨质破坏。增强扫描呈均一或环状强化,边缘清楚锐利。

2. MRI 表现　肿块在 T_1WI 上低或等信号,T_2WI 上高信号为囊变,增强后见实质成分明显强化,囊性成分不强化。跨颅中、后窝生长者同侧岩尖脂肪信号消失为其特征,同侧 Michel 腔扩大、变形,局部脑池增宽并于脑池内见肿瘤影(图 5 - 5 - 1A～C)。

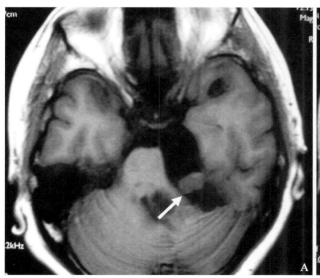

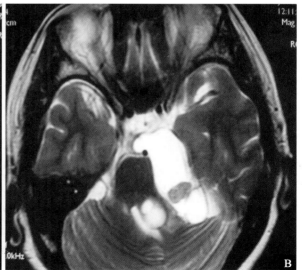

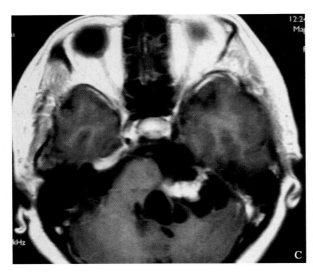

图 5-5-1A～C　**左侧三叉神经鞘瘤**　MRI 颅颈部扫描见左侧桥小脑角跨颅中、后窝囊实性包块，T_1WI 上为低信号，T_2WI 上为高信号，并可见等信号结节（箭），增强后见结节明显强化，左侧小脑及四脑室受压

四、鉴别诊断

1. 表皮样囊肿　常常位于桥小脑池，系囊性成分，T_1WI 信号稍高，通常不含实性结节，受累骨质边缘有骨硬化。

2. 听神经鞘瘤　听力障碍出现早，伴有内听道扩大、听神经增粗。

3. 脑膜瘤　实性病灶多见，周边见骨质增生、瘤内通常有钙化，增强后常见"脑膜尾征"。

（庄奇新　顾一峰）

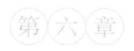

第六章

颞下颌关节及翼腭窝病变

颞下颌关节腱鞘巨细胞瘤

一、病因和病理

腱鞘巨细胞瘤是一种具有侵袭性的肿瘤,组织学检查肉眼观,肿瘤为棕黑色或棕黄色肿块,质脆,呈分叶状,小叶由致密、透明化胶原围绕。镜下可见瘤内由大量组织细胞、单核细胞、成骨样多核巨细胞、慢性炎症性细胞、含铁血黄素巨噬细胞和胶原化基质以不同比例混合组成,可伴有出血。腱鞘巨细胞瘤的另一亚型称腱鞘瘤,临床上两者不能区别。腱鞘瘤无噬脂细胞和含铁血黄素巨噬细胞,偶见少数多核巨细胞。

二、临床表现

腱鞘巨细胞瘤主要发生于膝关节、髋关节、踝关节、肘关节等大关节,颞下颌关节较少见。多见于青壮年,女多于男。好发于腱鞘及滑囊的滑膜,也可发生于非滑膜区,可单发或多发。颞下颌关节部位的腱鞘巨细胞瘤生长缓慢,通常小于 3 cm,呈坚实性肿块,肿瘤增大可侵袭邻近骨骼,甚至出现广泛的颅底骨质破坏。症状主要表现为张口受限,大部分文献报道本病表现为无痛性肿块,也有文献报道部分患者出现耳前区肿胀、疼痛。肿块若侵犯颅内可出现相应的并发症。手术切除后可复发,但不转移。

三、影像学表现

1. CT 表现　绝大多数肿瘤 CT 表现为颞下颌关节区较高密度的软组织肿块,边界不清,增强后病灶中度强化,并导致邻近骨质破坏,包括髁突、关节窝、颅底,肿瘤较大时可侵犯颅内(图 6-1-1A、B)。

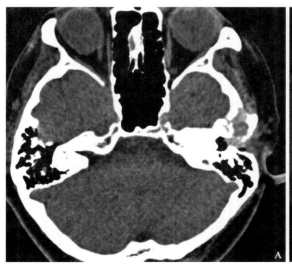
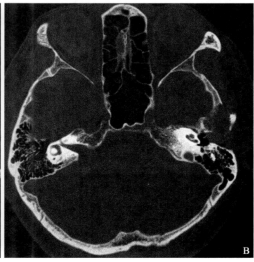

图 6-1-1A、B
左侧颞下颌关节腱鞘巨细胞瘤
CT 扫描见左侧颞下颌关节窝软组织肿块,边界不清,骨窗见关节窝骨质破坏,累及外耳道

2. MRI表现　由于肿瘤内含铁血黄素沉积而产生的泛磁效应致使病灶在T_1WI和T_2WI均呈现较低信号，为本病的特征性影像表现。文献报道部分病例肿块内表现为混合性信号，可能与肿块内含铁血黄素含量及组成成分不同有关。MRI不仅能够显示肿块本身的信号特征，而且还能显示病灶对邻近骨质和软组织的受累范围与侵犯程度，对临床制订治疗方案和病变精确定位具有重要价值（图6-1-2A～E）。

四、鉴别诊断

本病需与滑膜软骨瘤病鉴别。部分腱鞘巨细胞瘤瘤体内有软骨成分，CT上表现为较高密度，可以伴有钙化，加之病灶内含铁血黄素也呈高密度，有时与滑膜软骨瘤难以鉴别；滑膜软骨瘤病具有完整的骨密质与骨松质，CT上其密度较腱鞘巨细胞瘤更高，MRI检查软骨瘤结节T_1WI上表现为中央高信号，周边环形低信号，T_2WI压脂像

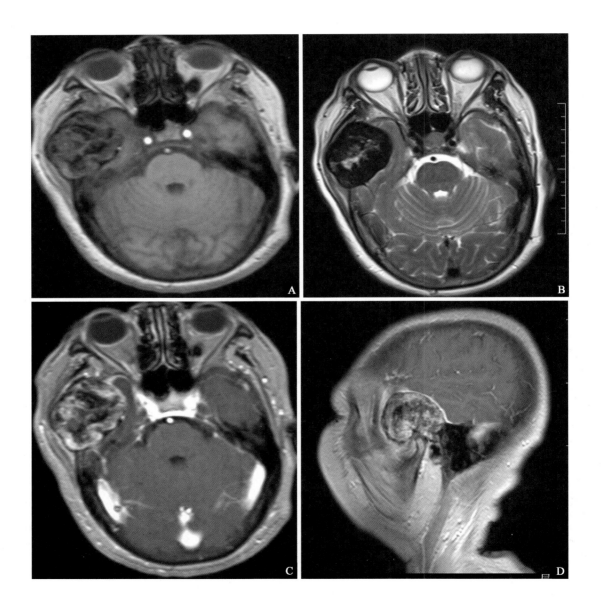

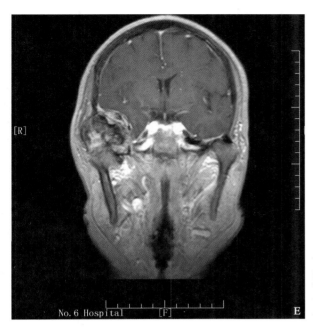

No.6 Hospital　　[F]

图 6-1-2A～E　右侧颞下颌关节腱鞘巨细胞瘤　MRI 横断面 T_1WI、T_2WI 和横断面、矢状面、冠状面 T_1WI 增强扫描，见右侧颞下颌关节窝肿块，T_1WI 上为等低混合信号、T_2WI 低信号，注入造影剂后，肿块不均质强化

均呈明显均匀低信号；而腱鞘巨细胞瘤不会出现 T_1WI 上中央高信号表现，这一点可资鉴别。

颞下颌关节功能紊乱

本病是颞下颌关节的常见病之一，好发于青壮年，常发生于一侧，以后可累及两侧，病程较长，常反复发作，但预后较好，一般不发生关节强直。

一、病因和病理

颌面部神经肌肉兴奋抑制失调，使得颞下颌关节周围肌群失去正常的运动平衡，是发生颞下颌关节功能紊乱的内在因素。咬合不良和关节局部解剖变异，如一侧关节结节位置较高，可使下颌运动长期不协调，从而产生关节功能紊乱。局部暴力冲击、经常咬坚硬食物等，造成关节创伤，也可导致关节功能紊乱；寒冷是颞下颌关节功能紊乱的诱发因素。

颞下颌关节周围肌群运动失调，开口运动过度，造成韧带松弛撕裂，关节盘移位或脱出，从而使关节盘、肌肉、韧带等关节结构紊乱，在下颌运动过程中，关节盘与髁状突之间经常机械性冲击，导致创伤性关节炎。

二、临床表现

1. 功能失调期　在翼外肌功能亢进时，与张口末期与闭口初期发生清脆的单声弹响，不伴有疼痛和压痛，亦无关节功能障碍。在翼外肌痉挛或颞下颌关节后区损伤时，于张口、咀嚼和侧方运动时发生疼痛，颞颌关节区有压痛。在咀嚼肌群痉挛时，牙关紧闭、开口受限，关节部有压痛。

2. 关节结构紊乱期　关节囊和韧带松弛，开口度增大，可发生半脱位和习惯性脱位。关节盘和髁状突可发生相对移位，在开口初期和闭口末期可产生单声清脆弹响，关节活动时疼痛。在关节盘移位脱出时，张口常可出现交锁和多声摩擦音，张口受限。

3. 关节结构破坏期　关节盘破裂或髁状突处关节软骨和骨质破坏，张闭口时有连续性摩擦音和交锁。

三、影像学表现

1. 功能失调期　无明显异常表现。

2. 关节结构紊乱期　可见颞下颌关节半脱位或脱位,下颌关节 X 线摄片张口位显示下颌髁状突位于关节结节的前方,在关节盘髁状突相对移位时,关节间隙前侧增宽,后侧变窄或消失。关节盘移位脱出时,关节间隙变窄或不均(图 6-2-1A、

B)。MRI 检查可显示关节盘向前移位(图 6-2-2 A~D)。

3. 关节结构破坏期　CT 扫描矢状位重建图像显示关节间隙变窄不均,髁状突骨质退行性改变,CT 冠状位重建图像显示双侧颞下颌关节间隙不对称,患侧下颌髁状突增大、关节面毛糙,部分关节间隙变窄。MRI 检查显示关节盘形态异常,髁状突关节软骨磨损变薄,T$_2$WI 显示软骨下

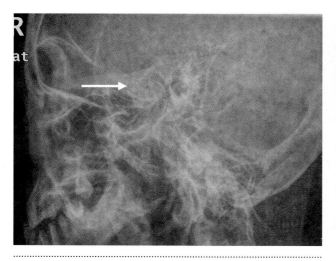

图 6-2-1A　**右侧颞下颌关节功能紊乱**　X 线摄片张口位显示下颌髁状突位髁窝内(箭)

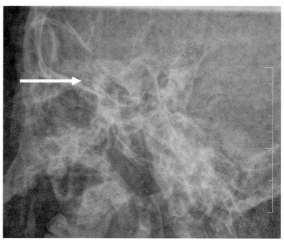

图 6-2-1B　**右侧颞下颌关节功能紊乱**　闭口位显示下颌髁状突脱出于关节结节前方(箭)

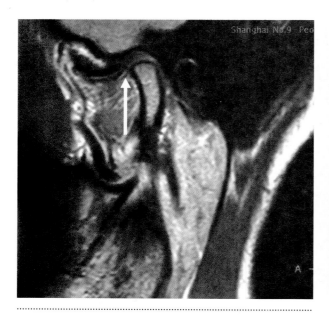

图 6-2-2A　**正常颞下颌关节闭口位 MRI PDW**　见髁状突在髁窝内,等信号的关节盘后带在髁状突的正上方,等低信号的关节中带在髁状突与关节结节之间(箭)

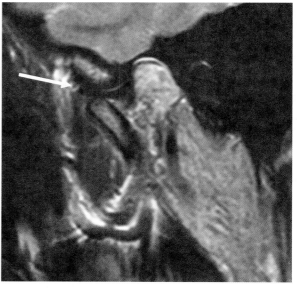

图 6-2-2B　**正常颞下颌关节张口位的 MR T$_2$WI**　见髁状突移至关节结节下方,低信号的关节盘中带在髁状突与关节结节之间(箭)

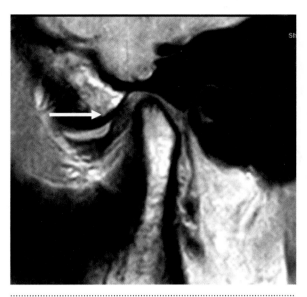

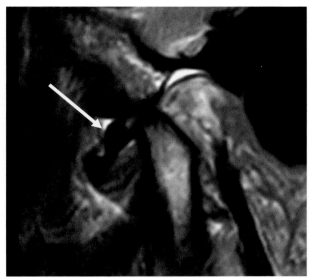

图 6-2-2C　**颞下颌关节功能紊乱**　闭口位 MR PDW 图像见髁状突在髁窝内,等低信号的关节盘后带移至髁状突与关节结节之间(箭)

图 6-2-2D　**颞下颌关节功能紊乱**　张口位 MR T_2WI 见髁状突移至关节结节下方,低信号的关节盘突出于关节结节前下方(箭)

骨质信号不均,可见点状高信号影。

四、鉴别诊断

1. 类风湿关节炎　常累及两侧颞下颌关节,且之前曾有四肢远端小关节的类风湿关节炎,实验室检查:血清类风湿因子阳性。

2. 髁状突肥大　患侧髁状突过长,下颌明显偏斜。CT 扫描显示双侧下颌髁状突大小明显不对称。

颞下颌关节骨折

外伤是导致颞下颌关节骨折(temporomandibular joint fracture traumatic arthritis)的最常见原因。通常包括击打伤、交通伤、坠落伤、火器伤,以及少部分医源性损伤;都是外力直接或间接地作用于颌面部所致。随着机动车的普及,交通事故引起的颌骨骨折比例逐年升高,成为颞下颌骨骨折的主要原因。严重暴力损伤可伴有关节结节骨折,关节盘移位,关节囊出血、积液。

一、临床表现

颞下颌关节损伤后临床主要表现为关节疼痛、咬合错乱、进食、咀嚼障碍。可因疼痛、骨折段移位、咀嚼肌运动失调和反射性痉挛等原因,使张口受限。单侧或双侧颞下颌关节明显肿胀,可出现皮下瘀血。下颌骨遭受暴力打击时,暴力通过下颌升支的传导,常引起颞下颌关节骨性结构、关节盘、关节囊及邻近结构损伤。下颌骨髁突由于相对于下颌骨升支形态明显细小,结构较为脆弱,且其内侧有翼外肌牵拉,极易发生骨折。骨折断端在翼外肌牵拉下易向前内方移位。髁突骨折分为关节囊内骨折、髁突颈部骨折、髁突下骨折,以髁突颈部骨折最常见。

二、影像学表现

1. X 线表现　常规 X 线平片操作简单,成像时间短,颞下颌关节张闭口位是骨折快速筛查的首选方法,但由于外伤患者往往张口困难,单纯使用平片很容易出现漏诊,应进行 CT 进一步检查。

2. CT 表现　多排螺旋 CT 容积扫描,能在原始图像的基础上生成任意方向的断面影像,准确地显示骨折情况;尤其对颞颌关节这一较为复杂的结构,CT 能直观地显示很细小骨折线的走行及骨折片的大小与空间位置(图 6-3-1);CT 三

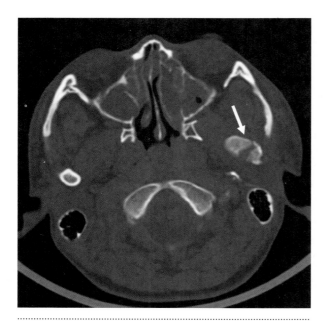

图 6-3-1　**左侧颞下颌关节骨折**　CT 扫描见左侧下颌骨髁状突纵形骨折(箭)

维立体重建可以形象地显示下颌骨、颞下颌关节的整体形态和骨折线、骨折断端移位的幅度、方向(图 6-3-2A、B)。

3. MRI 表现　与 X 线平片、CT 比较,MRI 对颞下颌关节骨折的显示具有明显优势。MRI

斜矢状位可以很好地显示髁突颈部、髁突下骨折,而囊内骨折、关节结节骨折,以斜冠状位显示较为清楚。下颌骨骨髓水肿是关节损伤的早期表现,在普通 X 线和 CT 扫描都很难发现。MRI 对骨髓水肿非常敏感,T_1WI 表现为髓腔内信号减低、T_2WI 抑脂像上信号增高。颞下颌关节骨折常伴有关节盘和关节囊的损伤,主要表现为关节盘前移、关节囊积血积液。MRI 检查 FSE 序列 PDWI 对显示关节盘位置与关节囊情况具有其他影像学检查方法难以企及的优势。关于关节盘位置的确定国外学者多倾向于 Drace 标准,即矢状位闭口位 T_1WI 上关节盘后带后缘位于髁突定点前后 5°~10° 为正常,超过 10° 即为关节盘前移。关节盘发生前移的主要原因可能为关节盘随骨折的髁突共同发生移位,此外暴力造成髁突直接挤压关节盘,引起关节表面骨性组织和关节盘等软组织损伤,以及关节表面损伤的组织在关节活动中造成关节盘继发损伤。

颞下颌关节创伤性关节炎

关节损伤后可发生损伤性滑膜炎、关节腔渗

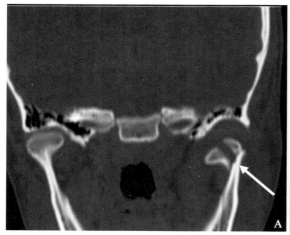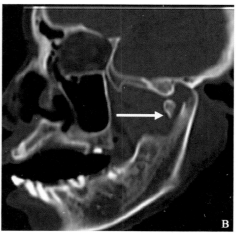

图 6-3-2A、B　**左侧颞下颌关节骨折**　CT 扫描冠状面和矢状面重建见左侧下颌骨髁状突骨折,向前、内移位(箭)

液、出血，关节肿胀等症状，不久后关节囊内粘连，则影响关节功能，如关节骨折涉及关节面，则容易引起软骨磨损、继发关节退行性变。关节周围的肌腱、韧带出血和撕裂后也可发生钙化或骨化。创伤性关节炎多伴发退行性关节炎，X线急性期表现为关节囊肿胀，关节间隙增宽。后期就会变化为关节间隙狭窄、骨端有少量增生，严重者可见关节错位、关节畸形、关节强直等表现，关节内可见游离体，关节周围软组织内可见小片状钙化或骨化。颞颌关节功能性检查，多伴有颞颌关节功能紊乱。

颞下颌关节代谢和免疫性疾病

● 痛风和假痛风

痛风（gout）系人体嘌呤代谢紊乱，尿酸形成过多，肾脏排泄减少，导致高尿酸血症，尿酸盐结晶析出，形成结石，沉积于软骨、滑膜、滑囊和皮下组织，主要发生在足趾小关节，发生于颞下颌关节极为少见，表现为关节炎症状。多数有家族史，很少在40岁前发病，男性多于女性。

假痛风（pseudogout）也是一种代谢性疾病，也称关节软骨钙化征，主要是以二羟焦磷酸钙沉着于关节内的纤维软骨和透明软骨所致，临床上有类似痛风的症状和类似通风的影像学表现。它系软骨代谢中的先天缺陷所致。本病发病平均年龄在47～95岁，无明显性别差异。

一、病因和病理

本病可能是软骨代谢中的先天性缺陷所致，研究发现，无机焦磷酸酶受二价铁、钙、铜的抑制，无机焦磷酸酶活性减低，使得关节滑膜、软骨组织中的二羟焦磷酸钙结晶聚集增多，导致关节滑膜炎与软骨炎。关节纤维软骨钙化肉眼下表现为散在的点状、线状的结晶集合体，呈白色，有反光。透明软骨的钙化主要限于中间带，呈点状或线状沉着，钙质沉积也可见于滑膜、关节囊、肌腱及关

节内韧带。滑膜组织呈灶状绒毛或结节状增生，伴有组织细胞浸润或黏液样变。

二、临床表现

本病多在30岁以后发病，老年人多见。发病无明显性别差异。主要发生于四肢大关节，发生于颞下颌关节的假痛风极其罕见，主要表现为颞下颌关节肿胀疼痛，局部肿块形成；肿块质硬，活动度差，压痛部明显。Resnick将本病的临床表现分为6型。Ⅰ型：急性周期性关节炎发作，在间隙期完全缓解；Ⅱ型：持续性急性发作，最少见；Ⅲ型：慢性进行性关节炎伴有急性发作，最多见；Ⅳ型：慢性进行性关节炎不伴有急性发作；Ⅴ型：只有一次关节疼痛发作；Ⅵ型：无明显症状。急性发作以突然发生关节肿痛为特征，从发作开始到疼痛达到顶点需要经过24～48小时，发作常持续1～2周。发作常无明显诱因。自患者的关节腔、关节囊中抽出的滑液，可呈淡黄色或黄绿色，较黏稠浑浊，类似脓液。显微镜检查显示关节液中含有中大量杆状和菱状晶体，长度1～20 μm，部分晶体位于白细胞内。患者关节液含钙值高于血清钙。急性发作期，血沉加快。

三、影像学表现

1. CT表现　颞下颌关节区软组织肿胀，颞下窝、髁突周围假性肿块形成，肿块内可见大小不等点状高密度影沉积，髁突受压向前向外移位，髁突关节面软骨钙化导致髁突变形、"增大"，轮廓毛糙。颞下颌关节窝骨质吸收，关节窝明显扩大（图6-4-1A～C）。增强扫描假性肿块基本无强化。

2. MRI表现　下颌骨髁突增大，周围软组织肿胀，T_1WI软组织肿块呈等低信号，信号不均，T_2WI肿块呈高低混杂信号，其间可见点状、结节状更低信号（图6-4-1D～F），代表沉积于关节软组织内的焦磷酸钙。增强后病变区域呈周边不均匀环形强化。

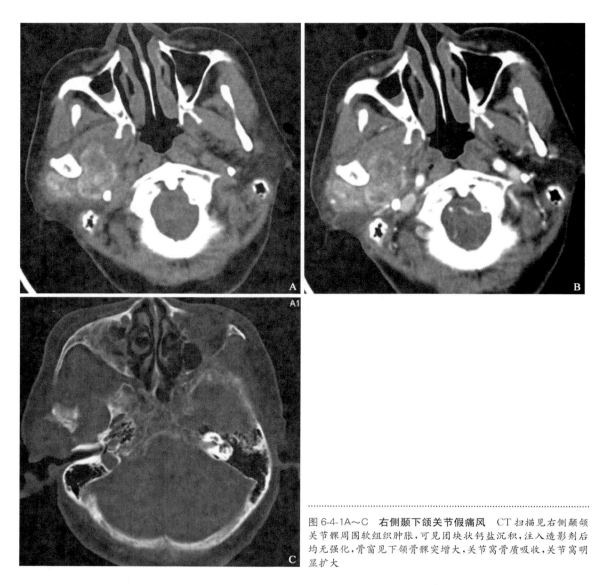

图 6-4-1A～C　**右侧颞下颌关节假痛风**　CT 扫描见右侧颞颌关节髁周围软组织肿胀,可见团块状钙盐沉积,注入造影剂后均无强化,骨窗见下颌骨髁突增大,关节窝骨质吸收,关节窝明显扩大

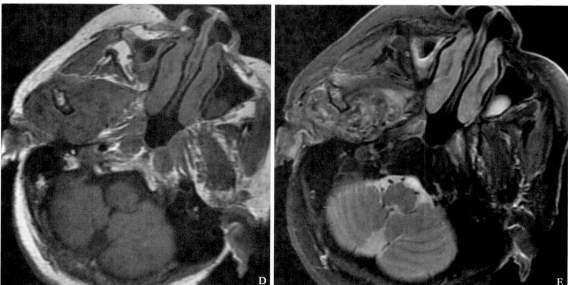

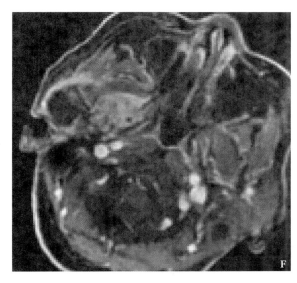

图 6-4-1D~F　右侧颞下颌关节假痛风　MRI 扫描见右侧颞颌关节软组织肿胀，T_1WI 上呈不均匀等低信号，T_2WI 上肿块呈高低混杂信号，其间可见点状、结节状更低信号，具不均匀强化

四、鉴别诊断

颞颌关节假痛风的影像学表现与痛风相仿，主要根据实验室检查和组织学检查进行鉴别，痛风患者血尿酸明显增高，假痛风患者的血尿酸通常不会增高，组织学检查可以发现关节软骨有二羟焦磷酸钙沉着。

● 风湿和类风湿关节炎

一、病因和病理

风湿和类风湿关节炎病因不明，过去认为本病与链球菌感染关系密切，近来研究认为与支原体感染也有关系，是一种系细胞免疫异常为主的自身免疫性疾病。当前认为，在本病的免疫反应中，免疫球蛋白 G 与免疫因子作用后可形成抗原，产生抗体（类风湿因子 RF）。之后在关节滑膜和关节液中形成抗原抗体复合物，激活补体系统，产生具有生物活性的物质，吸引嗜中性白细胞进入关节。白细胞吞噬抗原抗体复合物，可形成 RA 细胞，内含免疫球蛋白、RF 和补体成分。中性白细胞释放水解酶，造成组织损害，形成血管翳。滑膜细胞释放的细胞毒素和巨噬细胞移动抑制因子，也参与了对滑膜组织的损害。

病理上，开始为颞下颌关节的滑膜炎性反应，表现为滑膜充血、水肿，血管增多，多核中性粒细胞浸润，继而出现大量淋巴细胞浸润，滑膜增厚，关节渗液，颞下颌关节处软组织肿胀。滑膜内可产生呈绒毛样增生的富含血管的肉芽组织，形成血管翳，同时成纤维细胞增多。血管翳开始形成于关节外围，继而沿软骨表面逐渐向内侵入，覆盖整个关节软骨表面，从而影响软骨的正常营养，导致软骨变性和破坏。滑膜血管翳又可从破坏了的软骨处侵入骨内，形成关节面下骨质缺损。本病中期滑膜炎症消退后，颞颌关节处软组织萎缩，可发生关节半脱位。若有广泛的肉芽组织增生和软骨及关节面下骨质破坏，可有大量纤维组织侵入，从而发生颞下颌关节纤维性关节强直。病变后期因纤维组织钙化骨化而发生关节骨性强直。

二、临床表现

临床上风湿性关节炎，年轻女性发病较多，病变主要发生在小关节。类风湿关节炎则是年轻男性发病较多，多数发生在骶髂关节、脊柱，因此也称为强直性脊柱炎。发生在颞颌关节的风湿和类风湿关节炎很少见，它们隐匿性起病，病变发展缓慢，病程较长。颞颌关节的风湿和类风湿关节炎，临床症状轻重不一,症状时有加重、时有缓解,相互交替,先有疲劳、低热、食欲减退、体重减轻、贫血和肌肉酸痛等症状,白细胞计数正常,血沉加快。患者血清"抗O"或类风湿因子阳性。类风湿关节炎的患者常常血清 HLB-27 呈阳性。少数患者有肝脾肿大,关节滑膜炎症可导致关节肿胀、疼痛,后期出现颞下颌关节张口受限、活动受限。晚期可出现颞下颌关节半脱位。

三、影像学表现

1. X线表现　急性滑膜炎症期X线摄片常无阳性发现。

2. CT表现　检查可见颞下颌关节周围软组织肿胀密度减低,关节窝及髁状突骨质未见明显异常。

3. MRI表现　检查对颞下颌关节滑膜炎性改变的敏感性高于CT,T_1WI 显示关节周围软组织肿胀呈稍低信号,PDWI 显示关节周围软组织呈稍高信号,T_2WI 呈高信号,关节腔内可见少量积液。

软骨破坏期:颞下颌关节间隙变窄,髁状突关节面骨质磨损,附近骨质疏松。关节周围肌腱韧带可发生钙化(图6-4-2)。

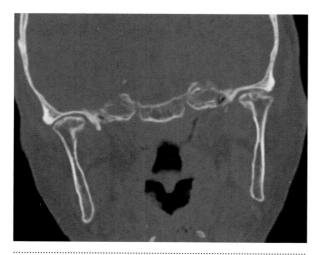

图6-4-2　双侧颞颌关节类风湿关节炎　CT扫描冠状面重建图像见双侧颞下颌关节间隙变窄,髁状突关节面毛糙改变

四、鉴别诊断

类风湿颞颌关节炎,下颌髁状突表面骨质溶解,关节头轮廓不清,早期骨质溶解平行于关节头表面,以后波及关节头近中面,晚期出现假性关节间隙增大,关节头可全部溶解,有的形成假关节,或发生颞颌关节纤维强直,此可与变形性骨关节病等其他病变鉴别。

翼腭窝肿瘤

● 翼腭窝神经鞘瘤

一、病因和病理

神经鞘瘤发生于周围神经鞘的施万细胞,多为单发,生长缓慢。脑神经中除了嗅神经、视神经不具有神经鞘膜而不致罹患外,其余10对脑神经均可发生神经鞘瘤。神经鞘瘤多为良性肿瘤。翼腭窝神经鞘瘤多来源于三叉神经蝶腭神经节,肿瘤色灰白或粉红,表面光滑,包膜完整,质地较硬。镜下可见分化良好的施万细胞呈密集分布,免疫组化:S-100(+),NF(-),CD57(-)。

二、临床表现

起源于蝶腭神经节;多见于30~40岁中年人;发病无明显性别差异;早期生长缓慢、稳定,多无明显症状,或有颌面部抽痛、感觉异常;晚期肿瘤长大累及周围结构而出现相应症状,症状视肿瘤部位和大小不同而各异:若累及鼻腔鼻窦可出现鼻塞、头痛、少量鼻出血;若压迫咽鼓管可出现听力减退、耳鸣、耳闷胀感。翼腭窝神经鞘瘤具有完整包膜,手术易切除,术前定性非常关键。

三、影像学表现

1. CT表现　CT检查难以确诊本病,CT表现为翼腭窝不同程度扩大,周边骨质受压变薄、局部吸收,常压迫邻近结构,病变容易突入颞下窝,也可经过蝶腭孔进入鼻腔,病变大时可通过眶下裂突入眼眶,通过圆孔突入颅内。平扫病灶密度较均匀,一般无钙化,增强后多呈不均匀强化(图6-5-1A~C)。

2. MRI 表现 检查对本病诊断有较大价值,显示病变边界清楚,多为卵圆形或梭形,T₁WI 上呈等信号,T₂WI 上呈不均匀的等高信号,增强后往往呈不均匀强化。在较大的肿瘤内,T₂WI 通常见到斑片状、结节状近似水样的高信号,提示肿瘤内有坏死囊变区,或排列疏松的黏液样基质区(Antoni B 区),增强后无明显强化。文献报道 MRI 这一征象为该病的特征性表现(图 6-5-1D~H)。

四、鉴别诊断

翼腭窝神经鞘瘤要与纤维血管瘤鉴别,后者多见于青少年,绝大多数为男性,有反复鼻出血病史,沿翼腭窝及其周围间隙呈浸润性生长,CT 显示骨质受压破坏,MRI 显示病变内多发流空或血流信号,DSA 可进一步证实。

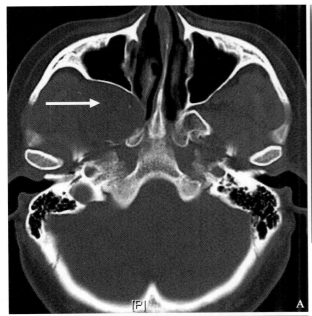

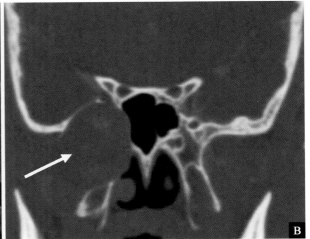

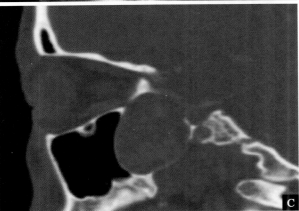

图 6-5-1A~C 右侧翼腭窝神经鞘瘤 CT 扫描见右侧翼腭窝扩大,周边骨质受压变薄、局部吸收(箭)

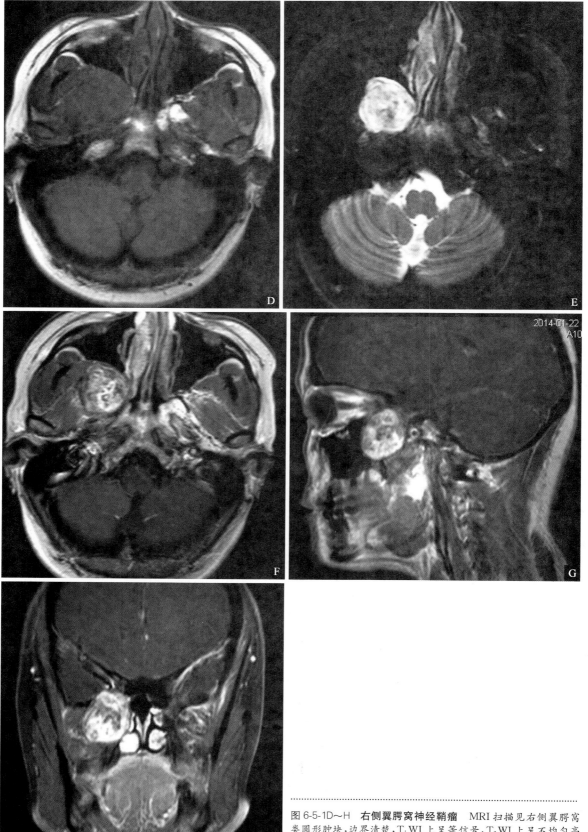

图 6-5-1D～H　**右侧翼腭窝神经鞘瘤**　MRI 扫描见右侧翼腭窝类圆形肿块,边界清楚,T₁WI 上呈等信号,T₂WI 上呈不均匀高信号,增强后不均匀强化

● **翼腭窝淋巴瘤**

一、病因和病理

翼腭窝淋巴瘤(pterygopalatine fossa lymphoma)少见。翼腭窝为上颌体、蝶骨翼突和颚骨之间的狭窄间隙，有神经血管通过，此窝向外通颞下窝，向前借眶下裂通眼眶，向内借颚骨与蝶骨围成的蝶腭孔通鼻腔，向后借卵圆孔通颅中窝，借翼管通颅底外面，向下移行于腭大孔，继而经腭大孔通口腔，因此翼腭窝淋巴瘤可能经口、鼻、咽、颞下窝等处以及颈部淋巴管网进入。翼腭窝淋巴瘤绝大多数为非霍奇金淋巴瘤(NHL)，且多属 B 细胞型，少数为 T 细胞型。

二、临床表现

翼腭窝淋巴瘤生长缓慢，多无明显症状，晚期肿瘤长大累及周围结构而出现相应症状，症状视肿瘤部位和大小不同而各异：若累及鼻腔鼻窦可出现鼻塞、头痛、少量鼻出血；若压迫咽鼓管可出现听力减退、耳鸣、耳闷胀感。翼腭窝淋巴瘤具有完整包膜。

翼腭窝淋巴瘤通常与咽部 Waldeyer 环其他部位共同发病，体检发现鼻咽部或腭扁桃体、口咽及舌根等部位肿块，或无意中发现颈部多发淋巴结肿大。

三、影像学表现

翼腭窝淋巴瘤的 CT 和 MRI 表现与其他部位淋巴瘤不一样，它在狭窄的空间内生长，表现为不规则形状，等密度（等信号）软组织肿块，无钙化、囊变或坏死，并向周围间隙，如口、鼻、咽、颞下窝浸润生长，可轻度强化，周围骨和软骨轻度吸收、破坏，多数可发现同侧和双侧颈深部淋巴结肿大，肿大淋巴结的形态、密度（信号）改变与原发病灶相仿。晚期病变范围较大，可向周围弥漫性生长，颈部和咽壁弥漫性肿胀，咽腔变形缩小（图 6-5-2A～E）。

四、鉴别诊断

翼腭窝淋巴瘤主要与翼腭窝神经鞘瘤鉴别，翼腭窝淋巴瘤不像神经鞘瘤是膨胀性生长，它常常沿翼腭窝孔道浸润性生长，通常侵犯颞下窝、鼻腔、鼻窦等，但是，它在影像学 CT 和 MRI 扫描时，它的密度和信号特点与其他部位的淋巴瘤是一致的。

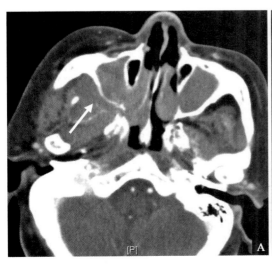
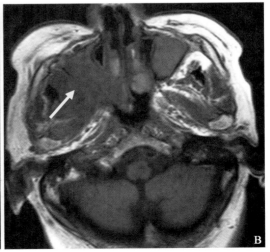

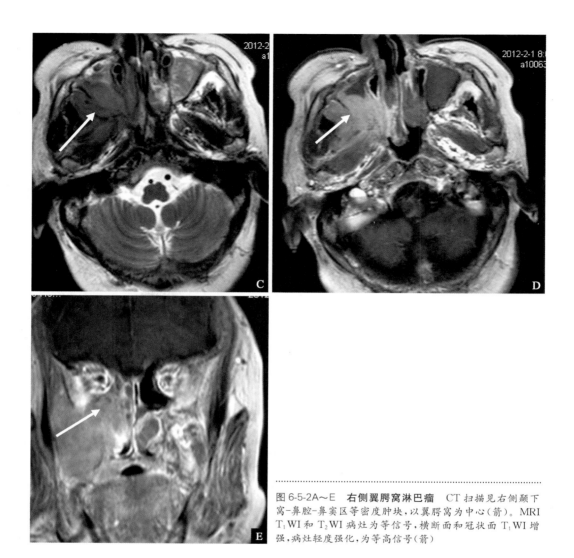

图 6-5-2A～E **右侧翼腭窝淋巴瘤** CT 扫描见右侧颞下窝-鼻腔-鼻窦区等密度肿块,以翼腭窝为中心(箭)。MRI T₁WI 和 T₂WI 病灶为等信号,横断面和冠状面 T₁WI 增强,病灶轻度强化,为等高信号(箭)

（包宏伟　姚伟武　邹德荣　庄奇新）

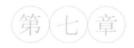

第七章

听区肿瘤及肿瘤样病变

外耳道乳头状瘤

一、病因和病理

外耳道乳头状瘤(papilloma of external auditory)发生在外耳道软骨部的皮肤组织,是一种良性肿瘤,病因目前不十分明确,可能与外耳道皮肤炎症及经常挖耳致病毒感染有关。目前认为系基底-鳞状细胞受到长期刺激导致细胞增殖形成的肿块,以表皮呈乳头状增生为特征,被覆层鳞状角化上皮覆盖,中心由血管和结缔组织组成,细胞分化好,基底层可有核分裂象、基底膜完整,增生活跃者可见核分裂象;血管和纤维组织构成其肿瘤间质。病理见凹空细胞提示肿物由人乳头状瘤感染引起。

二、临床表现

发病率占外耳道良性肿瘤的第一位,青壮年男性发病率较高,临床上常见外耳道桑葚样肿块。听力下降、耳内阻塞、耳痒和掏耳出血,继发感染时,则有耳痛及流脓性分泌物。可发生恶变,可侵犯中耳和乳突,并出现中耳乳突炎的表现。

三、影像学表现

为外耳道不规则软组织增生,致外耳道狭窄或阻塞,有的可致外耳道骨质吸收破坏,复发患者可致中耳和乳突骨质破坏,或伴乳突炎改变(图7-1-1A、B)。

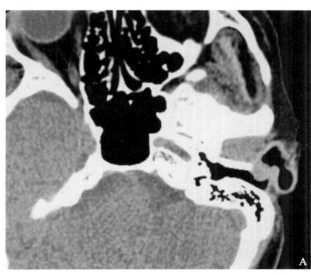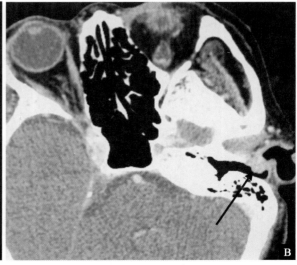

图7-1-1A、B　**左外耳道乳头状瘤**　CT扫描见左侧外耳道前壁软骨部分结节,周围组织无明显破坏,注入造影剂后轻度均匀强化(箭)

四、鉴别诊断

1. 外耳道骨瘤　生长较快,当肿瘤占据外耳道较小空间时,即可出现外耳道阻塞症状,CT可见骨性结节。

2. 外耳道鳞癌　见下一节。

3. 耵聍腺腺瘤　由外耳道软骨部的耵聍腺增生所形成,它的形成原因可能与汗腺发育异常有关,多发生于中年人,男女发病率相似。需要通过病理进行鉴别。

中耳、外耳鳞癌

一、病因和病理

中耳或外耳道癌发病率低,但以鳞状细胞癌常见。容易侵犯周围的颞下颌关节、腮腺、颅板及硬脑膜。外耳道癌扩散途径:常见为穿透中耳前内侧与颈动脉岩内部分之间的薄层骨质。约80%的中耳癌患者有慢性化脓性中耳炎病史,故认为其发生可能与慢性炎症有关,可能系炎症使得耳道黏膜上皮血循环及营养障碍,而转变成复层上皮。

二、临床表现

早期中耳、外耳道癌由于慢性炎症的掩盖,不易被发现。耳道出血或有血性分泌性为最早和最常见的症状,对早期诊断有帮助,可以伴有听力急剧下降、面瘫、耳痛、头痛,耳后包块,乳突部红肿、压痛等,肿瘤易侵犯神经。几乎所有外耳道癌初期都被误诊为外耳道炎,因此对外耳道肉芽经一般治疗不消退者,以及外耳道壁变窄凸起、并有血性分泌物者以及外耳道肿物伴局部疼痛者,均应高度怀疑并及时病理检查。耳镜检查见肉芽状或息肉状新生物。

三、影像学表现

CT均表现为软组织密度影,有中度强化,可见骨壁有溶骨性、虫蚀性骨质破坏,无硬化表现,病变范围广泛,边界不规则。MR图像上病变大多以不均匀、病灶T_2高信号为主,由于病变体积大,中央有液化坏死,故病变于T_2WI上多呈不均匀信号。病灶具不均匀明显强化,MRI能准确地观察肿瘤对邻近结构的侵犯范围(图7-2-1A～D)。

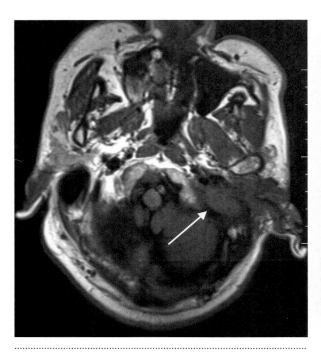

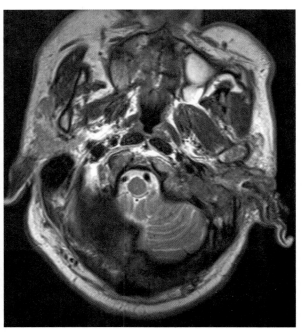

图7-2-1A　左侧外、中耳鳞癌　耳部MR T_1WI,示左侧外耳道及中耳软组织肿块为等信号(箭)

图7-2-1B　耳部MR T_2WI,肿块信号不均

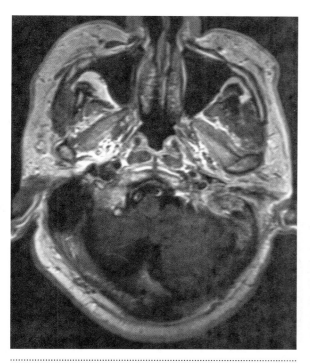

图 7-2-1C　**左侧外、中耳鳞癌**　耳部增强 MR T_1WI，肿块增强后不均匀强化

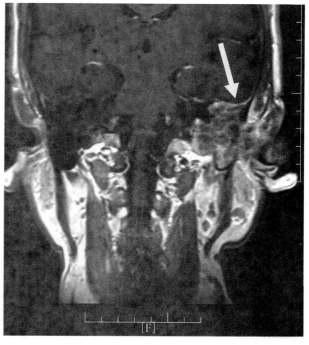

图 7-2-1D　**左侧外、中耳鳞癌**　肿瘤侵犯周围结构，箭示右侧颅底硬脑膜受侵、强化

四、鉴别诊断

1. 与坏死性外耳道炎鉴别　后者为少见的严重感染性疾病，常引起外耳道骨壁和软骨组织破坏，好发于未得到控制的糖尿病老年人，或见于白血病、淋巴瘤和免疫功能低下的患者。表现为弥漫肉芽组织伴有骨质破坏；增强后肉芽组织有强化。

2. 胆脂瘤　外耳道或中耳内软组织肿块伴下方骨质破坏，破坏的骨质边缘光滑，有硬化表现。

3. 外耳道血管瘤　少见，肿块明显强化可提示为血管源性。

外耳道腺样囊性癌

耳道腺样囊性癌（adenoid cystic carcinoma of external auditory）极少见，定性诊断主要依靠局部组织活检，影像学检查的目的在于显示病变范围，以帮助制定手术方案，减少复发和转移，提高患者生存率。

一、病因和病理

外耳道癌（ACC）的来源有争议，多数学者认为其来源于外耳道耵聍腺上皮，也有作者认为少数肿瘤可来源于外耳道异位的腮腺组织。ACC为单侧发病。其组织学特征与腮腺的囊性腺样癌相同。WHO 1991 年将 ACC 分为以下三种病理类型：①筛状型：最多见，肿瘤细胞呈带状或筛状的腺体结构，属中分化型，没有包膜；②管状型：中间由透明样组织构成，外围是一层均质细胞，无向周围组织浸润生长的特点；③实质型：由间变细胞或基底样细胞组成，常见出血坏死区。

二、临床表现

男女发病率无明显差别，但肿瘤的转移，女性较男性约高 2 倍。腺样囊性癌好发于外耳道软骨部。肿瘤生长缓慢、病程长；耳痛为特征性表现，可伴或不伴有听力下降；易局部复发或转移，远处转移则与血行转移有关,淋巴结转移罕见。患者可长期带瘤生存,但远期预后不佳。

三、影像学表现

早期外耳道仅见软组织肿块,之后可出现骨壁虫蚀样侵蚀破坏,甚至侵犯中耳、腮腺和颞颌关节。与发生在其他部位的 ACC 相比,外耳道 ACC 虽然病变范围相对局限,但其仍有浸润性生长、易沿组织间隙、神经路径扩散,有侵犯神经的倾向,病变进展时可侵犯鼓室、乳突、颞颌关节、腮腺及耳周。腺样囊性癌对邻近组织结构破坏性较大,浸润性强,到中晚期时肿瘤边界难以和正常组织分清。CT 为软组织密度影,增强 CT 呈不均匀强化;MR T_2 多呈不均匀信号,因其血供丰富,MRI 增强扫描呈为均匀或不均匀明显强化(图 7-3-1A~D)。

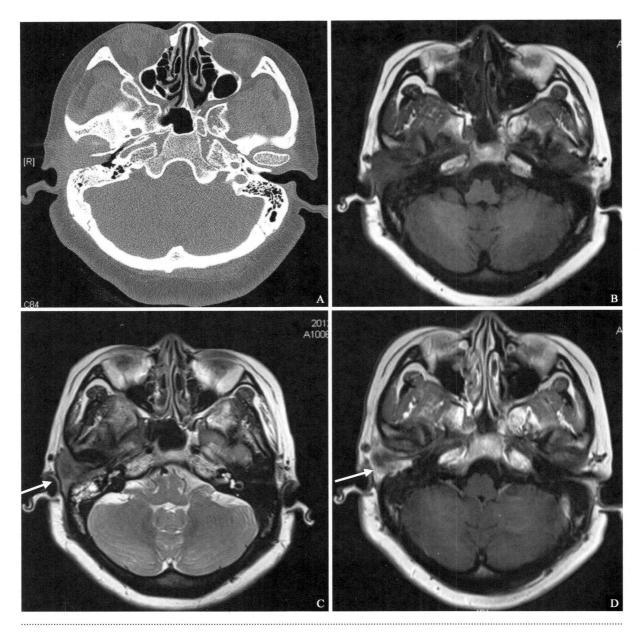

图 7-3-1A~D　**右侧外耳道腺样囊性癌**　CT 耳部扫描见右侧外耳道软骨部软组织肿块,堵塞外耳道口,外耳道壁及颞颌关节窝骨质破坏、吸收。MR T_2WI 上呈不均匀信号,注入造影剂后见肿块周边明显强化(箭)

四、鉴别诊断

1. 炎性病变 如疖肿、肉芽、外耳道炎等。有以下临床表现者要高度怀疑外耳道腺样囊性癌并及早活检：①长期反复或持续性耳痛伴外耳道肿物；②外耳道肉芽组织经抗感染治疗效果不明显；③外耳道局部隆起或软组织增厚并有血性分泌物。

2. 胆脂瘤 详见下一节。

3. 外耳道其他恶性肿瘤 如耵聍腺癌、外耳道鳞癌、基底细胞癌等。

胆 脂 瘤

一、病因和病理

胆脂瘤（cholesteatoma）分先天性胆脂瘤和获得性胆脂瘤。临床上主要为获得性胆脂瘤，其可分为：

1. 原发性获得性胆脂瘤（后天原发性胆脂瘤） 由于咽鼓管功能障碍导致鼓膜内陷袋的形成，上皮碎屑的堆积，中耳上皮黏膜化生形成胆脂瘤。

2. 继发性获得性胆脂瘤（后天继发性胆脂瘤） 临床为多见，鼓膜因穿孔，上皮细胞通过鼓膜穿孔边缘移行进入中耳。

二、临床表现

多发生于青年人，单侧多见，也可侵犯双耳。常见耳痛、流脓、听力下降、可伴面瘫。

三、影像学表现

1. CT 表现 早期胆脂瘤表现为鼓室后的鼓窦或锥隐窝扩大，并使听小骨向外侧推移。有时可见外耳道软组织肿块，局部骨质破坏以鼓室后壁破坏多见，病变可扩展到整个中耳，其角化物和胆脂瘤在 CT 上呈等或略低密度灶，增强后一般无强化改变。早期乳突气房消失，后期乳突、鼓室骨质破坏边缘模糊，可见死骨。胆脂瘤缓慢的膨胀性生长方式使得胆脂瘤低密度圈外的腔壁骨质常有致密的硬化边，即空气间隙骨质硬化带。其软组织肿块和空气间隙骨质硬化带为胆脂瘤的特征性表现（图 7-4-1，图 7-4-2）。

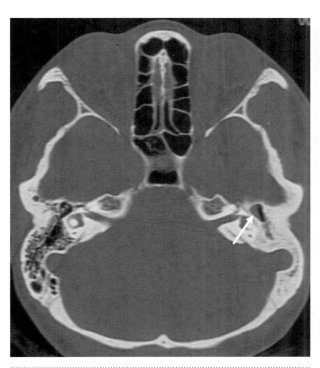

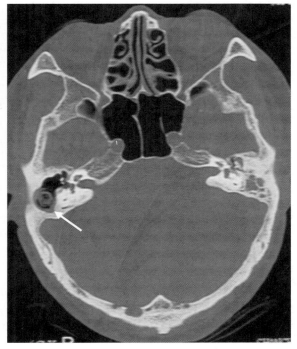

图 7-4-1 **左侧中耳乳突炎伴胆脂瘤形成** 耳部 CT 扫描见左侧乳突气房硬化，听小骨破坏、吸收，鼓室壁骨质硬化（箭）

图 7-4-2 **右侧中耳乳突炎、胆脂瘤形成** 耳部 CT 扫描见右侧鼓室扩大，乳突窦见等低密度胆脂瘤，与硬化的骨壁见空气间隙（箭）

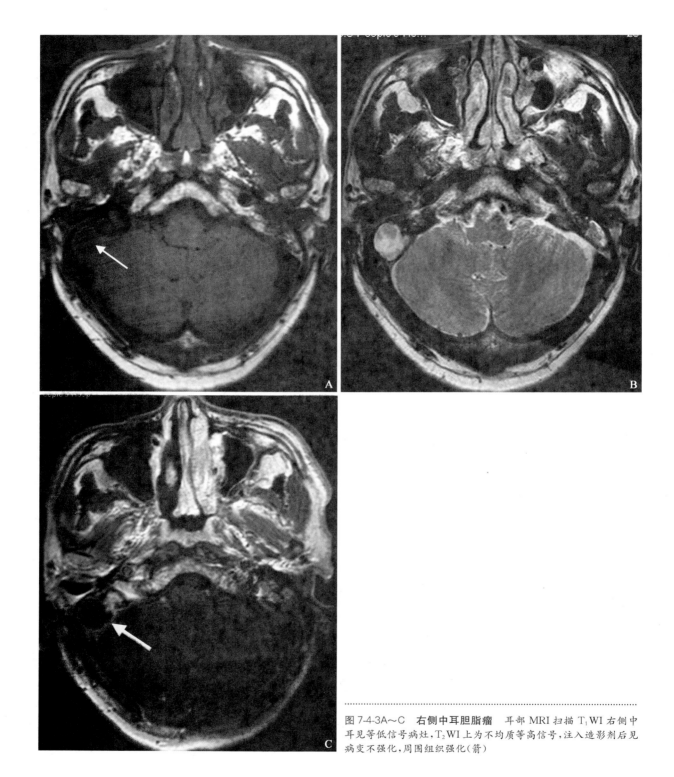

图 7-4-3A～C　**右侧中耳胆脂瘤**　耳部 MRI 扫描 T_1WI 右侧中耳见等低信号病灶，T_2WI 上为不均质等高信号，注入造影剂后见病变不强化，周围组织强化（箭）

2. MRI 表现　信号较有特征性，T_1WI 上信号强度与肌肉相似，T_2WI 上信号较高，且不均匀，增强扫描胆脂瘤本身不强化，而周围肉芽组织可强化（图 7-4-3A～C）。

四、鉴别诊断

外耳和中耳癌：骨质破坏广泛、不规则，无明显界限，而胆脂瘤有清晰硬化的边缘，MR 增强检查胆脂瘤本身不强化,而周围肉芽组织有环形强化。

听 神 经 瘤

一、病因和病理

听神经瘤(acoustic neurinoma)多发生在第Ⅷ对脑神经的前庭支,少数在蜗支。听神经瘤占桥小脑角肿瘤的80%。其最初局限于内听道内,以后才由内听道长入桥小脑角池,肿瘤靠内听道一侧伸入内听道使之扩大呈漏斗状。听神经瘤可实质性、可囊变、坏死、出血,实性部分强化明显。肿瘤血供来自小脑前下动脉。肿瘤多为实性,质地较硬,呈圆形或分叶状,有包膜,直径大于3 cm的听神经瘤较易发生坏死、液化、囊变,大多数有明确的囊壁和实质部分。

二、临床表现

主要为单侧耳鸣、听力下降、耳聋、面部麻木,部分患者伴有眩晕、走路不稳等。

三、影像学表现

1. CT表现　扫描可发现桥小脑池内有肿物,多数呈囊实性表现,增强后可见实性部分明显强化。骨窗观察可见内听道内口扩大(图7-5-1A、B)。

2. MRI表现　是肿瘤以内耳道为中心生长,肿瘤通常在 T_1WI 上呈等信号或稍低信号,T_2WI 上呈等信号。肿瘤发生囊变时,肿块内 T_1WI 上呈更低信号,T_2WI 上呈更高信号,增强后可见实性部分明显强化。患侧的第Ⅶ、第Ⅷ对脑神经束较对侧明显增粗,呈"鼠尾状"与肿瘤相连,增强扫描和肿瘤同时强化,为听神经瘤特征性表现。MRI能直接显示听神经束,特别是对微小听神经瘤的显示明显优于CT(图7-5-1C～E,图7-5-2A、B)。

四、鉴别诊断

1. 脑膜瘤　其特征性表现是 T_1WI 及 T_2WI 上均呈等信号,肿块以宽基底与脑膜相贴,其中心不位于内听道外口,增强扫描肿瘤常为均匀性明显强化,其边缘可见"脑膜尾征"。

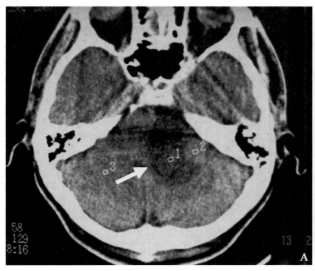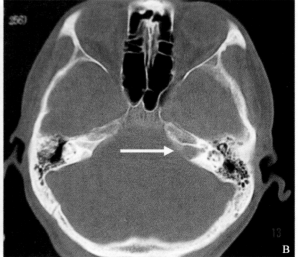

图7-5-1A、B　**左侧听神经瘤**　CT平扫描发现左侧桥小脑角囊实性肿物(箭),骨窗观察可见内听道口扩大(箭)

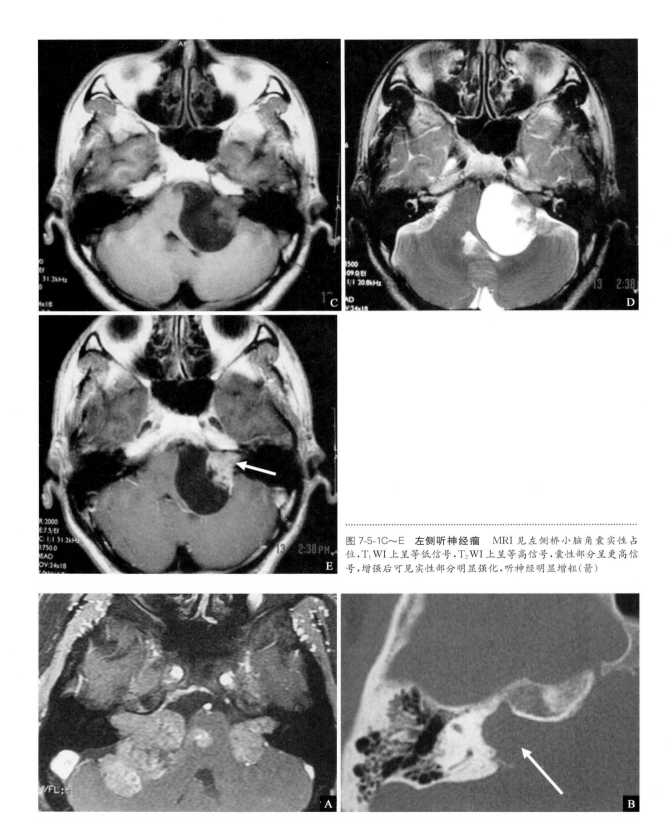

图 7-5-1C～E　**左侧听神经瘤**　MRI 见左侧桥小脑角囊实性占位，T₁WI 上呈等低信号，T₂WI 上呈等高信号，囊性部分呈更高信号，增强后可见实性部分明显强化，听神经明显增粗(箭)

图 7-5-2A、B　**双侧听神经瘤(神经纤维瘤病Ⅱ型)**　MR 增强图像见双侧桥小脑角占位，双侧听神经明显增粗、强化，CT 见内听道口明显扩大(箭)

2. 表皮样囊肿　详见本节"表皮样囊肿"。

3. 三叉神经瘤　肿瘤位于岩骨尖处,常跨中颅后窝生长,肿块形态呈哑铃状,易发生囊变,岩骨尖骨质破坏呈 T_1WI 低信号,增强扫描第Ⅶ、第Ⅷ对脑神经束无增粗。

4. 蛛网膜囊肿　T_1WI 低信号,T_2WI 高信号,DWI 呈低信号,增强无强化。

面 神 经 瘤

一、病因和病理

面神经瘤(facial nerve tumor)可发生于桥脑小脑角到腮腺面神经走行的任何部位,偶尔双侧发病,也可发生神经纤维瘤病。生长于内耳道内的面神经瘤与听神经瘤不能鉴别,但面神经瘤多见于面神经的前膝及后膝,极少见于内耳道或脑池内。长于颞骨内的肿瘤可使面神经管扩大,并见到软组织影和骨破坏。

二、临床表现

进行性面神经麻痹(面瘫)是本病较为特征的临床表现,一般起病缓慢,早期常为面神经刺激症状,如面肌痉挛、面肌无力、面部感觉迟钝等,一般在 2～5 年后逐渐发展成面瘫,但偶尔面瘫也可突发或呈波动性,可伴听力下降。

三、影像学表现

面神经瘤的 CT、MRI 表现与肿瘤发生部位及受累范围密切相关,不同部位影像学表现不同。

(1) 颅内脑池段和(或)内听道段面神经瘤　表现为脑桥小脑角区肿块和(或)内耳道的增宽。CT 及 MRI 表现均类似听神经瘤,但该部肿瘤可沿面神经扩展到面神经的膝状神经窝及水平段面神经管等处,因此常有别于听神经瘤(图 7-6-1A～D)。

(2) 迷路段面神经瘤　正常面神经管迷路段长 3～5 mm,宽约 1 mm,当面神经瘤发生在迷路段时,以 CT 显示为佳,表现为面神经管迷路段的扩大(>1 mm)。

(3) 膝状神经节面神经瘤　此为面神经鞘瘤最为常见部位,时常出现岩骨前缘中部膝状神经窝区骨质破坏,可分别表现为局部骨质变薄、不连

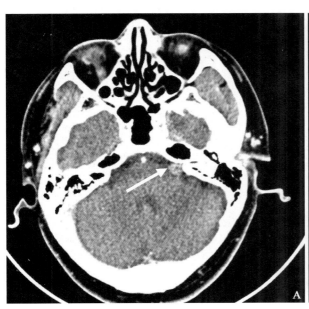 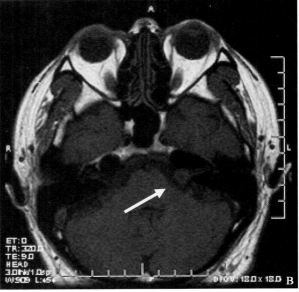

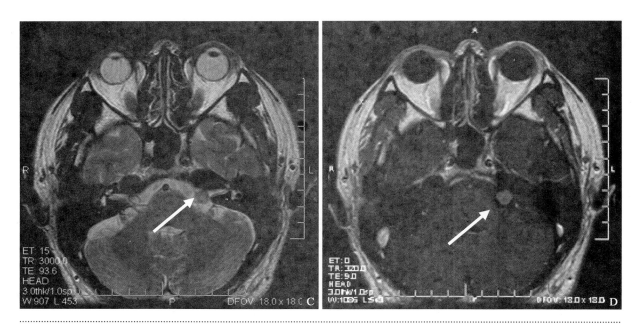

图7-6-1A～D **左侧桥小脑角面神经鞘瘤** CT增强检查见左侧桥小脑角强化小结节(箭)。MRI见左侧桥小脑角面听神经脑池段小结节,T₁WI上呈等信号,T₂WI上呈等高信号,有中度强化(箭)

续、膨胀性骨破坏,骨破坏的残端可特征性外翘或呈抱球状改变,也可呈半月形局限光滑的骨缺损。由于病变很靠近颅中窝的硬脑膜,因此可向颅中窝内扩展。CT平扫肿瘤多为等密度,增强后扫描仅有轻至中度增强,因此一般与正常脑组织对比不甚明显。横断面增强MR T₁WI上肿瘤多表现为明显均一强化,因此即使是微小面神经瘤也可被清晰显示(图7-6-2A～D)。

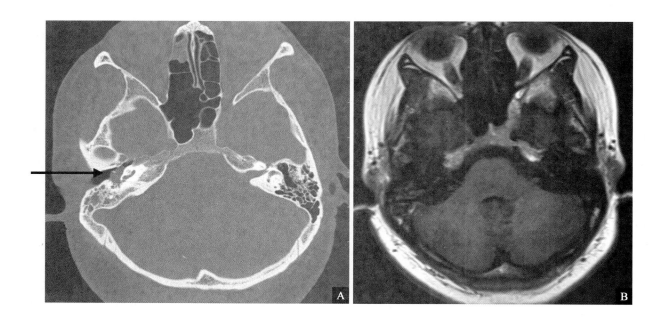

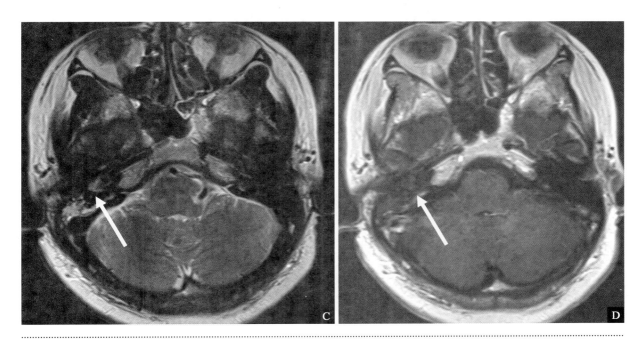

图 7-6-2A~D　**右侧膝状神经节面神经鞘瘤**　CT 扫描见右侧中耳后壁膝状神经节区域软组织小结节,局部骨质有吸收(箭)。MRI 扫描见右侧中耳后壁膝状神经节区域软组织小结节,T_1WI 上呈等信号,T_2WI 上呈等高信号,有轻度强化(箭)

　　(4)水平段(鼓室)面神经瘤　典型表现时可见病变沿面神经管水平段分布,影像学上表现为面神经管膨大,由于面神经管常被破坏,肿瘤可生长到鼓室中耳腔内,因肿瘤源于面神经,而面神经水平段位于上鼓室内壁,因此锤、砧骨可受压外移,另外生长在该部的肿瘤还易向前蔓延达膝状神经节,也可经第 2 膝部向下沿面神经乳突段生长,偶尔可向上引起鼓室天盖破坏,个别严重者还能破坏内耳等结构(图 7-6-3A~D)。

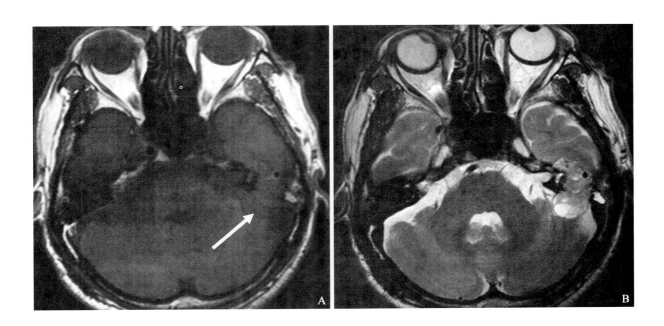

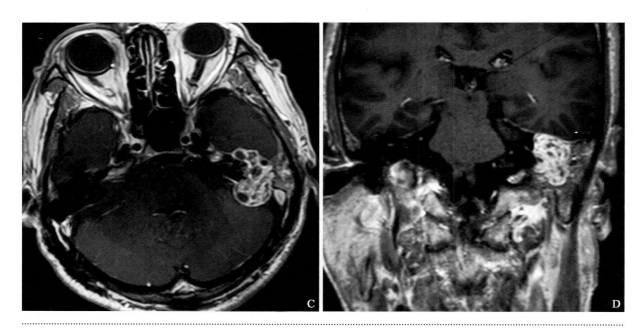

图 7-6-3A~D　**左侧水平段面神经鞘瘤**　MRI 扫描见左侧中耳腔内 2 cm×3 cm 大小软组织小肿块（箭），肿块占据整个鼓室中耳腔，T_1WI 上呈等信号，T_2WI 上呈等不均匀等高信号，注入造影剂后，肿块实质部分有明显强化，囊变部分不强化，肿瘤向下生长

　　（5）乳突段面神经瘤　表现为面神经管垂直段扩大，乳突气房内相应的面神经走行区软组织肿块，病变边缘清楚，常向鼓室段及腮腺区蔓延。

　　（6）颅外腮腺段面神经瘤　少数情况下，肿瘤可局限于腮腺段内，也可蔓延至或源于面神经垂直段，当肿瘤仅局限在腮腺段内时，常无法与其他腮腺肿瘤鉴别。

四、鉴别诊断

　　面神经瘤主要与桥小脑区的听神经瘤、脑膜瘤，以及中耳的胆脂瘤、中耳癌相鉴别，详见本章相关节段。

鼓 室 球 瘤

一、病因和病理

　　鼓室球瘤（glomus tympanic tumor）为化学感受器肿瘤或非嗜铬性副神经节瘤，它们起源非嗜铬细胞或球体。在颞骨这些球体多集结于鼓岬附近，位于中耳的 Jacobson 神经（舌咽神经的鼓支）或 Arnold 神经（迷走神经的耳支）上，其路径为自颈静脉球窝至中耳乳突沿上述神经分布。若肿瘤起源于颈静脉球窝内的球体则称为颈静脉球瘤；起源于鼓室内的球体则称为鼓室球瘤；肿瘤被发现时无法分清来源，若既累及颈静脉球窝，又累及鼓室，则称为颈静脉-鼓室球瘤。鼓室球瘤为起源于鼓室内的副神经节细胞，有纤维性假包膜，鼓室球瘤分 4 型：Ⅰ型局限于鼓岬缘；Ⅱ型位于鼓室腔；Ⅲ型延伸到鼓室腔及乳突气房；Ⅳ型充满鼓室腔并通过鼓膜累及外耳道，或向前延伸到颈内动脉。

二、临床表现

　　主要为搏动性耳鸣伴耳聋，也可传导性听力下降。耳检见紫蓝色鼓膜，耳镜见鼓膜后搏动性肿块。

三、影像学表现

　　高分辨率 CT 对于骨质改变判断较准确，特别是对于早期骨质破坏诊断价值较大。鼓室球瘤体积相对较小，一般不发生骨质侵犯。鼓室球瘤富含水分而呈 T_2WI 上高信号影，T_1WI 上鼓室球瘤大部分呈等信号影,但是少部分可能有含铁血黄素而略呈高信号。因鼓室球瘤是富血供肿瘤,增强后肿瘤呈局限性显著强化,以接近血管的强化程度为其特点(图 7-7-1A~E)。

四、鉴别诊断

鼓室球瘤主要与鼓室内的胆脂瘤或胆脂瘤样肉芽肿,以及鼓室内的面神经瘤相鉴别。

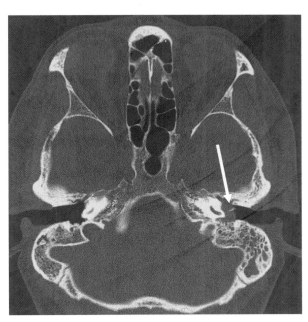

图 7-7-1A　**左侧鼓室球瘤**　CT 扫描发现左侧鼓室内软组织结节影(箭)

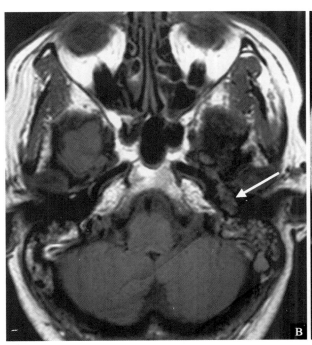

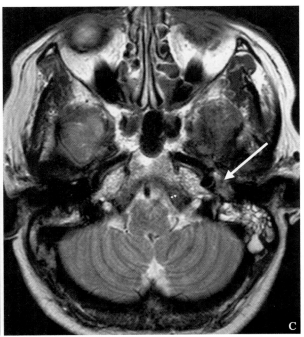

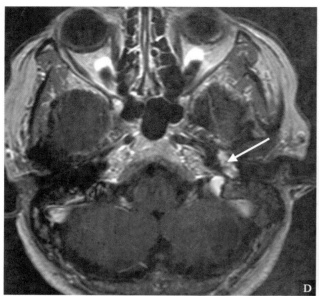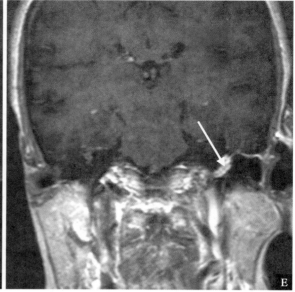

图 7-7-1B～E　**左侧鼓室球瘤**　MRI 检查见左侧鼓室内软组织结节影，T_1WI 上为等低混合信号，T_2WI 上也为等低混合信号（箭），注入造影剂后结节影显著强化（箭）

1. 鼓室内胆脂瘤、胆脂瘤样肉芽肿　均表现为鼓室内的结节影，多见于儿童、青年，与中耳鼓室球瘤多见于成人女性有所不同，胆脂瘤和胆脂瘤样肉芽肿，所表现的听力下降通常是由于侵犯听小骨造成的传导性耳聋。影像学表现为鼓室内限局性软组织密度影，但其好发位置靠上，常有骨质破坏，增强后无强化或边缘线样强化，MRI 弥散加权成像呈高信号有助于鼓室球瘤的鉴别。

2. 鼓室内的面神经瘤　多位于鼓室后壁的面神经管和膝状神经节区域，临床主要症状是面神经麻痹、面瘫，常伴有听力下降。而鼓室球瘤临床主要表现是搏动性耳鸣、耳聋，耳检见紫蓝色鼓膜。鼓室球瘤系副神经节瘤，为富血供肿瘤，因此显著强化是他的另一个影像学特点，面神经瘤则没有鼓室球瘤那么明显的强化。

脑　膜　瘤

一、病因和病理

脑膜瘤（meningioma）是颅内常见肿瘤，常见于嗅沟、前颅窝底、鞍结节、海绵窦、蝶骨嵴、斜坡等区域，桥小脑角脑膜瘤也常常可以看见。一般质地较硬，多为圆形或半圆形，可有分叶，边界清楚。病理上可分为脑膜上皮型、纤维型、移行型、砂粒型、血管瘤型、透明细胞型等。

二、临床表现

脑膜瘤好发于中年人，女性多见，病程时间较长，通常没有明显症状，肿瘤长得比较大时，会出现颅内高压和局部脑组织受压体征。

三、影像学表现

1. CT 表现　桥小脑角脑膜瘤 CT 表现多为边界清楚、略高密度结节影，也可以广基与骨板相贴，肿瘤内可有钙化，可有明显强化。

2. MRI 表现　T_1WI 上呈稍低信号，T_2WI 上呈等或稍高信号，有明显强化，有时可见"脑膜尾征"。脑膜尾征是脑膜瘤特有的影像学表现，它是由于肿瘤细胞浸润并使之增厚的脑膜所致，所以其强化程度与肿瘤一致（图 7-8-1A～D，图 7-8-2A～C）。

四、鉴别诊断

1. 听神经瘤　桥小脑角听神经瘤 CT 骨窗

观察可见内听道内口扩大，MR 图像可见听神经增粗且明显强化。脑膜瘤听神经和内听道不会有增粗和扩大改变。

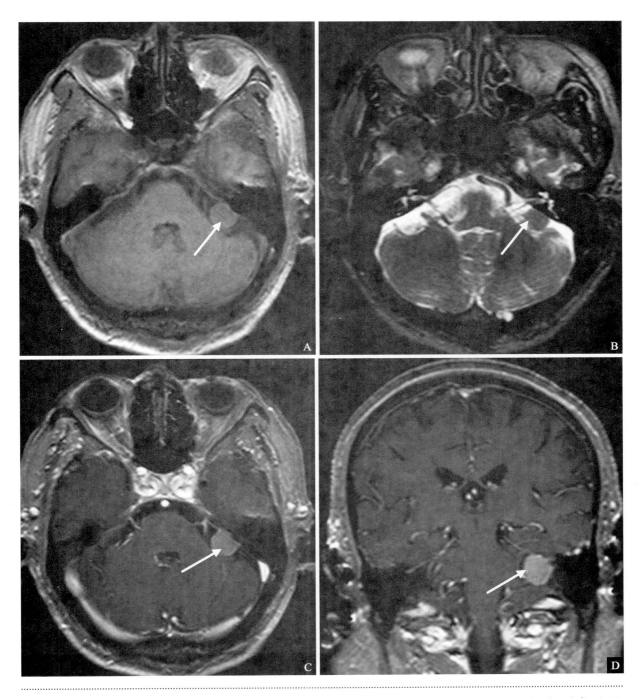

图 7-8-1A～D　**左侧桥小脑角脑膜瘤**　MR 横断面扫描见左侧桥小脑角与硬脊膜相贴结节，呈等信号表现，面听神经未见异常，增强扫描见结节明显强化，并可见硬脊膜也有强化（箭）

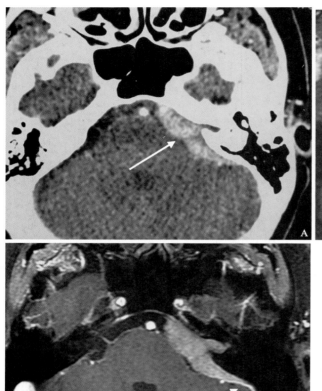

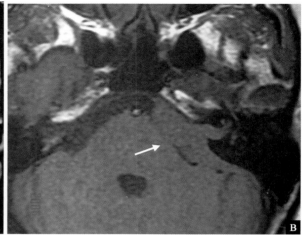

图 7-8-2A～C　**左侧桥小脑角脑膜瘤**　CT 扫描见左侧桥小脑角蝶螺样占位,有明显强化。MR T$_1$WI 上病变呈等信号,注入造影剂后有明显强化,肿瘤贴硬膜生长,见"脑膜尾征"(箭)

2. 颅内脑池段面神经瘤　表现为脑桥小脑角区肿块和(或)内耳道的增宽,患者常常有同侧面神经麻痹或面瘫症状。

3. 三叉神经瘤　肿瘤位于岩骨尖处,常跨颅中、后窝生长,肿块形态呈哑铃状,易发生囊变,呈 T$_1$W 低信号,增强扫描第 Ⅶ、第 Ⅷ 对脑神经束无增粗。

表皮样囊肿

一、病因和病理

表皮样囊肿(epidermoid cyst)分先天性和获得性两种,以先天性多见。先天性是在胚胎发育 3～5 周时,神经沟形成神经管时,外胚层细胞移行异常所致,这些残留的上皮成分成为日后发生表皮样囊肿的病理来源。获得性主要见于反复腰穿及外科手术损伤等情况,使上皮成分进入组织内而形成表皮样囊肿。囊肿通过不断的上皮细胞脱屑转变成角质和胆固醇结晶而逐渐长大。脑内的表皮样囊肿 50% 以上发生在桥小脑角区。表皮样囊肿主要为囊性,个别也可为实质性。囊肿内主要成分是固态胆固醇结晶与角化蛋白,少数表皮样囊肿含有液态胆固醇以及三酰甘油等纯脂肪成分,有的囊肿内还可有钙盐沉着、新旧不一的出血或有反应性肉芽组织增生。

二、临床表现

桥小脑角区的表皮样囊肿无特异性,表现为三叉神经痛、听力下降、耳鸣、耳聋、面部感觉减退等。男女发病率相当,可发生与任何年龄,发病高峰年龄约为 40 岁。

三、影像学表现

侧颅底表皮样囊肿常沿脑池缝隙生长,故形态常不规则,是表皮样囊肿的影像学表现特点之一。表皮样囊肿的密度和信号改变可以多种多样,表皮样囊肿密度和信号具有一定的特点,MR T_1WI 上大多数为低信号,少数囊肿呈高信号主要与囊肿内高浓度的蛋白质含量有关。T_2WI 上低信号的产生可能是由于囊内容物的高黏度所致。少数病例 T_1WI、T_2WI 上均为高信号,可以认为是由于囊肿内积聚的较多角化物和高蛋白质成分而致囊内较高浓度的蛋白质。表皮样囊肿囊壁可以钙化,但少见。增强多无强化或囊壁轻度强化,少数呈细线状或不规则线样强化(图 7-9-1,图 7-9-2A~E)。

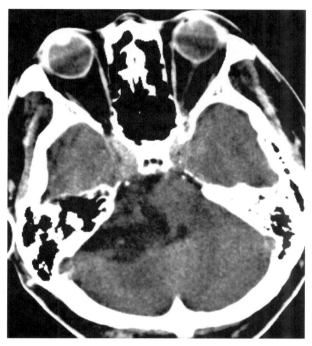

图 7-9-1 **右侧桥小脑角表皮样囊肿** CT 扫描见右侧桥小脑角囊性灶,病灶内见不规则等密度斑片影

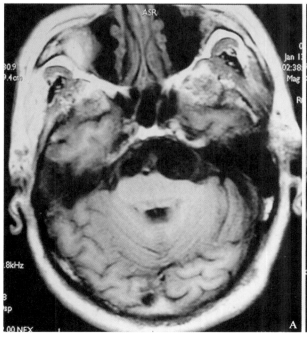

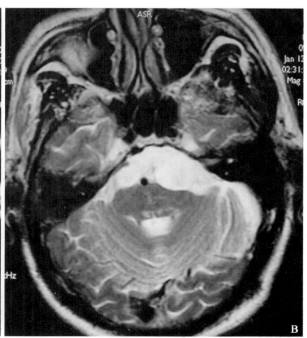

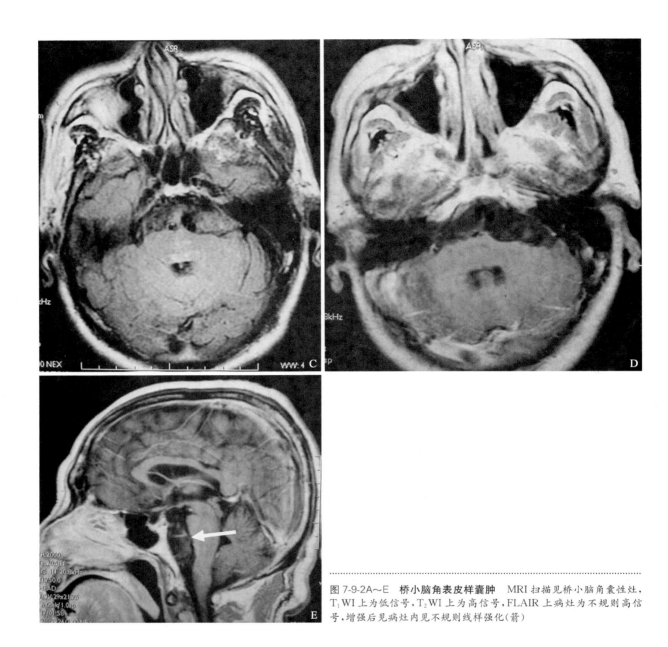

图 7-9-2A～E　桥小脑角表皮样囊肿　MRI 扫描见桥小脑角囊性灶，T_1WI 上为低信号，T_2WI 上为高信号，FLAIR 上病灶为不规则高信号，增强后见病灶内见不规则线样强化（箭）

四、鉴别诊断

　　桥小脑角表皮样囊肿需要与蛛网膜囊肿鉴别，鉴别的要点是囊肿的形态，表皮样囊肿有沿脑池缝隙生长的特点；而蛛网膜囊肿通常圆滑或形态规则，在 DWI 或 FLAIR 上表皮样囊肿表现为等高信号，而蛛网膜囊肿为低信号。

　　鉴别诊断还需要与脑膜瘤或其他实质性肿瘤区别，增强扫描无强化需要考虑不典型表皮样囊肿的可能性。桥小脑角表皮样囊肿还需要与大部分囊变的听神经瘤区别。

横纹肌肉瘤

一、病因和病理

　　横纹肌肉瘤（rhabdomyosarcoma）是儿童最常见的软组织肉瘤，占儿童恶性肿瘤道 5%～8%。儿童软组织肉瘤的 50% 以上为横纹肌肉瘤，其中约 40% 病例发生于头颈部。儿童横纹肌肉起自横纹肌或具有分化为横纹肌多潜能的间充质细胞的恶性肿瘤,恶性度高,进展快。

组织学上分 3 种类型:胚胎型、腺泡型及多形型,头颈部以胚胎型最常见。

二、临床表现

可发生于各个年龄组,发病年龄大部分小于12 岁,40%～43% 发生在 5 岁以下,且年龄越小预后越差。侧颅底横纹肌肉瘤发病部位常为鼻腔、鼻旁窦、鼻咽、颞下窝及中耳、眼眶及脑膜旁。

三、影像学表现

1. CT 表现　扫描可见病变区骨质明显破坏,呈虫蚀样改变、病变境界不清,可见软组织肿块。CT 能够很好地显示病变对周围重要结构的侵犯(如中耳、内耳、颈动脉管、破裂孔、翼腭窝、枕骨斜坡、鼻窦等)(图 7-10-1A～C)。

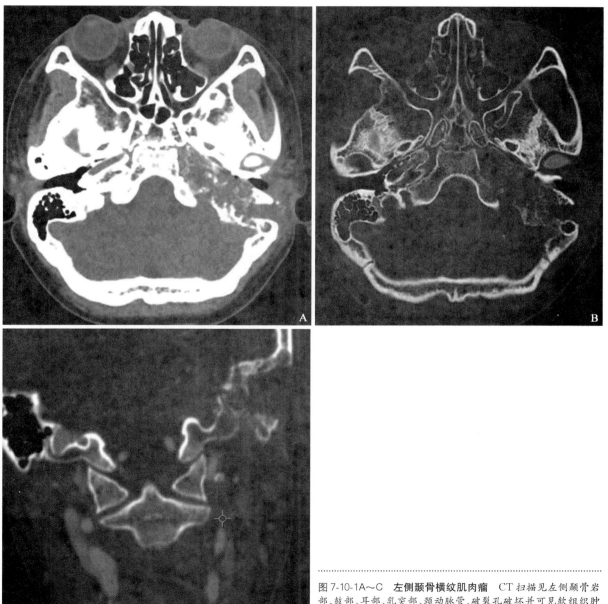

图 7-10-1A～C　**左侧颞骨横纹肌肉瘤**　CT 扫描见左侧颞骨岩部、鼓部、耳部、乳突部、颈动脉管、破裂孔破坏并可见软组织肿块,骨窗见颞骨呈虫蚀样破坏

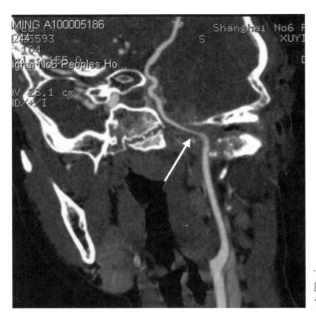

图 7-10-1D　**左侧颞骨横纹肌肉瘤**　CTA 示左侧颈内动脉（颈动脉管段）受侵犯、变细（箭）

2. MRI 表现　图像对肿瘤境界、范围和肿瘤的定性有帮助。CTA 或 MRA 对肿瘤侵犯颈内动脉的观察更具优势（图 7-10-1D）。横纹肌肉瘤的具有较明显的强化。

四、鉴别诊断

1. 胆脂瘤型中耳乳突炎　一般有慢性中耳炎病史，临床表现主要有听力下降、耳鸣、间歇性流脓等，CT 常表现为中耳腔内异常软组织肿块影，病变中心以中耳为主，瘤体周围可见环形低密度影，胆脂瘤缓慢的膨胀性生长方式使低密度圈外的腔壁骨质常有致密硬化边，即空气间隙骨质硬化带。其软组织肿块和空气间隙骨质硬化带为胆脂瘤的特征性表现。MRI 表现为等和长 T_1、长和等 T_2 信号，周围炎性、渗出表现为长 T_1、长 T_2 信号，增强后病变一般不强化，这点易于鉴别。

2. 朗格汉斯细胞组织细胞增生症　病变起源于颞骨，多见于 3 岁以下儿童，男性多于女性，临床表现有耳漏、耳颞部肿胀、外耳道肉芽肿新生物、听力下降等，CT 示颞骨鳞部和鼓窦乳突区广泛骨质破坏，破坏区骨质边界清楚，形态不规则，周围无骨质硬化，其"地图样"改变是诊断该病的特点，增强后有中～高度强化。MR T_2WI 上可见颗粒状稍高及高信号，手术或活检见到 Langerhans 细胞为鉴别依据。

3. 软骨瘤　颅底软骨瘤常发生在颅底软骨结合部，病变多数边界较清，病变内可有钙化，并有不同程度强化。

软 骨 肉 瘤

一、病因和病理

颅底软骨肉瘤（chondrosarcoma）是一种生长缓慢具有侵袭性的低级别的恶性肿瘤，临床上比较罕见，占所有颅内肿瘤的 0.15％。好发于颅底软骨结合处。颅底软骨肉瘤的病理分 3 个亚型：高分化软骨肉瘤，黏液样软骨肉瘤（亦称脊索样肉瘤），间叶性软骨肉瘤。颅底软骨肉瘤的好发部位与胚胎发育基础相关，在胚胎发育时，颅骨的骨化分为骨膜内化骨和软骨内化骨。额骨垂直部、顶骨、颞骨、枕骨鳞部等颅盖属于骨膜内化骨。而额骨水平部、筛骨筛板、蝶骨、岩骨、枕骨大部属于软骨内化骨，这是颅底软骨肉瘤发病的组织胚胎学基础。颅底软骨肉瘤可直接起源于软骨样组织或软骨样骨，也可起源于不含软骨的其他组织。另外,颅底软骨肉瘤也可继发于放疗后或其他良性病变如骨软骨瘤基础上的恶变。

二、临床表现

软骨肉瘤进展相对缓慢,因此症状多不明显,听区软骨肉瘤主要症状为进行性听力下降,逐渐发展成面瘫。

三、影像学表现

1. CT 表现　颅底软骨肉瘤常发生在颅底软骨结合部,定位在硬膜外,CT 扫描示骨质破坏,软组织成分为等或低密度,可有钙化(软骨基质),肿瘤有不同程度强化(图 7-11-1A、B)。

2. MRI 表现　T_1WI 上为等信号,T_2WI 上为不均匀高信号,增强扫描为不均匀强化(图 7-11-1C～E)。软骨肉瘤影像学特点表现与其病理改变密不可分,低度恶性软骨肉瘤多呈囊样、膨胀性改变,边界较清,部分病变有假包膜,肿瘤内

钙化明显,多无骨膜反应。高度恶性软骨肉瘤多呈溶骨性破坏,病变无明显边界、瘤组织内钙化少,多有骨膜反应,这与其生物学行为相关:高度恶性肿瘤软骨细胞分化差、侵袭性较强,毛细血管内皮细胞增生明显,瘤软骨基质钙化被生长迅速的肿瘤软骨细胞所破坏,骨皮质破坏可使皮质变薄、膨胀。当骨皮质被穿破时,可引起骨膜下新生骨,可形成软组织肿块。

四、鉴别诊断

听区软骨肉瘤最容易与脊索瘤混淆,因为两者引起的临床症状及影像学特点都极为相似,很难鉴别。脊索瘤大多数发生于中线,而颅底软骨肉瘤偏中线居一侧多见,很少一部分患者起源于中线,常与 Ollier 病或 Maffucci 综合征有关。软骨肉瘤钙化较脊索瘤常见,这些都是鉴别的要点,但最终需通过病理检查和免疫组化加以区别。

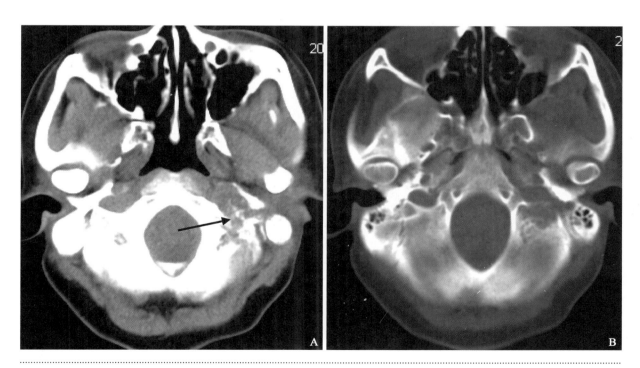

图 7-11-1A、B　**左侧颞-枕软骨肉瘤(Ⅱ级)**　CT 扫描见左侧颞-枕部骨质破坏,并可见软组织肿块,其内见斑点状钙化(箭),骨窗见病变境界尚清楚

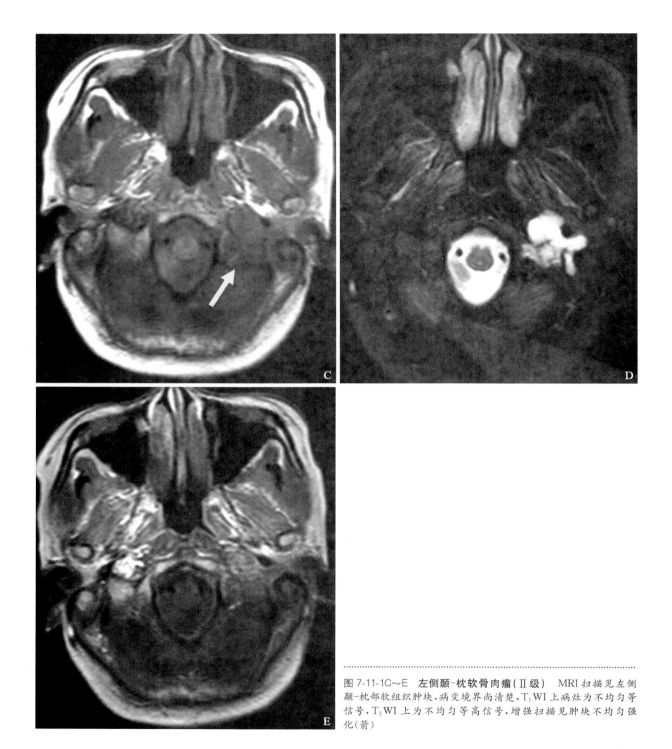

图 7-11-1C～E　左侧颞-枕软骨肉瘤（Ⅱ级）　MRI 扫描见左侧颞-枕部软组织肿块，病变境界尚清楚，T₁WI 上病灶为不均匀等信号，T₂WI 上为不均匀等高信号，增强扫描见肿块不均匀强化（箭）

内淋巴囊肿瘤

一、病因和病理

　　内淋巴囊肿瘤（endolymphatic sac tumor）含

内淋巴囊乳头状瘤、内淋巴囊腺样囊性癌等，目前用内淋巴囊低度恶性腺癌的名称较多。它是由相互交错的乳头状腺泡结构组成，其内含有毛细血管，内衬单层柱状上皮。它们分布于内淋巴囊周围的结缔组织和骨组织中。

二、临床表现

　　内淋巴囊肿瘤罕见,发病年龄 15～71 岁,平均 41 岁,无性别差异,或女多于男。常见于左侧,未发现双侧病变。单侧耳聋是最常见的症状,60%出现面神经瘫痪,50%出现耳鸣。平衡失调、面肌力下降(痉挛),病程长,平均 4.0～9.3 年。

三、影像学表现

　　1. CT 表现　内淋巴囊肿瘤中心位置在内听道和乙状窦之间岩骨后缘的前庭导水管开口为中心生长,突入桥小脑池,CT 可见前庭导水管开口扩大、破坏周围骨质,肿瘤可有钙化。随着肿瘤增大,病灶累及范围可包括迷路、内耳及颈静脉孔等骨结构,中间含有斑块状和粗刺状骨样结构,肿瘤可以呈"蜂窝状"溶蚀性骨破坏,其中心位于前庭外口周围,边缘呈"地图样"和"虫蚀样"改变(图 7-12-1A、B)。瘤内的骨样结构代表活动性骨破坏结果,而其溶蚀性骨破坏区和边缘反映了肿瘤生长速度缓慢。

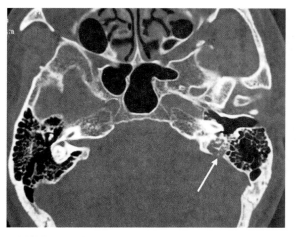

图 7-12-1A　**左侧内淋巴囊低度恶性腺癌**　CT 扫描见左侧前庭导水管开口区"蜂窝状"溶蚀性骨破坏(箭)

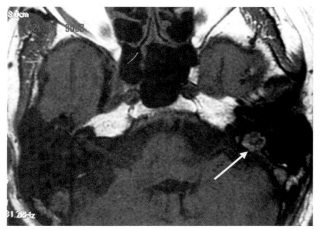

图 7-12-1B　**左侧内淋巴囊低度恶性腺癌**　MR T_1WI 上病灶为等高信号,其中见斑点状高信号(箭)

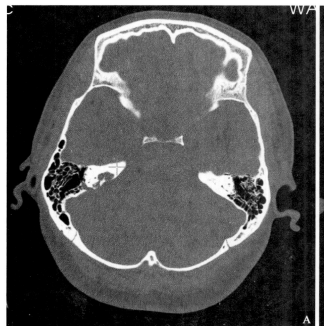

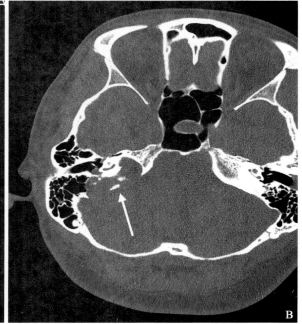

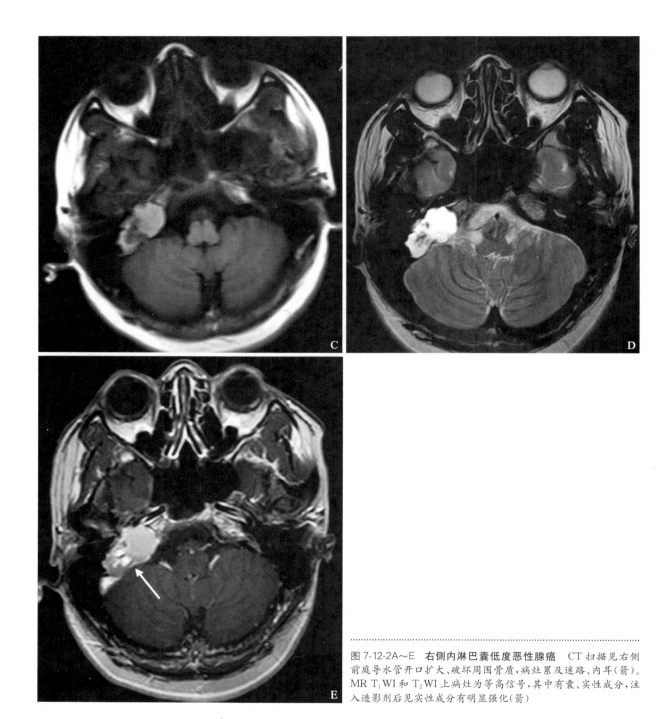

图 7-12-2A～E 右侧内淋巴囊低度恶性腺癌 CT 扫描见右侧前庭导水管开口扩大、破坏周围骨质,病灶累及迷路、内耳(箭)。MR T_1WI 和 T_2WI 上病灶为等高信号,其中有囊、实性成分,注入造影剂后见实性成分有明显强化(箭)

2. MRI 表现 T_1WI 上 80% 肿瘤内可显示高信号影,T_2WI 上也可见不均匀高信号,是内淋巴囊肿瘤特征性表现,是肿瘤内出血、含铁血黄素沉着、胆固醇结晶等的体现,病灶增强后有不均匀强化(图 7-12-2A～E)。

四、鉴别诊断

内淋巴囊肿瘤主要与颈静脉球瘤鉴别,颈静脉球瘤 CT 特征性表现是颈静脉孔的扩大,且肿瘤有明显强化。而内淋巴囊肿瘤以前庭导水管开口为中心,通常不侵犯颈静脉孔,颈静脉球瘤骨质破坏界限比较清楚,当肿瘤较大时,内淋巴囊肿瘤的溶蚀性骨破坏特征有助于两者的鉴别。

朗格汉斯细胞组织细胞增生症

一、病因和病理

朗格汉斯细胞组织细胞增生症也称为组织细胞增生症 X,它包括嗜酸性肉芽肿(eosinophilic granuloma)、韩-薛-柯病(Hand-Schuller-Christian disease)、勒-雪病(Letterer-Siwe disease)三种,三者虽然临床表现各异,但是其病理改变基本相同,在它们组织病理切片中,都可以发现 Langerhans 细胞,三者在病变发展过程中可以相互转换。嗜酸性肉芽肿主要累及骨,后两种有尿崩症、突眼或多器官播散。

二、临床表现

好发儿童、少年,多见于 3 岁以下儿童,男性多于女性。颅骨多见,病程长短不一,血嗜酸细胞增多,血沉加快。可有骨缺损,青年颞骨边界清楚的溶骨破坏提示本病。常见耳漏、耳后胀痛、传导性耳聋、外耳道肉芽肿新生物、听力下降等。本病预后良好,有的病灶可能自行愈合,但也可能又在它处复发,有此起彼伏的特点。

三、影像学表现

1. CT 表现　听区的朗格汉斯细胞组织细胞增生症可见颞骨鳞部或鼓窦、乳突区广泛骨质破坏,听小骨有时发生破坏,破坏区骨质边界清楚,形态不规则,周围无骨质硬化,其"地图样"改变是诊断该病的特点,病变会伴乳突、中耳内软组织肿块,具有中高度强化(图 7-13-1A、B)。

2. MRI 表现　扫描可见病变区域境界清楚,但颞骨鳞部、中耳、内耳、鼓窦、乳突区结构显示不清,广泛骨质破坏,T_1WI 上病变区域呈等信号,T_2WI 上为不均匀等、高信号,注入造影剂后病变强化比较明显,并可见颗粒状信号改变(图 7-13-1C～F)。

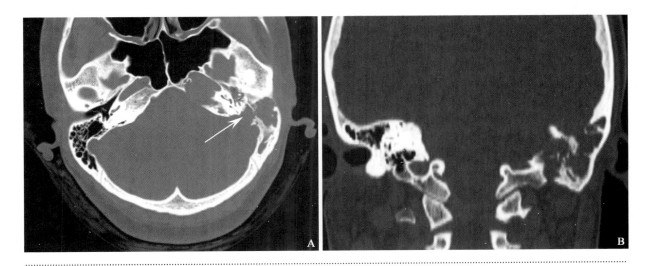

图 7-13-1A、B　左侧颞骨(听区)朗格汉斯细胞组织细胞增生症　CT 扫描见左侧颞骨鳞部、岩部、鼓窦、乳突区广泛骨质破坏吸收,边界清楚,形态不规则,周围无骨质硬化(箭)

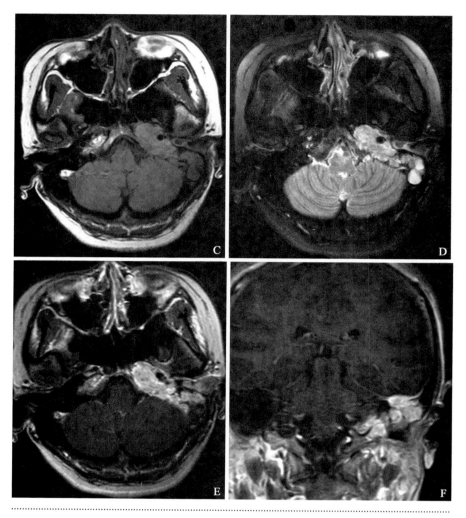

图 7-13-1C~F　左侧颞骨(听区)朗格汉斯细胞组织细胞增生症　MR 扫描可见病变区域境界清楚的软组织肿块,T_1WI 上肿块呈等信号,T_2WI 上为不均匀等、高信号,注入造影剂后病灶强化比较明显

四、鉴别诊断

　　听区朗格汉斯细胞组织细胞增生症要与颅底的横纹肌肉瘤相鉴别,虽然两者多数发生在儿童和少年,但是横纹肌肉瘤恶性度高、侵袭性强、病变进展快、病变区骨质破坏范围大、病变境界不清,呈虫蚀样改变,并可见软组织肿块。而朗格汉斯细胞组织细胞增生症预后好,有的小病灶可能自行愈合,病变区域境界清楚(详见本章横纹肌肉瘤节)。

(王　丹　陆　靖　宋国平　殷善开)

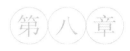

神经血管区肿瘤和肿瘤样病变

颈静脉球瘤

一、病因和病理

颈静脉球瘤（glomus jugular tumor）是化学感受器瘤的一种，也称为副神经节瘤。颈部副神经节瘤来源于神经嵴的细胞，这部分细胞在胚胎发育过程中，经迁移而分散在身体各处，如肾上腺、头、颈、纵隔、后腹膜等，它们聚集成副神经节，可分为肾上腺内和肾上腺外两类，位于肾上腺内者即为嗜铬细胞瘤，位于肾上腺外者很少有功能。在颈部主要有位于颈动脉分叉处的颈动脉体瘤、位于颈静脉孔区域的颈静脉球瘤和位于迷走神经部位的迷走神经副神经节瘤，其病理基础为肿瘤细胞呈巢状结构，周围富有血窦组织。

颈静脉球瘤临床上无特异性体征，常常因为肿瘤侵犯到颞骨和耳道，出现相应症状来就诊，颈静脉球瘤发生于颅底颈静脉孔区域，它系富血供肿瘤。

二、临床表现

临床上无特异性体征，常常因为肿瘤侵犯到颞骨和耳道，出现相应症状来就诊，主要的临床表现是患侧耳部闷胀感，听力逐步下降，当肿瘤较大时，会对周围组织压迫，产生相应的症状。

三、影像学表现

1. CT 表现　颈静脉球瘤 CT 特征性表现是颈静脉孔的扩大，常伴有周围颞骨的骨质破坏和吸收，肿瘤常侵及内耳、中耳和外耳道（图 8-1-1A）。

2. MR 表现　横断面 T_1WI 上颈静脉孔区等信号的肿块影，T_2WI 上肿瘤不均匀的信号增高，注入造影剂后见肿瘤明显强化，冠状面图像可见肿瘤沿颈静脉孔向下呈锥形生长，边界清楚、有包膜，可有明显强化（图 8-1-1B~E）。在 MR 图像上有时还可见到具有经典的影像学特征："椒盐征"，这是瘤体内流空的血管低信号断面与肿瘤实质部呈现的高信号相间，如同胡椒撒在白盐中（图 8-1-1C、E）。

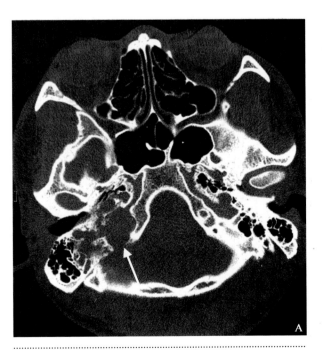

图 8-1-1A　**右侧颈静脉球瘤**　CT 平扫骨窗重建见左侧颈静脉孔扩大，伴周围骨质破坏、吸收（箭）

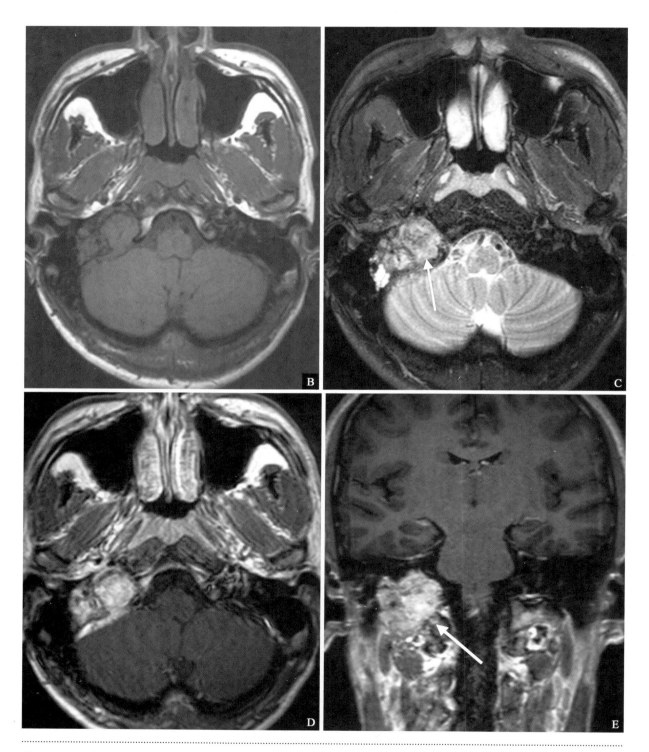

图 8-1-1B～E　**右侧颈静脉球瘤**　MR 横断面 T₁WI 上右侧颈静脉孔区见等信号的肿块影(箭)，T₂WI 上肿瘤呈不均匀的等信号，并可见高低信号相间的"椒盐征"(箭)，注入造影剂后见肿瘤明显强化，冠状面 T₁WI 增强图像可见肿瘤沿颈静脉孔向下呈锥形生长，有明显不均质强化(箭)

四、鉴别诊断

1. 颈动脉体瘤　也是化学感受器瘤的一种，但它位于颈动脉分叉处，肿瘤将颈内动脉与颈外动脉夹角撑开、增大，这是颈动脉体瘤的特征性影像学表现。由于瘤体内血管非常丰富，肿瘤有明显的强化。在 MR T_1WI 上,由于瘤体内多数蜿行的血管内快速流动的血液产生的流空效应,在瘤体内可见不规则混杂低信号,这也是颈动脉体瘤在 MRI 上的特征性表现。

2. 颈部神经鞘瘤　CT 和 MRI 显示肿块位于颈动脉鞘内,境界清楚,密度、信号均匀,它与颈静脉球瘤的不同主要是血供不如它丰富,且不会有颈静脉孔的扩大和骨质破坏、吸收的表现。

颈 动 脉 体 瘤

一、病因和病理

颈动脉体瘤(carotid body tumor)也是化学感受器瘤或副神经节瘤的一种,来源于神经嵴的细胞,这部分细胞在胚胎发育过程中,经迁移而分散在身体各处,如肾上腺、头、颈、纵隔、后腹膜等,它们聚集成副神经节。位于颈动脉分叉处的颈动脉体瘤,其病理基础为肿瘤细胞呈巢状结构,周围富有血窦组织。颈动脉体瘤多数位于咽旁间隙内

颈动脉分叉部,其病理基础为肿瘤细胞呈巢状结构,周围富有血窦,因此形成影像学上强化明显、有血管流空的症像,这是区分其他肿瘤的重要症像。

二、临床表现

颈动脉体瘤的位置在颈内动脉与颈外动脉的分叉处,比颈静脉球瘤的位置低,因此通常可以摸到颈内侧逐渐增大的肿块,肿块单发、无痛性、质地中等、境界清、相对固定。

三、影像学表现

1. CT 表现　患者大多为上颈部发现逐渐增大的肿块来就诊,肿块多为椭圆形,边界清楚。CT 平扫可见患侧咽旁间隙内等密度肿块,边界清楚,呈等密度且均匀,增强后有明显强化,在 CTA 图像上可见颈内动脉与颈外动脉夹角被瘤体撑开、增大这一特征性影像学表现(图 8-2-1A～C),由于瘤体内血管非常丰富,快速流动的血液产生的流空效应。

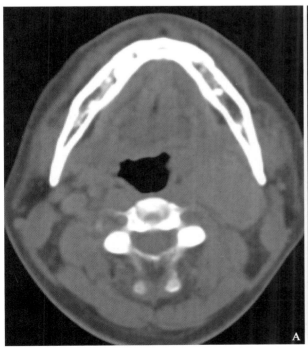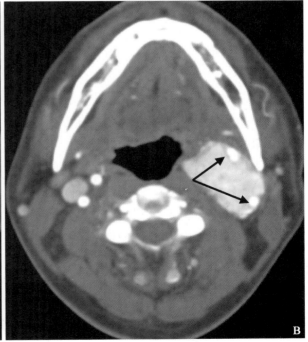

图 8-2-1A、B　**左侧颈动脉体瘤**　CT 平扫可见左侧咽旁间隙内等密度肿块,边界清楚,呈等密度且均匀,增强后有明显强化,并可见颈内动脉与颈外动脉夹角被瘤体撑开(箭)

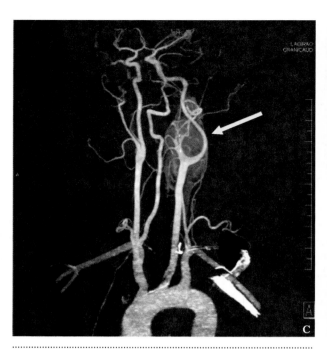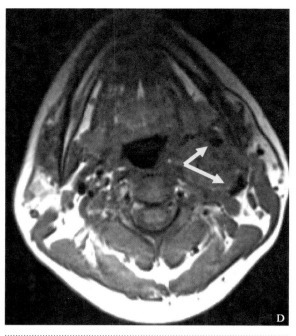

图 8-2-1C **左侧颈动脉体瘤** CTA 可见颈内动脉与颈外动脉夹角被瘤体撑开、增大（箭）

图 8-2-1D **左侧颈动脉体瘤** MR T₁WI 上瘤体内不规则混杂低信号，颈内、外动脉夹角增大（箭）

2. MRI 表现 T₁WI 上瘤体内不规则混杂低信号（图 8-2-1D），这是在瘤体内匍行的血管影，它是颈动脉体瘤在 MRI 上特征性表现。

四、鉴别诊断

1. 颈静脉球瘤 也是化学感受器瘤的一种，发生于颅底颈静脉孔区域，它也副血供肿瘤，可以明显强化。颈静脉球瘤等特征性表现是颈静脉孔的扩大，并有骨质破坏和吸收，肿瘤可侵及中耳、颅底或外耳道，肿瘤多为类圆形，边界清楚、有包膜。在 MRI 图像可见到具有经典的影像学特征："椒盐征"，这是瘤体内流空的血管低信号断面与肿瘤实质部呈现的高信号相间，如同胡椒撒在白盐中。

2. 颈部神经鞘瘤 CT 和 MRI 显示肿块位于颈动脉鞘内，境界清楚，密度、信号均匀，它与颈动脉体瘤的不同主要是血供不如它丰富，且不会有颈内动脉与颈外动脉夹角被瘤体撑开、增大这一特征性影像学表现。

3. 腮腺深叶混合瘤 咽旁间隙传统上被分为茎突前和茎突后两个区域，茎突前部原发肿瘤

多数来自腮腺深叶，以混合瘤最为多见，它与下颌骨与茎突之间呈哑铃状生长，颈动脉间隙向内侧、向后移位。但是少数来自咽腔小涎腺的肿瘤，则将颈动脉鞘向外推移，要注意鉴别。

4. 巨大淋巴结增生症（castleman） 纵隔及颈部多见，临床上无痛性淋巴结肿大为特点，肿块多为圆形或椭圆形，较大，最大直径可达 10 cm。肿块边界清楚，血供丰富，少有出血、坏死。巨大淋巴结增生症病因不明，可能与慢性炎症、免疫功能异常等因素有个。它一般沿颈部淋巴链走行、分布，根据颈动脉间隙定位可与神经鞘瘤以鉴别。

5. 定位鉴别 咽旁间隙内还有淋巴瘤、转移瘤等根据病史和颈动脉间隙定位可进行鉴别。

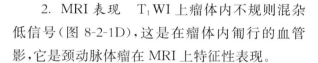

神 经 鞘 瘤

一、病因和病理

颈部神经鞘瘤多数位于咽旁间隙内，咽旁间隙传统上被分为茎突前和茎突后两个区域，茎突前间隙原发肿瘤多数来自腮腺深叶，以混合瘤最

为多见。茎突后间隙含有后四组脑神经以及颈鞘血管,因此茎突后间隙的原发肿瘤与血管神经成分有关,常见有副神经节瘤和神经鞘瘤、神经纤维瘤等。神经鞘瘤单发、生长缓慢、有包膜,系起源于神经鞘膜施万细胞的良性肿瘤,由于对周围组织结构没有侵犯,又受到下颌骨和胸锁乳突肌的遮盖,肿瘤可以长得较大而不被发现。

颈部神经鞘瘤多来源于交感或迷走神经,肿块较大时出现第Ⅸ、第Ⅹ、第Ⅺ、第Ⅻ对脑神经受压的相应体征。颈动脉间隙内包含颈交感神经、颈总动脉(T4水平以上分为颈内、颈外动脉)、迷走神经、颈内静脉,它们由内向外按序排列:交感神经位于颈动脉的内侧深面、迷走神经位于颈总动脉(或颈内动脉)与颈内静脉之间的深面。因此,根据颈动脉和颈内静脉的走向来可以判断肿瘤是否神经鞘瘤,也可以确定肿瘤是来自交感神经还是迷走神经。

二、临床表现

颈部神经鞘瘤患者通常没有明显症状,自诉无明显不适。肿瘤较大时有患侧颈部饱胀感,患侧颌下深面可摸及肿块、质地中等、境界清、相对固定。无压痛,实验室检查无特殊发现。

三、影像学表现

1. CT表现　颈部神经鞘瘤的CT平扫多为均匀等密度肿块,边界清楚,增强后肿瘤轻度强化,而副神经节瘤由于血供丰富,可见明显强化,这也是区分两者的重要症像(图8-3-1A、B)。

2. MRI表现　检查可见肿瘤边界清晰、有包膜,T_1WI上肿块呈均匀等信号,T_2WI抑脂像上呈稍高信号,增强时肿块可轻度强化,肿瘤可有囊变(图8-3-1C~E)。根据肿瘤细胞成分变化,有的肿瘤可以不均匀强化,也有的可伴有钙化。

由于颈动脉间隙内颈交感神经、颈内总动脉、迷走神经、颈内静脉由内向外按序排列,因此来源于交感节的神经鞘瘤通常将颈内动脉和颈内静脉一起向外前推压、移位。而来源于迷走神经的神经鞘瘤则将颈内动脉与颈内静脉分开,向两边移位(图8-3-1F、G)。

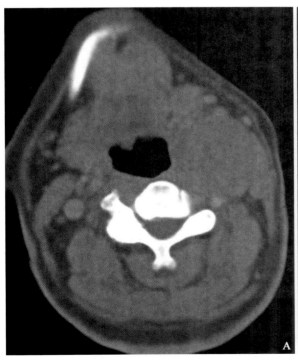
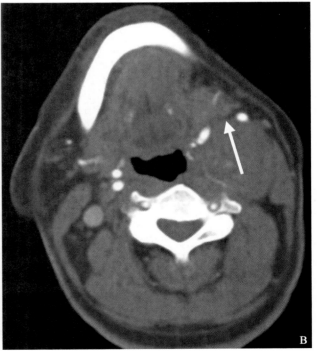

图8-3-1A、B　**左侧咽旁(迷走)神经鞘瘤**　CT平扫见左侧咽旁间隙等密度肿块,肿块轻度强化,见颈内动脉(内侧)和颈内静脉(外侧)向前移位,两者分离约120°(箭)

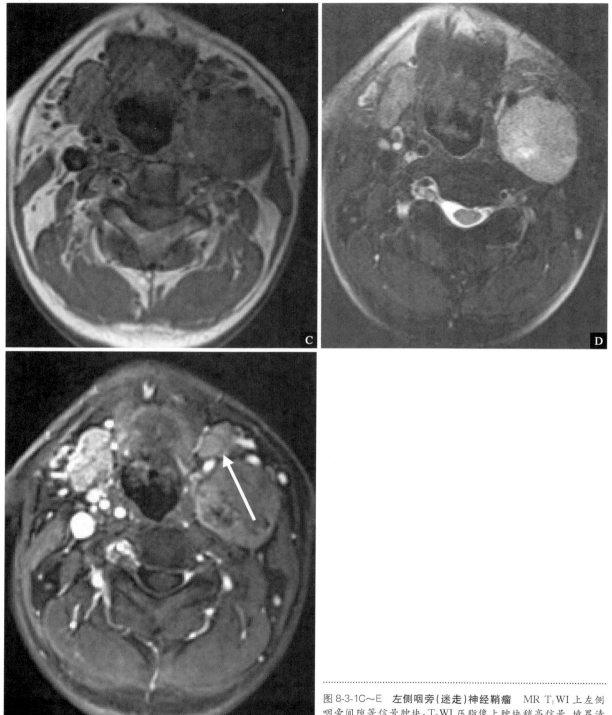

图 8-3-1C～E　左侧咽旁(迷走)神经鞘瘤　MR T₁WI 上左侧咽旁间隙等信号肿块,T₂WI 压脂像上肿块稍高信号、境界清晰,增强扫描见肿块不均匀强化,颈内动脉(内侧)和颈内静脉(外侧)向前移位,两者分离约 120°(箭)

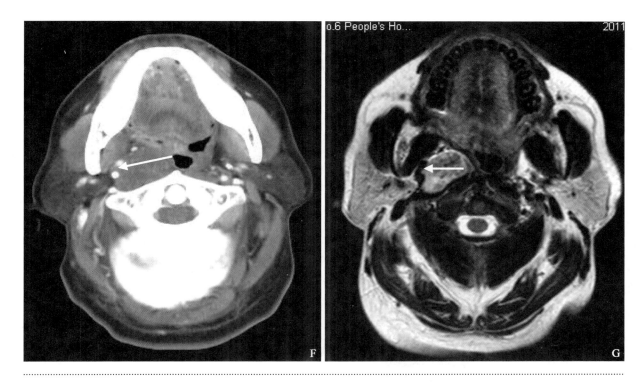

图 8-3-1F、G　右侧咽旁(交感)神经鞘瘤　CT 增强扫描和 MR T_2WI 上见颈内动脉和颈内静脉一致向外侧移位(箭)

根据增强以后颈内动脉和颈静动脉的位置，我们可以判断神经鞘瘤来源于交感神经或迷走神经，这对于头颈外科医生制定手术方案是非常重要的，尤其是源于交感神经节的神经鞘瘤，手术中要注意保护交感神经，否则术后会发生霍纳综合征。

四、鉴别诊断

1. 颈动脉体瘤　它位于颈动脉分叉处，肿瘤的强化比神经鞘瘤要明显得多，肿瘤将颈内动脉与颈外动脉夹角撑开、增大，这是颈动脉体瘤的特征性影像学表现。在 MR T_1WI 上，由于瘤体内多数匍行的血管内快速流动的血液产生的流空效应，在瘤体内可见不规则混杂低信号，这也是颈动脉体瘤在 MRI 上的特征性表现。

2. 腮腺深叶混合瘤　咽旁间隙传统上被分为茎突前和茎突后两个区域，茎突前部原发肿瘤多数来自腮腺深叶，以混合瘤最为多见，它与下颌骨与茎突之间的骨性通道呈哑铃状生长，颈动脉间隙向内侧、向后移位。但是少数来自咽

腔小涎腺的肿瘤，则将颈动脉鞘向外推移，要注意鉴别。

3. 巨大淋巴结增生症(castleman)　纵隔及颈部多见，临床上无痛性淋巴结肿大为特点，肿块多为圆形或椭圆形，较大，最大直径可达 10 cm。肿块边界清楚，血供丰富，少有出血、坏死。巨大淋巴结增生症病因不明，可能与慢性炎症、免疫功能异常等因素有关。它一般沿颈部淋巴链走行、分布，根据颈动脉间隙定位可与神经鞘瘤鉴别。

高位颈静脉球

一、病因及临床表现

颈静脉孔由颞骨岩部的颈静脉切迹与枕骨颈静脉切迹围绕而成，其内口与乙状窦沟连接，外口与舌下神经管以一层薄骨板相隔，颈静脉孔内主要有颈内静脉，其他还有舌咽神经、迷走及副神经及咽升动脉脑膜支，颈内静脉与脑静脉(乙状窦)

在颈静脉孔内连接,称为颈静脉球,两侧颈静脉孔大小可以不对称,通常右侧大于左侧。两侧颈静脉孔一般位于下鼓室下方。

高位颈静脉球系一侧颈静脉孔位置升高,最高者可突入鼓室。高位颈静脉球者可有耳闷、耳鸣、听力下降等临床症状。

二、影像学表现

可以发现患侧颈静脉孔位置升高,注入造影剂后可见颈静脉球有造影剂均匀充盈,并与颈内静脉和乙状窦连接。颈静脉孔内壁骨质光整,这些可以与颈静脉球瘤和其他肿瘤鉴别(图 8-4-1A、B)。

三、鉴别诊断

高位颈静脉球主要与颈静脉球瘤鉴别诊断,颈静脉球瘤与高位颈静脉球都位于颈静脉孔,高位颈静脉球时,颈静脉孔内壁骨质光整,注入造影剂后可见颈静脉球有造影剂均匀充盈,而颈静脉

球瘤时颈静脉孔壁有骨质虫蚀样破坏、吸收,增强时肿瘤强化明显但不均匀。

静脉窦栓塞

一、病因和病理

乙状窦静脉栓塞分感染和非感染两种病因,感染常见于中耳乳突炎、鼻旁窦炎,感染灶经导静脉和板障静脉漫延而来,非感染性常常因严重外伤、消耗性疾病、恶病质、充血性心力衰竭、妊娠等。病理上可见病变部位脑膜紧张,脑回变平,静脉充血,严重者蛛网膜下腔可出血,切面可见脑水肿和出血性脑梗死。

二、临床表现

临床表现不典型,一是局灶性神经症状,如肢体瘫痪、全身或局部抽搐、脑神经麻痹等。二是全身症状,如发热、意识障碍、头痛、呕吐等。

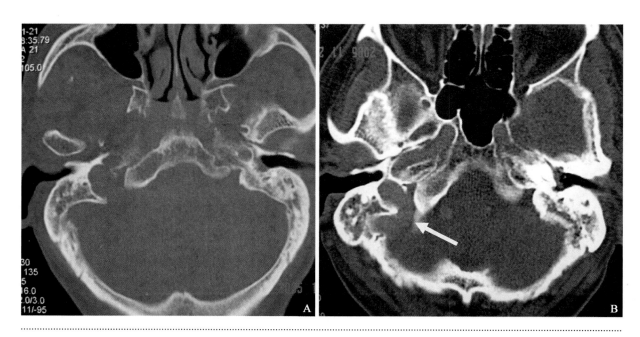

图 8-4-1A、B　右侧高位颈静脉球　CT 平扫见右侧颈静脉孔扩大、位置升高,颈静脉孔内壁骨质光整,注入造影剂后可见颈静脉球有造影剂均匀充盈,并与颈内静脉和乙状窦连接(箭)

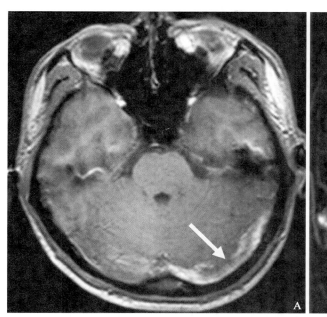
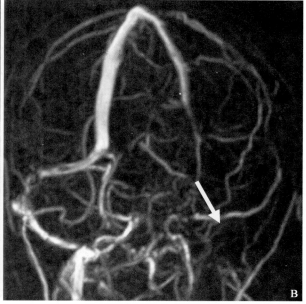

图 8-5-1A、B　**左侧乙状窦静脉栓塞**　MRI 横断面 T_1WI 上可以看到左侧乙状窦内的血栓呈高信号表现(箭)，MRV 可以看到左侧乙状窦没有造影剂充盈(箭)

三、影像学表现

对乙状窦静脉栓塞高度敏感，横断面 T_1WI 上可以看到乙状窦内的血栓呈高信号表现，MRV 可以看到患侧静脉窦没有造影剂充盈（图 8-5-1A、B），此外，还可以看到脑组织水肿、坏死形成的片状异常信号，其部位与阻塞的静脉部位有关。

动 脉 瘤

一、病因和病理

颅内动脉瘤约 95％ 发生在颈内动脉，多数病例在 40 岁以后发病，女性多于男性。按动脉瘤的病因分类，可分为先天性、损伤性、感染性和动脉硬化性等。按大小分类，<1 cm 的为一般性动脉瘤，>1 cm 的为大动脉瘤。51％ 的自发性蛛网膜下腔出血是由于动脉瘤破裂所致。

二、临床表现

在破裂出血前，动脉瘤没有明显症状，少数因为影响到邻近神经或脑结构而会有一些相应症状，表现为动眼神经麻痹症状，如眼睑下垂、瞳孔扩大、幻视等。一旦动脉瘤破裂出血就会引起蛛网膜下腔出血或颅内血肿，表现为剧烈头痛、恶心呕吐和精神症状，甚至偏瘫。

三、影像学表现

侧颅底的颈内动脉瘤通常出现在颈内动脉管内口处，小的动脉瘤 CT 和 MRI 较难发现，需要 DSA 检查。

1. CT 表现　小的动脉瘤 CT 不容易发现，侧颅底大的动脉瘤，可以在鞍旁见到类圆形的高密度影（图 8-6-1A）。

2. MRI 表现　在动脉瘤内没有血栓形成的情况下，MR T_1WI 和 T_2WI 上可见瘤内的"流空现象"，动脉瘤表现为低信号或无信号病灶。如果动脉瘤内有血栓形成，那么病灶根据血栓的多少，出现不同的混杂信号（图 8-6-1B～E）。

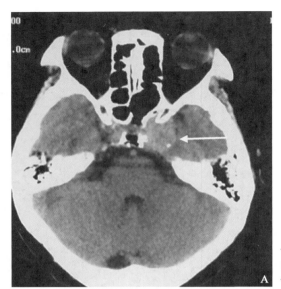

图 8-6-1A　**左侧颈内动脉虹吸部动脉瘤**　CT 扫描见左侧鞍旁类圆形高密度影（箭）

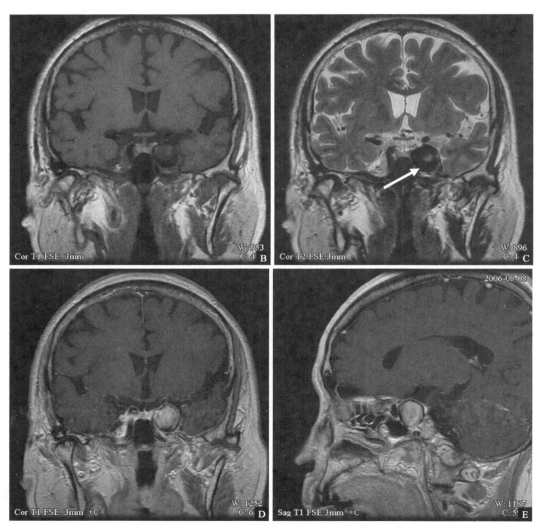

图 8-6-1B～E　**左侧颈内动脉虹吸部动脉瘤**　颅颈部冠状位 MRI 扫描，T_1WI、T_2WI 上左侧鞍旁类圆形病灶，呈混杂信号，病灶内有明显"流空现象"（箭）。增强时见动脉瘤明显强化

四、鉴别诊断

较小的动脉瘤要和一些正常的血管结构相鉴别,如血管襻、静脉突起等,较大的动脉瘤要和脑膜瘤、垂体瘤、颅咽管瘤等鉴别,动脉瘤清楚的边界以及"流空现象"、血栓形成征象和明显强化等影像学表现,可以与其他病变鉴别。

软 骨 瘤

一、病因和病理

在胚胎发育时,颅骨的骨化分为骨膜内化骨和软骨内化骨。额骨垂直部、顶骨、颞骨、枕骨鳞部等颅盖属于骨膜内化骨。而额骨水平部、筛骨筛板、蝶骨、岩骨、枕骨大部属于软骨内化骨,这是颅底软骨瘤发病的组织胚胎学基础。而侧颅底的骨缝、裂较多,如岩枕缝、蝶岩缝、枕乳缝、蝶枕软骨联合,以及破裂孔、海绵窦、翼腭窝等,它们更是含有软骨成分,因此软骨瘤发生的机会较多,但软骨肉瘤的恶性度不如骨肉瘤高。

二、临床表现

软骨瘤进展缓慢,因此症状多不明显,但是肿瘤若侵犯周围结构,或者肿瘤长得比较大时会产生一系列相应部位和器官的症状,若肿瘤长得较快时,要考虑恶性(软骨肉瘤)的可能。

三、影像学表现

1. CT 表现　侧颅底神经血管区软骨瘤与其他部位软骨瘤的影像学表现类似,CT 可见边缘清楚的类囊状骨缺损伴轻度膨胀和部分硬化边缘的骨破坏,有时可见边缘模糊、弥漫浸润、不规则骨破坏,肿瘤内常见钙化或骨化,钙化呈斑点状。骨破坏区周围见软组织肿块,注入造影剂后,肿瘤中央部分中等度增强、边缘明显强化(图 8-7-1A～C)。

2. MRI 表现　可见病变区异常信号,肿瘤内含较多软骨和黏液组织,因此 T_1WI 上为等低信号,T_2WI 上为高信号,肿瘤边界较为清楚,增强扫描见软骨组织不强化而间隔组织有轻度强化(图 8-7-1D)。

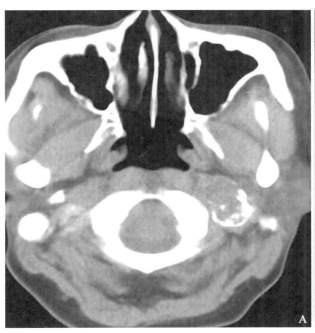

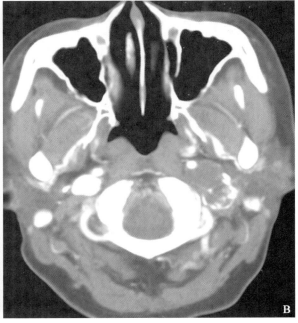

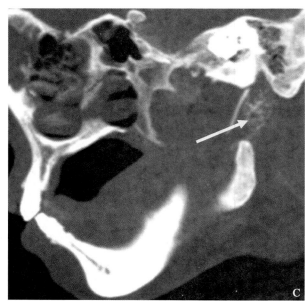
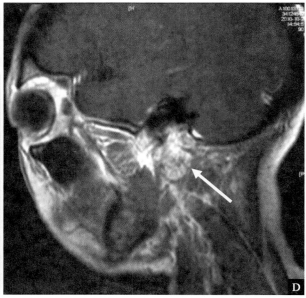

图 8-7-1A～D　左侧颈静脉孔区软骨肉瘤　CT 平时见左侧颈静脉孔区病灶,周边见不规则环形钙化,注入造影剂后,肿瘤强化不明显。斜矢状面重建见左侧茎突(箭)后方颈静脉孔区钙化团块,MR T$_1$WI 增强见肿块内软骨间隔组织不规则强化(箭)

四、鉴别诊断

　　颈静脉孔区的软骨瘤要与颈静脉球瘤鉴别,主要鉴别点是:颈静脉球瘤系副神经节瘤,血管非常丰富,因此强化十分明显,而软骨瘤的强化不明显。软骨瘤可以有壳样钙化,而颈静脉球瘤的钙化多为散在钙化。另外,软骨瘤内含较多软骨和黏液组织,因此 T$_2$WI 上为高信号,而颈静脉球瘤没有这样的表现。

巨淋巴结增生症

一、病因和病理

　　巨淋巴结增生症又称 Castleman 病,临床上以无痛性淋巴结增大为特点,其病因至今不明,可能与慢性炎症反应、服用某些药物、免疫功能异常等因素有关。其主要病理改变是淋巴组织和小血管肿瘤样增生,病理上分为透明血管型、浆细胞型和中间型。巨淋巴结增生症多数为良性,但少数可发展为其他肿瘤,如淋巴瘤、浆细胞瘤、Kaposi肉瘤、树突状网织细胞肉瘤、血管瘤、血管脂肪瘤样错构瘤等。

二、临床表现

　　巨淋巴结增生症好发于青年,女性常见(男女比例 1∶3～1∶4),多数无症状,部分病例有全身症状,如发热、乏力、盗汗、贫血、血沉加快等。

三、影像学表现

　　颈部巨淋巴结增生症通常单个或多个软组织肿块,圆形或椭圆形,直径可以达到 10～20 cm,边缘多光整、与周边结构分界清楚。CT 平扫时呈稍高均匀密度,可以看到钙化,注入造影剂后,肿块明显均匀强化(图 8-8-1A、B)。

四、鉴别诊断

　　巨淋巴结增生症要与颈动脉体瘤和神经鞘瘤

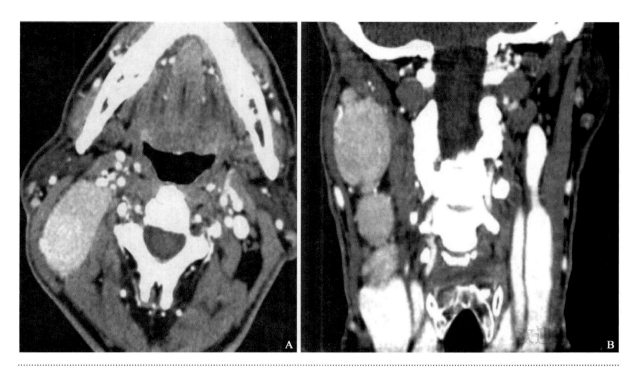

图 8-8-1A、B　**右侧颈部巨淋巴结增生症**　CT 颈部增强扫描见右侧颈血管鞘内多个卵圆形肿块,大者直径可以达到 10 cm,边缘光整、与周边结构分界清楚,具明显均匀强化

鉴别,颈动脉体瘤位于颈动脉分叉处,肿瘤将颈内动脉与颈外动脉夹角撑开、增大,这是颈动脉体瘤的特征性影像学表现。神经鞘瘤通常将颈内动脉和颈内静脉一起向外前推压、移位,或将颈内动脉与颈内静脉分开,向两边移位,神经鞘瘤通常不会像巨淋巴结增生症和颈动脉体瘤那么明显、均匀的强化。

转　移　瘤

一、病因和病理

　　侧颅底转移瘤常源于头颈部恶性肿瘤包括鼻咽癌、鼻窦癌以及乳腺癌、肾癌等,颅中窝底转移瘤稍多见。

二、临床和影像学表现

　　侧颅底转移瘤通常可以见到局部颅底骨质破坏,以溶骨性骨破坏较常见,骨质破坏呈虫蚀样,周围见软组织肿块境界模糊,分界不清,一般无骨膜反应,注入造影剂后病灶可明显强化(图 8-9-1A～C)。

三、鉴别诊断

　　侧颅底血管神经区转移瘤主要与颈静脉球瘤、颞骨肿瘤以及软骨瘤相鉴别,根据肿瘤病史以及侧颅底血管神经区骨破坏的方式、强化特点可以鉴别。

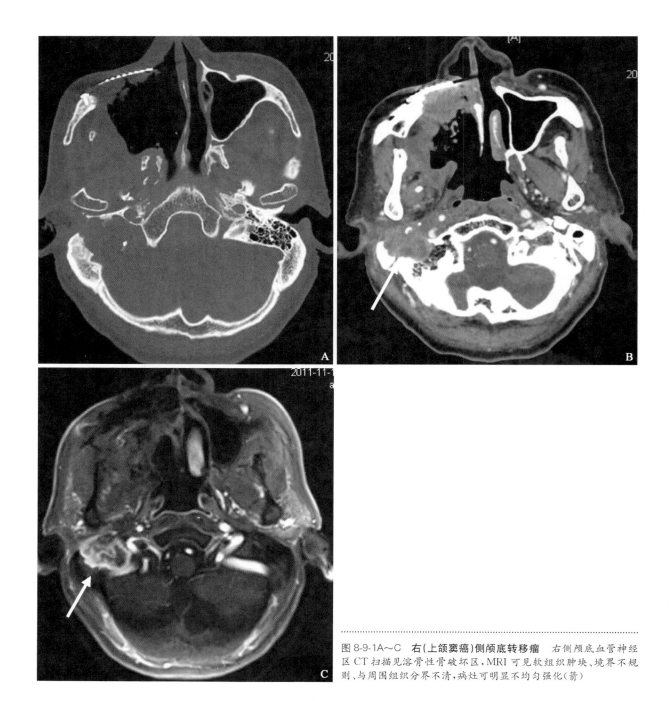

图 8-9-1A～C 右(上颌窦癌)侧颅底转移瘤 右侧颅底血管神经区 CT 扫描见溶骨性骨破坏区,MRI 可见软组织肿块、境界不规则、与周围组织分界不清,病灶可明显不均匀强化(箭)

（庄奇新 李玉华 易红良）

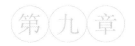

听区发育畸形

先天性内耳畸形

内耳主要由头部外胚层形成的耳泡演变而来,蜗管最早发育,耳窝发育在胎龄 8～10 周完成。球囊、椭圆囊和前庭导水管的发育在第 11 周完成,半规管的发育在第 19～22 周完成(图 9-1-1、图 9-1-2)。

先天性内耳畸形(congenital inner ear malformation)系指发生在胎儿期、围生期已经存在的内耳畸形,是儿童感音性耳聋的主要原因。先天性内耳畸形的病因多为遗传因素,包括基因、染色体异常等因素,以及母体受到感染、药物、射线等影响而导致内耳发育停止或变异。

先天性内耳畸形可发生在骨迷路(约占 20%)或膜迷路(约占 80%),膜迷路的畸形目前影像学检查还不能显示,而精细的影像学检查可以显示骨迷路的形态学异常。

● Michel 畸形

一、病理特点

Michel 畸形多为药物、病毒感染、遗传等因素引起胚胎早期发育障碍所致,胚胎不同时期发育障碍将导致不同的内耳畸形。胚胎 3 周,耳基

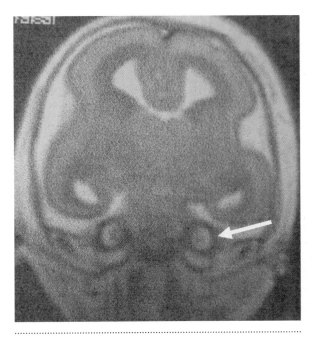

图 9-1-1 胎儿 14 周头颅冠状面 MR T$_2$WI 见双侧耳窝已经发育(箭)

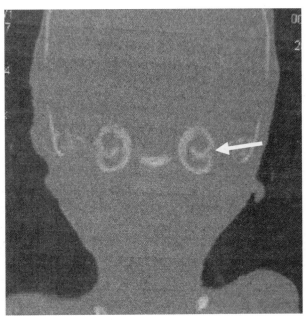

图 9-1-2 胎儿 22 周头颅 CT 冠状面重建图像 见双侧耳窝已经发育(箭)

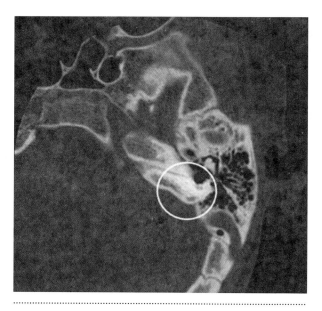

图9-1-3 **左耳 Michel 畸形** CT 扫描示左侧岩骨发育小,耳蜗及半规管均未发育,呈硬骨块状

板发育障碍,可导致内耳完全不发育,形成 Michd 型内耳畸形。Michel 畸形是内耳的严重畸形,内耳几乎完全不发育。

二、影像学表现

CT 上可见内耳尚停留于听泡阶段,岩骨

发育小,耳蜗、前庭及半规管均未发育,有的呈硬骨块,有的融合为一小腔或大空腔,同时伴内耳道狭窄或未发育,乳突、鼓室腔可不含气(图 9-1-3)。

● **Mondini 畸形**

一、病理特点

Mondini 畸形是由于胚胎 7 周发育障碍所致,耳蜗只有 1 圈半,耳蜗基底圈正常,顶圈和第二圈融合,并且骨螺旋板、鼓阶、前庭阶缺如,内淋巴管(囊)、前庭导水管、半规管常伴随畸形。

二、影像学表现

为耳蜗仅 1.5 周,耳蜗底圈正常,中圈和顶圈融合,可伴前庭导水管扩大、前庭扩大、内耳道底发育不全等。畸形严重程度仅次于 Michel 型,特点是耳蜗未发育,前庭发育不良,多表现为前庭腔增大,半规管短小,变粗。尤其以外半规管为明显(图 9-1-4A、B)。

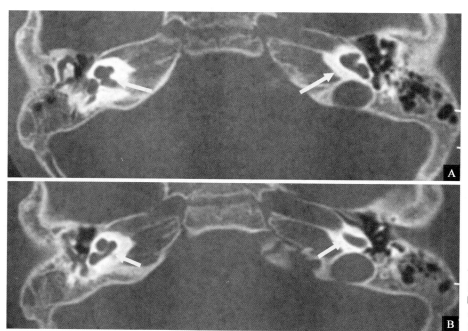

图 9-1-4A、B **双侧内耳 Mondini 畸形** CT 横断面图像示双侧耳蜗仅 1.5 周,耳蜗中圈、顶圈融合(箭)

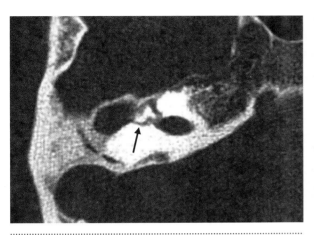

图 9-1-5　**右侧耳窝发育不全**　CT 横断面示右侧耳蜗显示形态小而不规则(箭),半规管可见

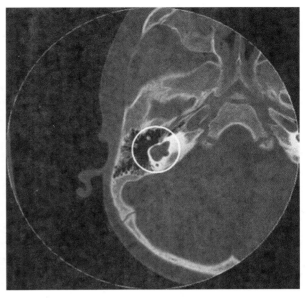

图 9-1-6　**右耳共腔畸形**　CT 横断面示右侧耳蜗、前庭合并呈较大囊腔(圈)

● 耳窝未发育或发育不全

一、病理特点

耳蜗未发育系怀孕 3 周末,胚胎发育停止所致,患者完全没有听力,占耳窝发育畸形的 3%左右。表现为耳蜗缺如,前庭可正常、扩大或发育不全。耳蜗发育不全系胚胎发育停止发生在孕 6 周,占耳窝发育畸形的 15%左右。

二、影像学表现

耳窝未发育 CT 表现为耳蜗完全缺失,看不见耳蜗结构,但前庭和半规管可正常或发育不良。

耳窝发育不全者,耳蜗和前庭相互可区分,但耳蜗发育较小,内腔无扩大,螺旋少于 2 周,底回正常亦可异常,中、顶回常融合,中轴变小,可见内阶间隔,前庭常扩大并伴有半规管畸形。CT 表现为内耳道伸出的小芽状结构,耳蜗发育短小(图9-1-5)。

● 共腔畸形

一、病理特点

共腔畸形系孕 4 周时胚胎发育停止所致,此时,听板已分化成"听囊",但耳蜗和前庭始基尚未形成,两者不能相互区分,两者可融合为一腔,缺乏内部结构。患者可以有部分听力,人工耳蜗植入有效。

二、影像学表现

为耳蜗和前庭融合呈一囊状结构,不能区分两者结构,有时中间可见骨性分隔,分为两个囊腔。可伴内耳道狭窄、内耳道底发育不全、垂直半规管发育不全、水平及后半规管不发育等(图9-1-6)。

● 前庭畸形

一、病理特点

前庭畸形包括 Michel 畸形、共同腔畸形、前

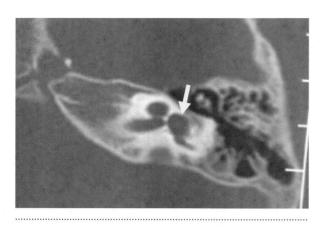

图 9-1-7　**左耳前庭畸形**　CT 横断面示左耳前庭扩大，呈较大囊腔（箭），水平半规管短小

庭缺失、前庭发育不全、前庭扩大等。其中，前庭扩大是最常见的前庭畸形，正常人前庭最大横径不超过 3.2 mm。临床上，常常伴有感音神经性耳聋。

二、影像学表现

主要为前庭扩大，若前庭横断面左右径超过 3.4 mm，冠状面左右径超过 3.2 mm，可诊断为前庭扩大畸形。前庭畸形常伴各半规管发育不良，尤多见水平半规管短小或缺如，或与水平半规管融合成囊状（图 9-1-7）。

● 半规管畸形

一、病理特点

半规管畸形包括半规管缺失、半规管发育不

全、半规管扩大等，以外侧半规管畸形最常见，大约 40% 的耳蜗畸形病例同时伴有外半规管畸形，少数情况下外半规管畸形可以单独存在。外半规管 - 前庭畸形（vestibular-lateral semicircular canal dysplasia）是半规管畸形的一个亚型，最为多见，除半规管短、粗外，还合并前庭扩大。

二、影像学表现

为半规管短小、缺如、融合、扩大、局部变细、总骨脚缺如等，可单独发生，也可伴有其他内耳畸形同时发生。半规管部分缺如或可与前庭融合呈囊腔（图 9-1-8）。

● 前庭导水管畸形和耳窝导水管畸形

一、病理特点

主要包括前庭导水管扩大（enlarged vestibular aqueduct）和耳蜗导水管扩大（enlarged cochlear aqueduct）。以前庭导水管扩大多见，以大前庭导水管综合征为主，是目前最常见的内耳畸形，一般双侧发病，系胚胎发育第五周时（前庭水管延伸、变细之前）受阻。通常患儿出生时听力正常，二三年后听力逐渐下降，听力受损多为双侧。耳蜗导水管扩大，常无临床症状，可偶尔发现，一般认为无临床意义。包括前庭导水管、内淋巴管和内淋巴囊扩大。

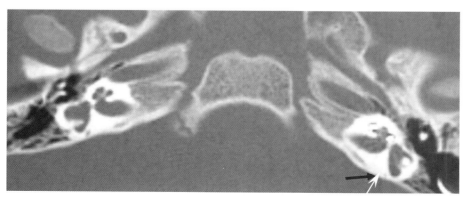

图 9-1-8　**左耳半规管畸形**　CT 横断面图像示左侧后半规管明显细小，发育不良（箭），右侧为正常后半规管

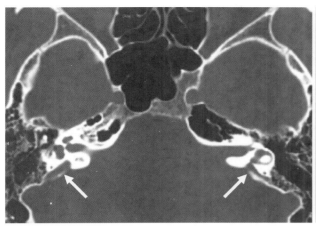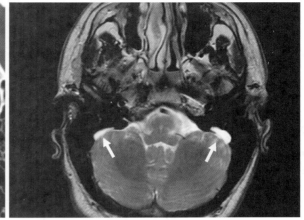

图9-1-9　**大前庭导水管扩大综合征**　左图为CT横断位显示双侧前庭导水管扩大（箭），右图为MRI横断位T₂WI显示扩大导水管呈条状高信号（箭）

二、影像学表现

1. CT 表现　前庭导水管开口呈喇叭状扩大、中段直径大于 1.5 mm、扩大的前庭导水管腔达于前庭或与总骨脚直接相通，而内淋巴管和内淋巴囊的扩大 CT 不能显示。

2. MRI 表现　后者 MRI 可显示，MRI 可显示扩大的内淋巴管和扩大的内淋巴囊。可伴前庭扩大、水平半规管短小等。本病 MRI 检查具有优势（图 9-1-9）。

● 内耳道及听神经发育畸形

一、病理特点

内耳道发育畸形包括内耳道缺失、内耳道狭窄、内耳道扩大。常见的是内耳道狭窄，可伴有或不伴有其他畸形。正常内耳道宽度 4～6 mm，小于 3 mm 应考虑为狭窄，可合并耳蜗前庭神经发育异常，包括耳蜗前庭神经缺如及耳蜗前庭神经存在，但耳蜗支发育不全或未发育。若内耳道宽度大于 6 mm，但无临床症状，不能诊断为异常。

听神经发育畸形包括前庭蜗神经缺如和发育不良。听神经缺如常伴有内耳道狭窄，当孕 9 周时至病时，可至蜗神经缺乏、内耳道狭窄等异常，

而围生期损伤造成蜗神经缺如和发育不良时，则不伴有内耳道狭窄。蜗神经缺如是人工耳窝植入的禁忌证。

二、影像学表现

1. CT 表现　主要用于显示内耳道的形态，并可测量内耳道宽度，正常内耳道宽度 4～6 mm，小于 3 mm 应考虑为狭窄（图 9-1-10）。

2. MRI 表现　可清晰显示听神经的发育异常，可见蜗神经管内无蜗神经通过或蜗神经发育异常，并可进行定量评估。有报道认为内耳道小于 2.5 mm 极有可能伴耳蜗神经的缺如。

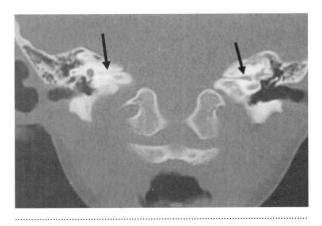

图 9-1-10　**内耳道发育畸形**　CT 冠状面图像示双侧内耳道狭窄（箭）

先天性中耳畸形

一、病理特点

中耳的主要结构为听小骨，也是导致传导性聋的主要原因，一般认为听骨先天畸形系胚胎发育中有关胚基的发育受到抑制或障碍所致。胚胎16周，听骨处于软骨状态，砧骨最先骨化，其次为锤骨和镫骨，28周大部分骨化，35周与成人相似。胚胎4～12周是听骨及其附属结构发育和形成的主要阶段，此期不同部位的听骨胚基受到抑制或发育障碍，可导致听骨畸形。

中耳包括鼓室、鼓窦、乳突和咽鼓管，上述部分都可以发生畸形。最常见且有临床意义的畸形为听骨链畸形和面神经畸形。

1. 听骨链畸形 听骨链是由锤骨、砧骨、镫骨组成的杠杆结构。任何一个听小骨发育异常都会形成畸形。听骨链畸形的种类：锤砧骨融合、砧骨长脚缺如或发育不全、砧镫骨同时缺如、镫骨发育不全或缺如、砧镫关节分离或骨性融合、先天性镫骨固定等。

2. 面神经畸形 在耳畸形的患者中，面神经畸形的比例相当高，而且与畸形的严重程度成正相关。面神经畸形的具体表现以水平段面神经管缺损、低位遮挡前庭窗最为多见，鼓索神经以缺如最为常见。

二、影像学表现

颞骨CT显示出中耳畸形的患者，其明确诊断比较容易，但颞骨CT未发现阳性结果者，并不能完全排除中耳畸形，因为颞骨CT不能显示单纯镫骨足板固定畸形，只能依据病史和听力学检查来诊断（图9-2-1、图9-2-2）。

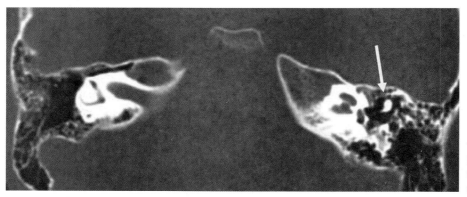

图9-2-1 **左侧听小骨畸形**
CT横断面见左侧砧骨形态不规则，锤骨显示不清（箭）

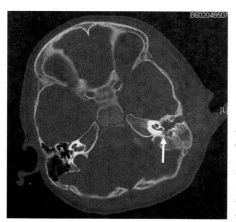

图9-2-2 **左侧中耳畸形**
CT横断面见左侧听小骨缺如，面神经管水平段外侧骨壁缺损形态不规则（箭）

三、鉴别诊断

先天性单纯中耳畸形应与先天性中耳胆脂瘤、耳硬化症、鼓膜完整的鼓室硬化症等相鉴别。

1. 先天性中耳胆脂瘤 该病以青少年多发，单耳常见，颞骨CT可显示鼓室内团块状或片状软组织阴影；如果片状软组织阴影仅仅局限于砧镫关节区域，易误诊为砧镫骨发育不全。

2. 单纯镫骨固定畸形 最容易被误诊为耳硬化症，而后者以中年女性多见，典型病史是双耳非对称性进行性听力下降，常常伴有耳鸣，有些患者的颞骨 CT 可见前庭窗区域密度减低影。

3. 单纯性中耳畸形 患者不存在中耳炎、外伤等病史,这是和鼓室硬化症等相鉴别的要点之一。

CT 对于中耳畸形的诊断非常重要,但是 CT 阴性也不能排除中耳畸形,因为很有可能是听小骨固定型畸形。

随着现代影像学的发展颞骨高分辨 CT 已成为评估中耳畸形的有效手段。结合轴位和冠状位甚至三维重建了解听骨链畸形、乳突气化、面神经畸形等的情况来指导手术治疗。

先天性外耳道畸形

一、病理特点

先天性外耳道畸形也称为先天性小耳畸形(microtia),为胚胎早期发育障碍所致,外耳道由第一鳃裂发育而来,当发育第 28 周时出现异常,则可出现外耳道狭窄或闭锁,少数耳畸形具有家族史。先天性外耳道畸形多见男性,右耳多于左耳,单耳多于双耳。

表现为重度耳郭发育不全、有外耳道闭锁或狭窄,可伴中耳畸形,而内耳发育多为正常,通过骨传导有一定听力。需要通过全耳郭再造和听功能重建手术来治疗。

外耳道畸形主要分为三种:①外耳道骨性狭窄;②外耳道膜性闭锁;③外耳道骨性闭锁。此外,外耳道狭窄或闭锁可合并第一鳃裂发育过程中的其他畸形,如囊肿、窦腔、瘘管等。这些异常的结构位于外耳道邻近部位,可以经窦道与外耳道相通,也可以仅以单独的囊肿形式存在。

二、影像学表现

术前影像检查很重要,①确定外耳道狭窄或闭锁。②外耳道闭锁的类型,属膜性或骨性。③中耳鼓室腔及听小骨有否畸形及程度,相邻部位骨质及关节有否畸形等。这对于手术治疗的方式、效果、预后及追随复查均有重要价值。

CT 表现 影像可以看到外耳道骨性狭窄,鼓膜为骨板所替代,闭锁部显示为骨组织密度和结构,部分听骨链异常中以锤砧关节融合、粗大较多见,而镫骨畸形较少。颞骨 CT 薄层扫描影像检查对先天性外耳道畸形诊断至关重要,其可以明确闭锁的性质、部位、程度,中耳鼓室、听骨链、乳突以至内耳是否伴有畸形(图 9-3-1A~C,图 9-3-2)。

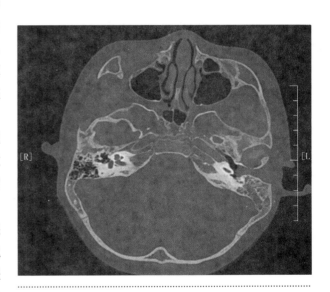

图 9-3-1A **先天性外耳道畸形** 颞骨薄层 CT 扫描见右侧耳郭变小、畸形、外耳道骨性闭锁,左侧外耳道软组织填塞

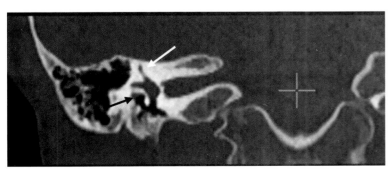

图 9-3-1B **先天性外耳道畸形** CT 冠状面重建图像右侧听小骨(黑箭)、半规管未见异常(白箭)

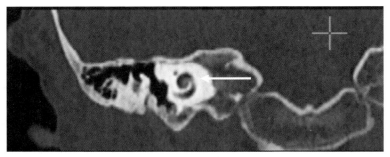

图 9-3-1C **先天性外耳道畸形** CT 冠状面重建
图像右侧耳蜗未见异常（箭）

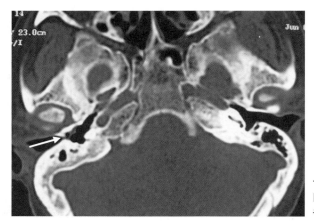

图 9-3-2 **先天性外耳道狭窄** 颞骨薄层 CT 扫
描见右侧外耳道骨性部狭窄（箭）

（陆　靖　王　丹　宋国平　殷善开）

第十章

耳 部 炎 症

中耳炎可简单分为分泌性中耳炎和化脓性中耳炎,亦可根据病程分为急性和慢性中耳炎;乳突炎一般是中耳炎的并发症,通常统称为中耳乳突炎(otitis media)。

一、病因和病理

分泌性中耳炎主要是因为咽鼓管功能障碍,形成中耳积液,抑或中耳液体生成过多或吸收障碍,造成中耳腔液体潴留。

急性化脓性中耳炎病理过程包括充血期、渗出期、化脓期、融合期、并发症期和吸收期。

慢性化脓性中耳炎初期中耳黏膜充血、肿胀;随炎症进展,患者中耳黏膜内淋巴细胞聚集,纤毛上皮脱落,成纤维细胞和胶原细胞增生,造成中耳鼓室黏膜增厚;末期上皮遭到破坏,中耳局部产生肉芽组织,严重者侵及周围骨壁引起骨质破坏、吸收。

二、临床表现

急性中耳炎多见于儿童,分泌性中耳炎常表现为儿童听力不良,急性化脓性中耳炎临床症状为耳痛、耳聋、耳漏和发热等,耳痛为早期显著的临床症状,当鼓膜发生穿孔脓液流出后耳痛症状减轻,当炎症影响到内耳迷路时可发生眩晕。

慢性化脓性中耳炎是耳科疾病中最常见的疾病,其主要症状包括长期反复、持续性或间歇性外耳道流脓,并伴听力减退。

三、影像学表现

1. CT 表现　急性中耳乳突炎的薄层 CT 扫描常见于气化型乳突,其中耳及乳突气房内见积液或鼓室黏膜增厚,乳突气房间隔无明显增厚硬化表现,听小骨无骨质破坏改变(图 10-1-1A)。

2. MRI 表现　扫描主要表现为中耳乳突积液和鼓室内肉芽组织增生。中耳乳突积液呈 T_1 低信号、T_2 高信号,增强后无强化;鼓室肉芽组织呈 T_1 低信号、T_2 等信号,增强后有轻中度强化(图 10-1-1B～D)。

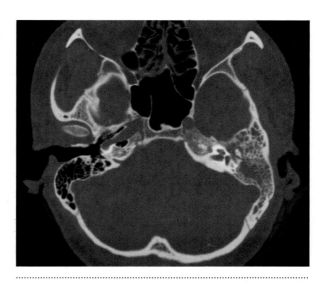

图 10-1-1A　**左侧急性中耳乳突炎**　薄层 CT 扫描见左侧中耳及乳突气房内见积液,听小骨无骨质破坏改变

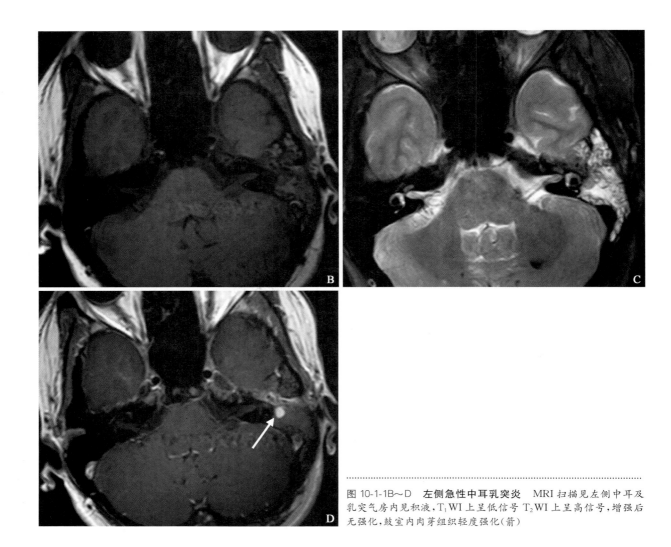

图 10-1-1B~D 左侧急性中耳乳突炎 MRI 扫描见左侧中耳及乳突气房内见积液,T₁WI 上呈低信号 T₂WI 上呈高信号,增强后无强化,鼓室内肉芽组织轻度强化(箭)

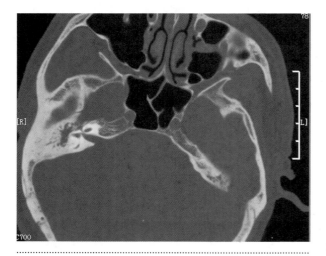

图 10-1-2 右侧慢性中耳乳突炎 CT 扫描见右侧中耳鼓室、乳突呈硬化性改变,鼓室内见软组织密度影,听小骨吸收变小

慢性中耳乳突炎时,随着成纤维细胞和胶原细胞增生,造成中耳鼓室及乳突黏膜增厚,肉芽组织增生,浸及周围骨壁组织,形成硬化型乳突,部分骨质破坏、吸收(图 10-1-2)。

四、鉴别诊断

1. 胆固醇肉芽肿 MR T₁WI、T₂WI 上呈高信号,增强后可强化。HRCT 则不易鉴别。

2. 中耳癌 多在慢性中耳炎基础上发生,有长期流脓病史;病灶以鼓室为中心向周围侵犯,边缘不规则,"虫蚀样"骨质破坏。

3. 胆脂瘤 影像学上除慢性中耳乳突炎表现外,还可见上鼓室或鼓窦扩大和听小骨骨质破坏,增强后肿块边缘环形强化,而内部无明显强化。

胆　脂　瘤

一、病因和病理

胆脂瘤（cholesteatoma）是由灰白色角化上皮和胆固醇混合所组成，常常伴有肉芽组织及脓液，上皮呈葱皮样层状堆积是其典型表现。组织学上胆脂瘤不是肿瘤，但它可侵犯骨质并引起一系列并发症。本病可分为先天性和后天性，先天性胆脂瘤罕见，可见于岩尖、乳突和中耳，其起源于胚胎性残余上皮；后天性胆脂瘤分为原发性和继发性，继发于中耳渗液者称为后天原发性胆脂瘤，继发于化脓性中耳炎者称为后天继发性胆脂瘤。

二、临床表现

继发性胆脂瘤患者常伴有严重的听力受损，反复长期耳部流脓史，鼓膜边缘性穿孔。

约15％胆脂瘤患者可发生并发症。并发症的发生是因为胆脂瘤可侵犯周围骨壁而引起一系列临床症状。胆脂瘤向上侵及颅板时可引起硬脑膜脓肿、脑膜炎、脑脓肿，侵犯乙状窦前壁可引起乙状窦血栓性静脉炎，也可发生硬膜外脓肿、脑膜炎或脑脓肿，临床表现为头痛、恶心、呕吐、昏迷、发热等；当胆脂瘤破坏半规管时可产生迷路炎和迷路瘘管形成，临床表现为眩晕、呕吐等；当胆脂瘤侵及乳突外板时可形成耳后骨膜下脓肿，临床表现为耳后压痛、肿胀等。

三、影像学表现

1. CT表现　HRCT上胆脂瘤多呈等密度或低密度团块影。

胆脂瘤周围耳部结构影像学表现主要与其发生部位和病理过程相关。

起源于鼓膜紧张部的胆脂瘤与一般的慢性中耳炎相似，早期可表现为后鼓室和鼓窦入口小软组织团块影，无明显鼓室、鼓窦扩大。仔细观察，如伴有听小骨骨质破坏，应考虑有胆脂瘤的可能性（图10-2-1A、B）。

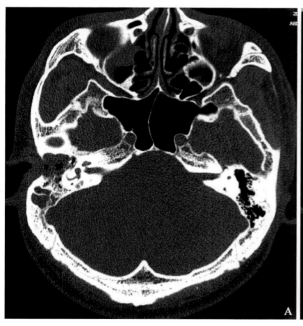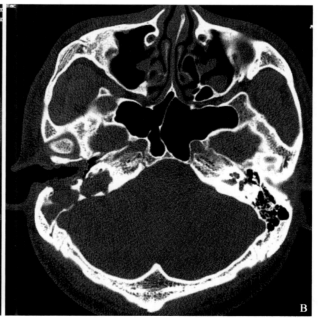

图 10-2-1A、B　**右侧中耳胆脂瘤**　CT耳部扫描见右侧颞骨外耳道、鼓室、听小骨、鼓室盖及乳突骨质破坏、吸收

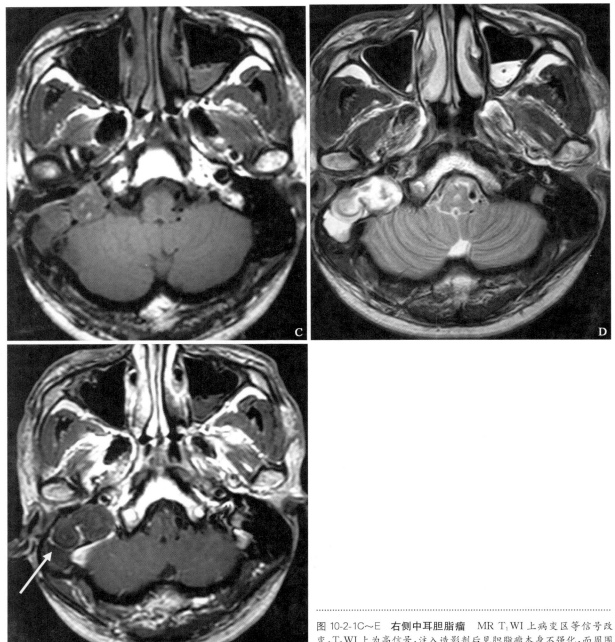

图 10-2-1C～E　右侧中耳胆脂瘤　MR T₁WI 上病变区等信号改变，T₂WI 上为高信号，注入造影剂后见胆脂瘤本身不强化，而周围肉芽组织环形强化（箭）

起源于鼓膜松弛部的胆脂瘤早期 CT 表现为上鼓室扩大，Prussak 间隙增宽，鼓膜嵴变钝，听小骨骨质破坏；随病情进展，胆脂瘤向鼓窦区生长扩展，上鼓室-鼓窦入口-鼓窦腔连续性扩大，骨质破坏，边缘光滑，周边骨质硬化，听小骨骨质破坏。

2. MRI 表现　MR T₁WI 上等、低信号，T₂WI 上高信号，增强后肿块边缘环形强化，而内部无明显强化影（图 10-2-1C～E，图 10-2-2A～C）。当胆脂瘤持续扩展，侵及破坏周围骨质时，可引起迷路炎、硬膜外脓肿、脑脓肿、脑膜炎和血栓性静脉炎等并发症，伴有相应的影像学表现（图 10-2-3A～C，图 10-2-4）。

外耳道也可发生胆脂瘤，表现为外耳道膨大，低密度软组织团块，伴压迫性骨质吸收变薄，中耳结构无异常。

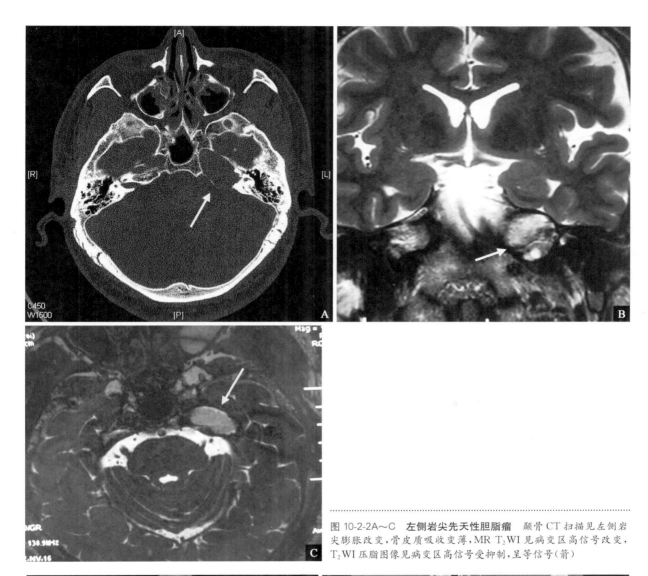

图 10-2-2A～C 左侧岩尖先天性胆脂瘤 颞骨 CT 扫描见左侧岩尖膨胀改变,骨皮质吸收变薄,MR T_2WI 见病变区高信号改变, T_2WI 压脂图像见病变区高信号受抑制,呈等信号(箭)

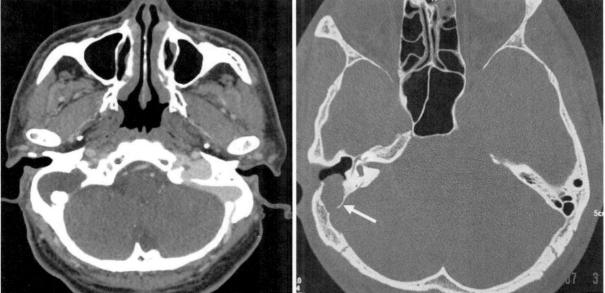

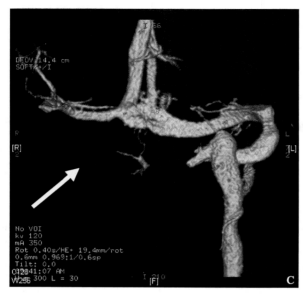

图 10-2-3A～C　右侧中耳乳突胆脂瘤　CT 见右侧乳突乙状窦壁骨质吸收缺损、边缘光滑（箭），MRV 见右侧静脉窦闭塞（箭）

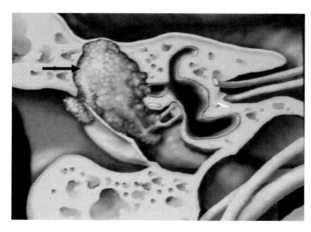

图 10-2-4　胆脂瘤示意图　箭示鼓室内胆脂瘤，其上缘抵鼓室盖（箭）

四、鉴别诊断

1. 慢性化脓性中耳炎　患者有流脓病史、鼓膜穿孔，HRCT 显示中耳乳突透亮度减低，MRI 显示中耳乳突积液，无鼓室鼓窦扩大，而胆脂瘤 MR T_1WI 上呈等、低信号，T_2WI 上呈高信号，增强后肿块边缘环形强化，而内部无明显强化影。

2. 中耳癌　多在慢性中耳炎基础上发生，有长期流脓病史；病灶以鼓室为中心向周围侵犯，边缘不规则，"虫蚀样"骨质破坏。

岩　尖　炎

一、病因和病理

颞骨岩部位于颅底中部，尖端斜指向前内，底部位于后外。岩尖的外界是内耳，内侧为岩枕裂，前方是岩蝶裂及颈内动脉，后方为颅后窝。岩尖的上面是颅中窝、Meckel 腔及颈内动脉，下面是颈静脉球及岩下窦。内听道将岩尖分为含骨髓的较大的前部及衍生自听囊较小的后部。约 60% 的岩尖前部充以骨髓，33% 气化，7% 硬化，而 5%～10% 的岩尖气化不对称。

二、临床表现

常继发于急性中耳炎，中耳炎症可能蔓延到岩尖。岩尖炎可致 Dorello 管区（展神经行径区）、三叉神经节区及海绵窦区硬膜受累，出现相应的脑神经症状，称为 Gradenigo 综合征，表现为中耳炎、展神经麻痹及三叉神经分布区疼痛三联征，解剖基础在于颞骨岩尖与三叉神经半月神经节及展神经之间仅有一层硬脑膜相隔。

三、影像学表现

病变早期 CT 表现为岩尖气房密度增高，随后气房骨壁破坏，慢性期则有骨质硬化；CT 增强扫描病灶边缘及脑膜可出现强化。在 MRI 上岩尖炎表现为岩尖内的 T_1 低信号、T_2 高信号，如有脓肿形成时，在 DWI 上表现为扩散受限，增强扫描可呈环状强化，累及邻近脑膜，使之增厚、强化。炎症继续扩散到邻近硬脑膜后，硬脑膜充血水肿，压迫邻近的三叉神经、展神经以及海绵窦区的脑神经，产生相应的脑神经症状（图 10-3-1）。

四、鉴别诊断

岩尖炎应与岩尖胆脂瘤和岩尖骨髓炎相鉴别，岩尖胆脂瘤可见岩尖囊性膨胀，骨壁吸收变薄。岩尖骨髓炎可发生于没有气化的岩尖，它通

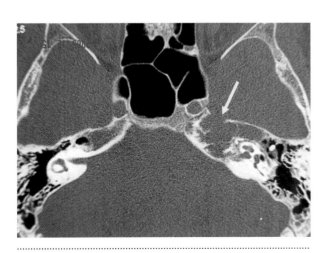

图 10-3-1　**左侧岩尖炎**　CT 扫描见左侧岩尖部气房及骨皮质不规则破坏、吸收（箭）

常由坏死性外耳炎直接向内侵犯或由于沿颈内动脉管静脉丛的血栓性静脉炎逆行感染所致。病程早期外耳道内 CT 可见软组织影，正常颅底下脂肪层消失，病程后期骨质侵蚀、硬化。MRI 示岩尖骨髓被软组织所取代，病变累及邻近软组织或颅内，增强后岩尖及邻近结构有不均匀强化。

胆固醇肉芽肿

一、病因和病理

中耳胆固醇肉芽肿多发生于鼓室、鼓窦或乳突，其发生与许多中耳疾病有关，如分泌性中耳炎、特发性血鼓室、胆脂瘤型中耳炎、慢性化脓性中耳炎等，一般单耳发病。其病因及发病机制尚不明确，目前普遍认为中耳炎症引起的含气腔通气受阻、引流障碍及含气腔出血为主要病因，咽鼓管功能不良，鼓室阻塞或鼓窦入口不通畅，可使中耳、乳突腔系统封闭，气体无法进入而出现负压，长期负压导致无菌炎症，黏膜下出血，铁质沉着，并进一步裂解产生胆固醇，导致异物巨细胞反应而出现胆固醇肉芽肿。

胆固醇肉芽肿多并发于潜在的中耳疾病，常与胆脂瘤共存，原发性中耳胆固醇肉芽肿非常少见。

胆固醇肉芽肿可分为侵袭性及非侵袭性两种类型。侵袭性较为常见，多见于岩尖部，可伴颅内并发症；非侵袭性多见中耳乳突部，无侵犯毗邻结构，不伴疼痛，不侵及耳蜗，可引起传导性聋。

二、临床表现

临床表现没有特异性，所有患者几乎都有不同程度的听力下降，耳鸣，耳内闷胀感。听力检查多为传导性聋。病史长短不一。耳溢液常为脓性、棕色胶冻样或咖啡样，量不多；鼓膜紧张部正常或轻度内陷，不呈蓝色，无明显穿孔，随着出血量的增多，部分鼓膜逐渐变蓝，松弛部出现针尖样穿孔，以后逐渐扩大并可见肉芽。

三、影像学表现

1. CT 表现　颞骨 HRCT 检查可见乳突气房、鼓室和(或)鼓窦内软组织密度影,一般无明显骨质破坏;病变严重者可见骨质吸收和破坏,但多较轻微;这些表现均无特异性。

2. MRI 表现　颞骨中耳 MRI 检查示胆固醇肉芽肿 T_1WI、T_2WI 上均呈高信号灶,在 FLAIR 序列中也表现为高信号,弥散加权成像表观弥散系数表现为低信号,对中耳胆固醇肉芽肿具有较高的诊断价值(图 10-4-1A～D)。

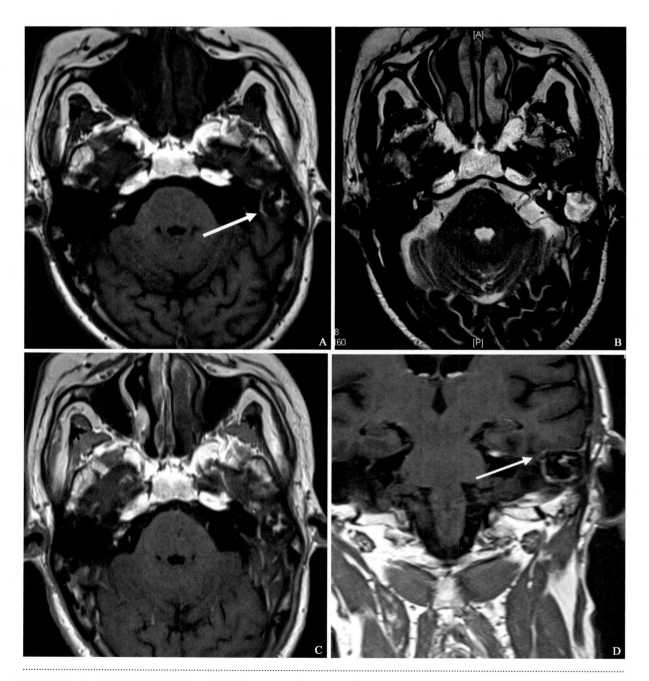

图 10-4-1A～D　**左侧中耳胆脂瘤伴胆固醇肉芽肿**　左侧鼓窦区见边界清晰的类圆形异常信号,T_1WI 上为低信号中夹杂高信号、T_2WI 上呈高信号,病灶强化不明显,冠状面见病灶上界为鼓室盖及颅底硬膜(箭)

四、鉴别诊断

主要是与胆脂瘤相鉴别：两者都是慢性中耳炎常见伴发的类型，胆固醇肉芽肿造成骨质破坏多较轻微，破坏边缘模糊。胆脂瘤内成纤维细胞产生胶原酶破坏骨质胶原易造成膨胀性骨质破坏，HRCT示团块状软组织块影，与骨壁之间可见环行低密度带，周边骨质硬化，胆脂瘤易引起严重并发症。最后确诊依赖病理学检查。

耳 硬 化 症

耳硬化症（otosclerosis）为一种原因不明的青少年慢性进行性听力减退疾病，病理上是由于骨迷路原发性局限性骨质吸收，而代以血管丰富的海绵状骨质增生，故称"硬化"。正常骨迷路壁分为外、中、内三层，耳硬化症常始于骨迷路的中层，为板层状致密骨。发病率约1%，一般认为，迷路骨壳的营养障碍、内分泌的影响及遗传因素可能为本病发生的有关因素。为常染色体显性遗传，与人种亦有很大关系，白种人发病率高，黑人发病率最低，黄种人介于两者之间。

一、病因和病理

耳硬化症的病理改变为内耳骨迷路限局性骨质松化，代之以富于血管的海绵状骨。活动期病理为骨小梁疏松紊乱。骨迷路血管增生与骨质吸收，破骨细胞增生较明显，破骨细胞造成局部骨质吸收，此期又称耳海绵化症（otospongiosis）；后期成骨细胞产生，骨质增生硬化，形成不规则新骨结构。本病分两大类型：前庭窗型（fenestral otosclerosis，FOto，占85%）及耳蜗型（cochlear otosclerosis，COto，占15%）。分别沿卵圆窗（圆窗）边缘及耳蜗周围骨迷路分布的活跃性硬化病灶。显微镜下在骨迷路软骨层表现出呈海绵状的、富含血管的、未钙化的、不规则的骨组织生成。

二、临床表现

本病发病年龄以中青年较多。常于十几岁至二十几岁出现症状，女性更多见。临床上年轻的成人表现出不能解释的双侧进行性混合性耳聋，包括传导性耳聋（CHL）和感音神经性耳聋（SNHL），要怀疑此病，颞骨轴位和冠位CT扫描是诊断最好的方法，MR T₁WI增强扫描对识别活动期病灶非常必要。临床表现常伴有耳鸣和眩晕，可于妊娠期和哺乳期加重。耳镜检查于鼓膜后透见淡红色区域，即Schwartze征。Gelle试验阴性示锤骨固定。

三、影像学表现

典型耳硬化症起源于窗前小裂，沿卵圆窗边缘向圆窗发展，主要表现是卵圆窗前庭边缘（窗前小裂）的毫米级点状钙化灶，可以相互融合，卵圆形斑块最常见，进一步沿中耳内侧壁可累及到任何骨性部分，如波及内耳包囊（耳蜗），可诊断FOto合并COto。晚期，均可见堆积的新骨。

1. X线平片　常规斯氏位可显示耳蜗密度减低（海绵化期）和（或）骨密度增高（硬化期）亦可两者并存，故可初步提示COto诊断，而对FOto较难发现病变。

2. CT表现　典型的CT表现为在轴位及冠状位平扫时，早期及活跃期可见阴影区累及到圆窗和卵圆窗的所有边缘，窗缘脱钙，窗似"扩大"，更严重时，存在多发钙化灶，当波及耳蜗，呈包绕耳蜗的低密度环，称为"双环征"，当受累部位弥散时，骨迷路耳蜗段呈现"晕影"征，随着疾病的进展，骨迷路的任何部位均可受累，包括内耳道外侧壁病变，亦可蔓延到前庭及半规管。慢性期时，FOto见圆窗±卵圆窗可由堆积的斑块造成闭塞，COto可同时显示混合性的低密度（海绵化）高密度灶或仅见高密度灶（堆积的新骨），边缘不整。增强CT对FOto及COto的诊断无明显帮助（图10-5-1A～C）。

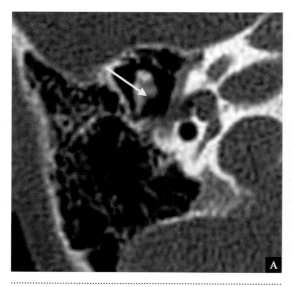

图 10-5-1A　**右耳硬化症**　HRCT 见右侧镫骨底板增厚,耳窗及耳蜗周围环状低密度影(箭)

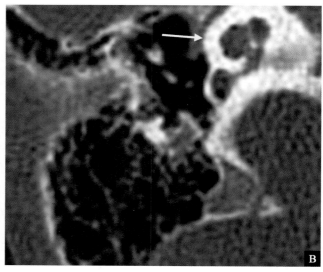

图 10-5-1B　**右耳硬化症**　HRCT 见右侧耳蜗底圈扩大(箭)

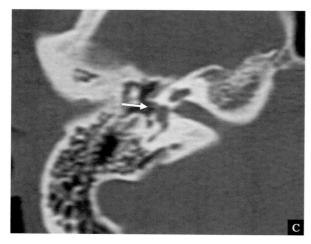

图 10-5-1C　**右耳硬化症**　HRCT 见右侧前庭窗前骨密度减低,呈不规则片状,前庭前缘受累及(箭)

　　3. MRI 表现　本病在 T_1WI 上表现为耳蜗及迷路周围区域的等信号环,T_2WI 高分辨率薄层扫描不能显示 FOto 及 COto,尤其程度不重时,FOto 斑块大的时候可见但不清楚,即使较大的 COto 病灶也仅显示细微的耳蜗周围高信号,增强扫描时,可显示中耳内侧壁的增强点状硬化灶,以 FOto 及 COto 并存时最明显,长期严重病例,圆窗和卵圆窗边缘可见多发增强硬化灶。

四、鉴别诊断

　　主要应与骨迷路炎、Paget 病、骨纤维结构不

良相鉴别。骨迷路炎影像学表现为骨迷路破坏性病灶,与本病活跃期表现较易混淆,而临床具有急性耳乳突炎表现,可资鉴别。Paget 病和 COto 相比,影像学常有更弥漫的颅骨受累,骨迷路弥漫性受累,不局限于软骨层,可见弥漫性的骨膨胀,呈"棉花-羊毛"状。与本病相似,骨纤维结构不良亦常见于青少年,影像学累及颞骨各部,耳骨囊相对受累较少且通常呈磨玻璃样改变,均为鉴别要点。此外,FOto 尚需与鼓室硬化症鉴别,后者新骨沉积除圆窗和卵圆窗外,尚可见于中耳、听小骨和乳突等,且明显的慢性中耳乳突炎表现均有助于两

者相鉴别。

迷路炎

一、病因和病理

迷路炎为细菌、病毒或其他病原体引起的内耳迷路的感染性病变，是急、慢性化脓性中耳炎的严重并发症之一。临床上多将其分为局限性迷路炎（迷路瘘管）、浆液性迷路炎、化脓性迷路炎及病毒性迷路炎4种类型。

局限性迷路炎常由中耳炎所致的充血性骨质疏松、胆脂瘤的侵蚀及微生物破坏骨壁所引起，通常仅局限于局部的骨迷路及骨内膜，而膜迷路本身无炎症。浆液性迷路炎是内耳非化脓性炎症或化学性刺激所引起的炎症反应，病理改变为外淋巴间隙充血、浆液性渗出和淋巴细胞浸润，膜迷路普遍受到刺激，但内淋巴液未受累。化脓性迷路炎多由化脓性中耳炎及细菌性脑膜炎引起，可以分为急性期、纤维期及骨化期。化脓性迷路炎时，神经末梢上皮损坏，导致前庭及听觉功能丧失。化脓开始前一般先有浆液性迷路炎过程，化脓后变化为浆液纤维蛋白渗出、脓细胞浸润、组织坏死和肉芽形成；愈合期则有纤维化和骨化，纤维化约于发病后2周开始，骨化于发病后数月出现，耳蜗基底圈首先出现新骨，而后逐渐波及整个内耳。化脓性迷路炎未得到有效控制可造成内耳骨质破坏，形成化脓性坏死性迷路炎，迷路骨质坏死伴有死骨形成，多数情况下死骨体积较小，严重者形成大块死骨。全身病毒感染均可累及和损伤迷路形成迷路炎，血行感染是病毒侵入的主要途径；病理改变为病理损伤内耳中阶及前庭终器，以血管纹、盖膜和Corti器最易受累，血管纹的早期改变为中间层细胞肿胀、变性，在中间层及基底层细胞之间遗留空腔。

二、临床表现

局限性迷路炎的主要症状为暂时性或激发性眩晕，可由摇动头部或耳内操作（如清洗、滴药等）等激发，眩晕发作可持续数分钟、数小时或数天，但功能通常能恢复正常。急性或慢性化脓性中耳炎患者发生眩晕、恶心、呕吐和感音神经性耳聋时需考虑继发迷路炎症。浆液性迷路炎患者通常上述症状较轻，当前庭功能和听觉完全丧失，则提示病情已转变为化脓性迷路炎。急性期患者眩晕严重，伴阵发性剧烈呕吐，听力检查示患耳全聋，急性期后可转化为较轻的前庭功能失调症状和位置性眩晕，随着代偿功能逐渐产生，上述症状逐渐减轻。

三、影像学表现

1. CT表现　HRCT可以较好显示骨迷路迷路炎的异常改变，MRI对于显示迷路内腔有重要价值，两者在迷路炎的影像学检查与诊断中的作用是互补的。

HRCT对内耳的检查优势在于能够清晰显示其骨性结构，三维容积数据能够进行任意平面重建，可以得到病灶更为全面的信息。迷路炎在HRCT上表现主要包括：①迷路内腔正常形态存在但密度增高；②迷路内腔变形、变窄、边缘不规则；③部分或全部迷路内腔硬化消失。坏死性迷路炎时HRCT表现为骨迷路及周围岩骨骨质吸收破坏，轻者骨破坏区可局限于前庭及半规管；严重者可广泛累及前庭、半规管、耳蜗，甚至内听道周围，同时伴有软组织增生及死骨形成，死骨形态可为点状或不规则斑片状，骨迷路形态不能分辨。在读片时，这些改变有时较难辨别，若为单侧病例需与健侧进行对比观察，并应对邻近层面进行连续观察（图10-6-1A）。

2. MRI表现　在内耳检查中的优势在于可以显示迷路内液体含有炎性软组织成分，可以发现较早期的迷路炎。MR T_2WI 及内耳水成像序列可以敏感地显示内耳内液体信号的异常变化。迷路炎在这两种序列上表现为正常迷路的高信号被低信号或无信号取代，其中低信号代表纤维化组织，在CT上多显示不出，无信号代表骨的形成,在 CT 上一般均有阳性表现。当 T_1 信号增高,T_2 信号减低,增强后见耳蜗强化,通常提示内耳纤维化及肉芽形成,此时 HRCT 通常尚未显示内耳骨质改变。而迷路骨化时,T_2WI 及内耳水成像表现为迷路腔变细或信号消失(图 10-6-1B~D)。

四、鉴别诊断

耳迷路炎主要与耳硬化症和中耳乳突炎相鉴别(详见前面章节)。

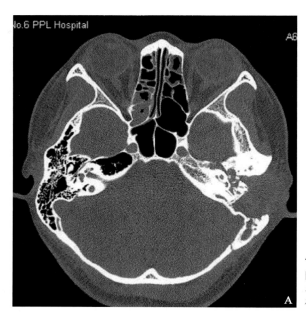

图 10-6-1A **左侧慢性中耳乳突炎伴骨化性迷路炎** HRCT 见左耳术后表现,可见内耳迷路内腔变形、变窄、边缘不规则;部分迷路内腔硬化、消失

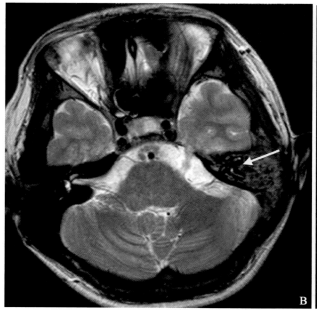

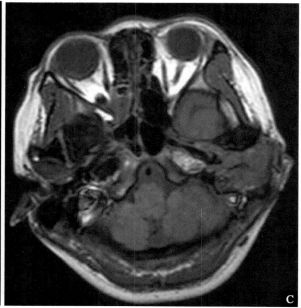

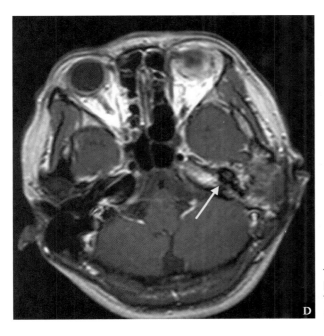

图 10-6-1B~D 左侧慢性中耳乳突炎伴骨化性迷路炎 MR T₂WI 上正常迷路的高信号减低和消失(箭),增强后见耳蜗轻度强化(箭)

梅 尼 埃 病

梅尼埃病(Meniere disease)也称美尼尔综合征,为一突然发作的非炎性迷路病变,具有眩晕、耳聋、耳鸣及时有患侧耳内闷胀感等症状的疾病。

一、病因和病理

梅尼埃病是以膜迷路(内淋巴囊)积水的一种内耳疾病,发病原因不明,但多数学者认为与变态反应、内分泌障碍、维生素缺乏及精神神经因素等引起的自主神经功能紊乱有关,使之血管神经功能失调,毛细血管渗透性增加,导致膜迷路积水,蜗管及球囊膨大,刺激耳蜗及前庭感受器。目前比较明确的是,内淋巴积水参与梅尼埃病的病理过程。

二、临床表现

梅尼埃病发病具有突发性、反复发作性。具有眩晕、耳聋、耳鸣及有时有患侧耳内闷胀感等症状的疾病。多为单耳发病,其发病原因不明,男女发病率无明显差异,患者多为青壮年,60 岁以上老人发病罕见。此病不经过治疗,症状可缓解,虽可反复发作,发作时间间隔不定,但也有发作一次不再发作者。中老年患者,多次发作还可影响脑血管调节机制及大脑微循环,从而加重脑供血不足,诱发脑梗死。目前梅尼埃病的临床诊断主要依赖于典型症状,以及听力检查、耳蜗电图、前庭诱发肌源性电位、甘油试验和前庭功能检查等辅助检查来推测内淋巴积水的存在。

三、影像学表现

1. 内耳造影技术 目前经鼓室钆注射的内耳造影技术,主要应用于膜迷路积水(梅尼埃病)的影像学诊断。膜迷路内充满着内淋巴液,膜迷路与骨迷路之间充满着外淋巴液,两者之间仅以一层薄膜相隔,钆造影剂进入内耳后会弥散分布于外淋巴液中,它的高信号显示了外淋巴的形态,从而与低信号内淋巴区分开,达到了显示观察内淋巴液情况的目的。目前我们经鼓室钆注射内耳造影技术结合 3D-FLAIR MRI 成像技术用于膜迷路积水的影像学诊断,根据 Nakashima 等 2009 年提出的 3 级诊断标准,将内淋巴间隙面积占同侧耳前庭总面积(内、外淋巴间隙面积的总和)的比值 R,把膜迷路积水的影像学诊断标准分为 3 级：R≤1/3 为正常无积水,1/3<R≤1/2 为轻度 积水,R>1/2 为重度积水(图 10-7-1、图 10-7-2、图 10-7-3)。

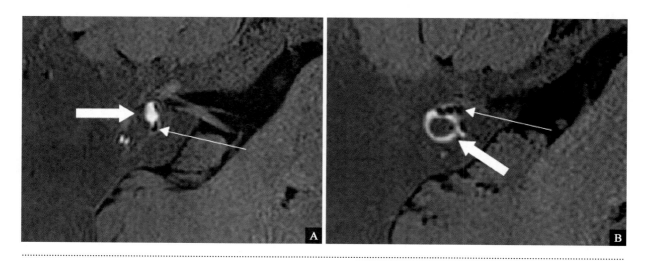

图 10-7-1A、B　**正常内淋巴囊造影(MRI 动态增强 3D-FLAIR)**　高信号造影剂进入外淋巴间隙,低信号充盈缺损为正常内淋巴(白色细箭)。前庭、半规管显影清晰(白色粗箭),充盈饱满

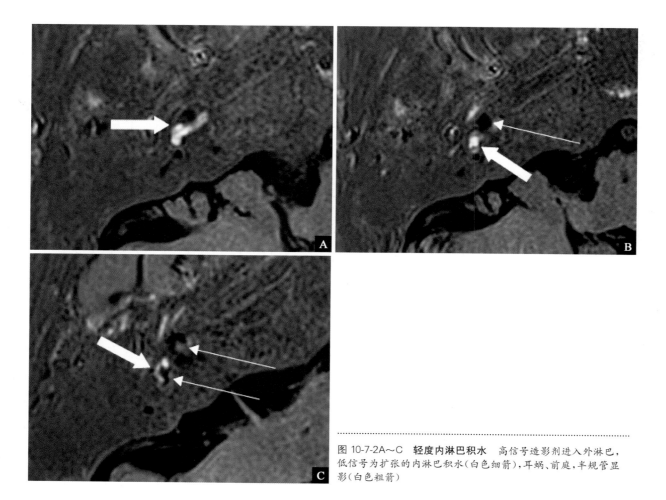

图 10-7-2A～C　**轻度内淋巴积水**　高信号造影剂进入外淋巴,低信号为扩张的内淋巴积水(白色细箭),耳蜗、前庭,半规管显影(白色粗箭)

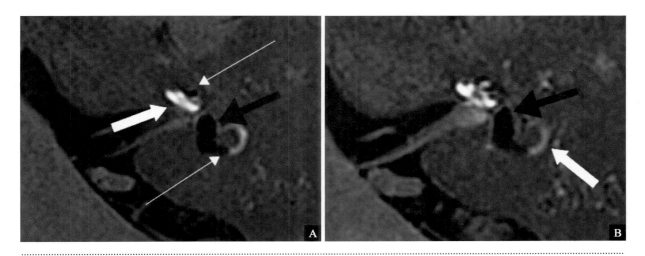

图 10-7-3A、B　**重度内淋巴积水**　高信号造影剂充填外淋巴,低信号为扩张的内淋巴(白色细箭),耳蜗、半规管显影清晰(白色粗箭),前庭内淋巴重度积水(黑色箭头)

2. MRI 表现　内耳 MRI 动态增强 3D-FLAIR 扫描技术可以观察内耳耳蜗、前庭、半规管的显影情况,可以真实反映造影剂的弥散情况,减少由于病变原因产生的误诊,具有较高的准确性和可靠性。

（宋国平　陆　靖　庄奇新　时海波）

第十一章

侧颅底创伤

侧颅底骨折

一、病因和病理

侧颅底骨折多数由车祸、撞击、坠落、头部挤压等原因而造成，可以表现为几乎没有明确临床症状的单纯线性骨折，也可导致严重脑挫伤、颅内血肿、脑脊液漏、脑神经及重要血管损伤。骨折累及颞骨岩部时，常常会伴有第Ⅶ或第Ⅷ对脑神经损伤。侧颅底骨折伤及脑膜破裂时，脑脊液经中耳由鼓膜裂孔流出形成脑脊液耳漏或脑脊液经咽鼓管流往鼻咽部，进入口、鼻腔，形成脑脊液鼻漏。如骨折累及蝶骨和颞骨内侧可伤及脑垂体和第Ⅱ、第Ⅲ、第Ⅳ、第Ⅴ及第Ⅵ对脑神经，如果伤及颈内动脉海绵窦段可形成颈内动脉海绵窦瘘。

二、临床表现

临床有明确外伤史，依据骨折累及范围的不同，可有不同的临床表现。表现多为颌面部软组织肿胀，严重者出现耳出血或脑脊液耳漏，患者表现为头痛、头昏、视力模糊、意识淡漠、尿量减少等症状，并可出现相应的脑神经损伤、血管损伤等。若侧颅底骨折合并颈内动脉-海绵窦瘘者，颈内动脉与海绵窦间形成瘘道，动脉血进入海绵窦，由于动脉血压力较大，动脉血返流，进入眼静脉、大脑中静脉、岩静脉等。会出现头痛、搏动性突眼、视力障碍、神经系统功能障碍等症状。当大量的脑脊液外漏时，可导致低颅压，患者表现为意识淡漠、昏迷等症状。

三、影像学表现

薄层CT（HRCT）是目前诊断侧颅底骨折最好的方法。单纯的侧颅底骨折，一般不用特殊处理，但需临床观察，预防可能出现的脑损伤。

传统将颅底骨折分为三类：纵形骨折、横形骨折、混合性骨折。少数情况下，CT上不能明确显示骨折线，鼓室及乳突气房的实变，是颞骨骨折唯一的间接征象。一些侧颅底骨折可能会累及外耳道、鼓室、面神经管路径、内耳，以及颅底神经孔、颈动脉管、颈静脉孔、视神经孔、眶壁等重要结构，影像学医生要尽量详细、准确地描述影像学表现，给临床医生提供精确的治疗信息（图11-1-1、图11-1-2、图11-1-3A～C）。

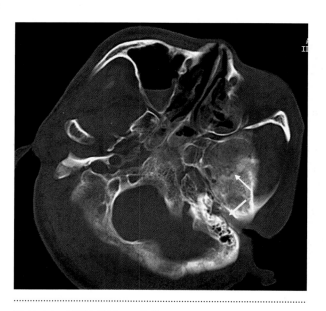

图 11-1-1　**侧颅底骨折**　颅底薄层 CT 图像见左侧颞骨底部纵行骨折线，累及外耳道底壁及咽鼓管，颅底蝶骨大翼见斜形锯齿状骨折线，累及棘孔（箭）。右侧颞下窝肿胀、上颌窦、蝶窦筛窦见积液

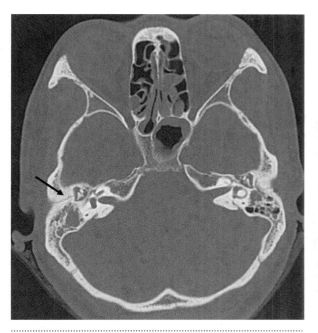

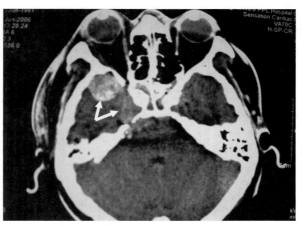

图 11-1-2 **侧颅底骨折** 颅底薄层 CT 图像见右侧颞骨横行骨折线,累及外耳道、鼓室和内耳(箭)

图 11-1-3A **右侧颈内动脉-海绵窦瘘** 侧颅底骨折患者,CT 横断面扫描,见右侧颅底颞尖部和海绵窦血肿(箭)

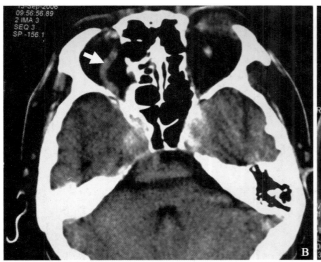

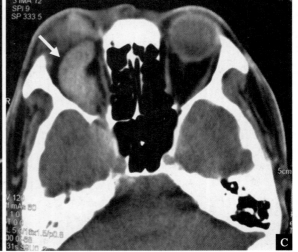

图 11-1-3B、C **右侧颈内动脉-海绵窦瘘** 侧颅底骨折患者,3 个月和 6 个月后 CT 图像,见右侧眼静脉逐渐扩张、增粗(箭)

听 小 骨 脱 位

一、病因

听骨链脱位系正常听骨链的结构关系改变,常见类型有锤砧关节脱位、砧镫关节脱位和镫骨脱位。

头颅外伤是听小骨脱位和骨折的主要原因,一是头部受到损伤时的震荡,这种能导致颅骨骨折的震荡使得听骨链瞬间分离和弹性丧失,所涉及的细胞间凝聚力被切断。二是惯性力量会对听骨链造成损伤。三是鼓室内的肌肉在暴力刺激下发生收缩,使得听骨受到不同方向的巨大牵连力。

头部外伤有 24%～30% 伤及颞骨内所含的

各种结构。其中很容易引起锤砧关节脱位。

二、临床表现

大约 60% 的患者有感音神经性聋,20% 的患者出现传导性聋,20% 的患者是混合性聋。双侧听力下降出现率是 20%~30%,传统认为在颞骨的纵性骨折中出现的耳聋以传导性聋为主,横行骨折中的耳聋以感音神经性聋为主。

三、影像学表现

在颞骨高分辨 CT 中,轴位层面可以显示锤砧关节、砧镫关节和镫骨弓。听小骨骨折或脱位占颞骨骨折 10%,锤砧关节脱位最常见,分为半脱位与完全脱位。垂直于岩骨长轴重建图像显示砧镫关节最为清楚,砧镫关节脱位表现为该关节间隙增宽。锤砧关节以轴位显示清楚,正常锤砧关节间隙隐约可见,若清晰可见为锤砧关节分离。锤砧关节和砧镫关节间隙增宽外,还可见不同程度的砧骨移位。外伤听骨链损伤以砧骨发病率最高,其原因是砧骨位于鼓窦入口,无稳定的附着点。锤砧关节脱位在冠状位为"冰淇淋球离开冰淇淋蛋筒"的征象,又成 Y 字征(图 11-2-1、图 11-2-2)。

照　射　伤

一、病因

头颈部肿瘤的放射治疗包括外照射治疗和近距离放射治疗。外照射治疗提供光子、电子或外照射源产生的质子,近距离放射治疗是将辐射源植入到患者体内,由于射线照射对肿瘤组织杀灭外,对周围正常组织也会有较强的杀伤,称为放射性损伤(照射伤)。

随着计算机技术和医学装备质量的提高,以及对照射伤的重视,近些年来照射伤的发生得到了明显减少和改善。调强放射治疗(IMRT Intensity-modulated radiation therapy)是目前首选的头颈部放疗。它使用计算机控制的能提供高辐射剂量(光子辐射)的直线加速器来对肿瘤进行治疗,精准的计划、精准的定位、精准的照射,甚至采取了亚毫米的定位技术,尽量减少对周围正常组织和重要器官、神经、脊柱和颅底的辐射,提高

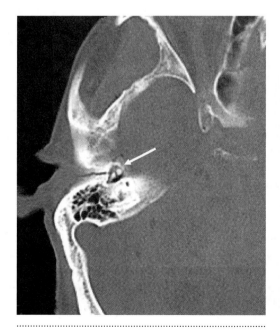

图 11-2-1　**外耳道骨折伴锤砧关节脱位**　CT 横断面图像示右侧外耳道底壁横形骨折、鼓室内锤砧关节间隙增宽,出现似"冰淇淋球离开冰淇淋蛋筒"的征象(箭)

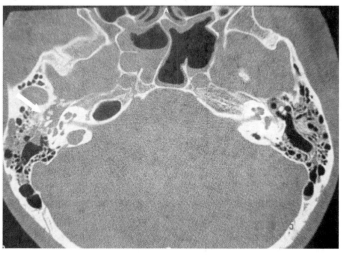

图 11-2-2　**右侧颅底骨折伴听骨链脱位**　CT 横断面图像示右侧鼓室内积液,锤砧关节、砧镫关节分离、砧骨移位(箭)

了照射效果,降低了照射伤的发病率。

重离子-质子束辐射治疗使用高能质子,以及精准的定位、精准的照射剂量设定,使得它用于头颈、侧颅底肿瘤(脊索瘤和颅底的软骨肉瘤)和鼻腔鼻窦或鼻咽癌的治疗,在上海已经取得了明显的效果。

对头颈部癌肿的治疗决策是在多学科肿瘤治疗的背景下形成的,并受临床指标、组织学发现、原发性和复发性疾病、黏膜下肿瘤的范围、淋巴结转移或远处转移、再次原发肿瘤的影响。

放疗后进行影像学复查是非常必要的,除了发现照射伤外,也要观察头颈部放疗后可能诱发的组织改变和周围组织功能和代谢的变化。

二、临床表现

当对头颈部恶性肿瘤进行高剂量放疗时,照射野内的正常组织将会受到影响。早期反应往往发生于放疗开始后的第1~2周,组织细胞更新加快(上皮细胞和造血干细胞),这些组织为了维持器官的功能往往存在频繁的有丝分裂现象。多数急性反应(黏膜炎和红疹)具有自限性和可逆性。

晚期反应往往发生于放疗完成后的数月或数年,影响有丝分裂活性低的组织,例如神经、脂肪和血管组织、骨和软骨。晚期反应是由于结缔组织细胞和小血管内皮细胞的受损造成的。微血管破坏造成细胞营养匮乏,导致细胞死亡。放疗晚期反应包括水肿,不可逆纤维化,进行性实质破坏及随之而来的器官萎缩。放疗引起的纤维化与炎性细胞因子(转化生长因子-β)的表达有关,炎性细胞因子能够刺激成纤维细胞增殖、分化为纤维细胞及胶原的产生。放疗所致的纤维化是一个动态过程,起初为明显不受控制的重塑期,随后其纤维化程度日益严重。

三、影像学表现

1. 黏膜炎,皮炎 软组织水肿及纤维化颈部放疗后水肿常见,对比增强 MRI 成像采集,经常显示出皮肤的增厚和强化(皮炎)及与黏膜炎相应的明显黏膜强化。典型影像学表现包括皮下脂肪、咽后脂肪及颈阔肌的增厚;特征性的网格状软组织强化;以及大气道变窄,尤其是喉咽声门上区。

2. 瘢痕组织 放疗后 6 周至 1 年,照射区可出现纤维化,并在最初被肿瘤累及的黏膜下形成增生性瘢痕。由于具有大量的胶原纤维和基质纤维,瘢痕在 T_1WI 和 T_2WI 上往往表现为低信号,往往出现相邻组织变形和黏膜收缩表现(图 11-3-1 A~D)。

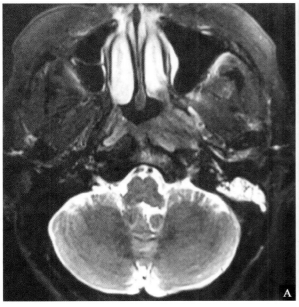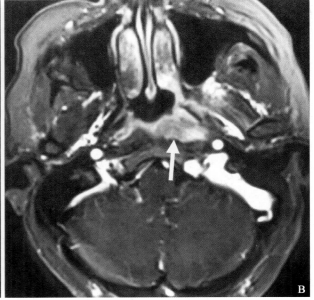

图 11-3-1A、B **左侧鼻咽癌** MR T_2WI 见左侧咽隐窝等信号肿块,增强扫描见轻度强化(箭)

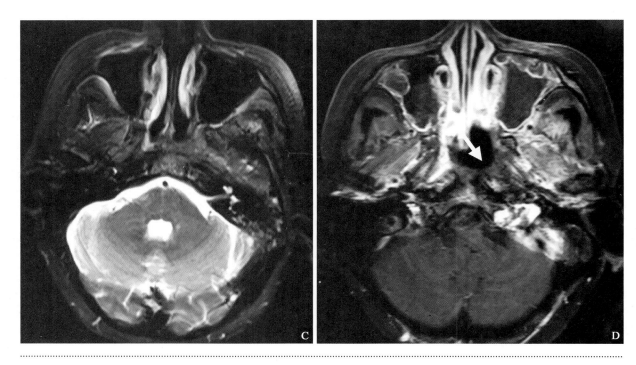

图 11-3-1C、D　左侧鼻咽癌放射治疗6个月后复查　MR T₂WI 见左侧咽隐窝肿块明显缩小,增强扫描见咽隐窝黏膜萎缩,无强化表现(箭)

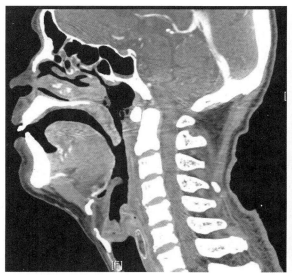

图 11-3-2　鼻咽癌放射治疗2年后复查　CT 矢状面重建图像所见颈椎、颅骨、颌骨均呈硬化表现

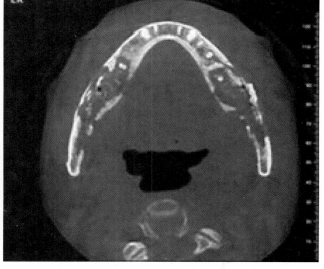

图 11-3-3　鼻咽癌放射治疗半年后复查　CT 横断面图像见两侧上颌骨广泛坏死

3. 软组织坏死　迟发的软组织坏死最常发生在放疗后的2年内,并且可继发于任何形式的放疗。

4. 放射性骨硬化、坏死和放射性软骨坏死(图 11-3-2,图 11-3-3)。

5. 放射治疗诱导的脑坏死。

6. 脑神经麻痹。

四、鉴别诊断

颈部放疗后局部存在的炎症和感染性病变会导致 PET 显像中出现假阳性结果,而借助 DWI 成像可以解决这一诊断难题。PET - MR 的临床应用和诊断必须建立在临床表现的基础上,尤其在临床怀疑炎症时。尽管 DWI 有助于区分肿瘤坏死与脓腔,超声引导下的细针穿刺活检仍是必要的,尤其是在怀疑肿瘤坏死合并继发感染时。瘤周炎症常常 MRI 表现为 T_2 高信号、具有明显强化和高 ADC 值。

脑脊液耳漏

一、病因

脑脊液腔由于外伤等原因,与颅外相通,有脑脊液从耳道漏出者称为脑脊液耳漏。其主要症状表现为颅外伤后耳道或鼻腔流出清液的现象。根据病因可将脑脊液漏分为外伤性和非外伤性。其中以外伤性最为多见,也可由颅底、鼻窦手术引发。根据漏出部位可分为脑脊液耳漏、脑脊液鼻漏及脑脊液皮肤漏。

脑脊液漏是因为颅骨骨折或损伤的同时撕破了硬脑膜和蛛网膜,以致脑脊液由骨折缝裂口经外耳道、鼻腔或开放伤口流出,使颅腔与外界交通,形成瘘孔,空气亦能由此瘘孔逆行逸入颅内造成颅内积气。

脑脊液耳漏常为颅中窝骨折累及鼓室所致,因岩骨位于颅中、后窝交界处,无论岩骨的中窝部分或后窝部分骨折,极易伤及鼓室和中耳腔,此时由于颅底骨折而引起的激烈撞击,鼓膜两边产生明显的压力差,引发鼓膜破裂,脑脊液经鼓室进入外耳道。中耳乳突天盖或咽鼓管骨部骨折造成的脑脊液漏也可经咽鼓管流到鼻咽腔,成为脑脊液耳鼻漏。

二、临床表现

外伤时,清液或血性液体自耳部、鼻腔流出,痕迹的中心呈红色而周边清澈,或鼻孔流出的无色液体干燥后成不结痂状,在低头用力,压迫颈静脉等情况下流量增加。脑脊液不断流失会引发头痛。若漏水较少,晨起时会发现枕边潮湿。也有仅表现为反复颅内细菌性感染,鼻漏并不明显。一般发病多在颅脑外伤、脑手术或鼻旁窦手术后,少数患者仅有过轻微颅脑外伤史或喷嚏后发生鼻漏。

三、影像学表现

脑外伤的患者除了要注意是否有脑挫伤、颅内血肿以外,也要注意是否存在颅底骨折,若有脑脊液耳漏的患者一定要注意是否存在颞骨骨折,薄层 CT(HRCT)为观察颞骨骨折的最佳检查方法,特别是薄层高分辨骨算法,可清晰显示颞骨细微的骨折,骨折线贯穿颅板,引起硬膜撕裂,可见血性脑积液进入鼓室(图 11-4-1A、B)。

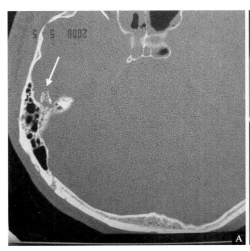
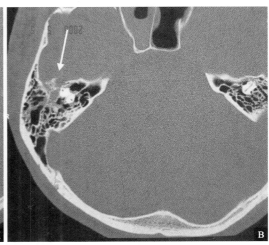

图 11-4-1A、B　右侧脑脊液耳漏患者
CT 薄层扫描见右侧颞骨骨折、中耳乳突及鼓室天盖破裂,脑积液进入鼓室(箭)

(张国滨　李明华　李玉华　潘玉萍)

第十二章

侧颅底术后的影像学

随着显微技术、影像技术、内镜技术的不断发展,使颅底外科成为研究的热点。该部位解剖结构复杂,视野暴露困难,对手术操作技能要求比较高。所以对该部位手术入路的选择至关重要,选择较优的手术入路既能够较好地暴露病变又能够减少手术中对正常组织结构的损伤。对该部位的手术入路选择要求在利于清除病变的同时不断向功能保留与恢复方面发展。

由于医疗观念和模式的转变,使患者越来越多地关注手术预后和手术区域功能的重建,目前以最大限度地保留手术区域神经、血管功能的前提完整切除肿瘤组织为根本目的。

术后影像学的价值在于评价手术切除效果、术后并发症的发现,所以影像医生必须了解侧颅底手术方式、入路和可能出现的并发症。

一、侧颅底解剖与手术方式

近年来,侧颅底外科发展较快,以 Fisch 的颞下窝入路最为著名,此入路奠定了侧颅底外科手术的基础。在颞下窝入路的基础上,各专科学者作了进一步改良,形成了一系列新的颅底入路,如颞下-耳前颞下窝入路,颅中窝-颞下窝入路,眶颧-颞下窝入路等,以适应不同颅底区域的手术显露需要,并取得了良好效果。

（一）侧颅底的概念和分区

在颅底下面沿眶下裂和岩枕裂各作一延长线,两线的交角约90°,向内交角于鼻咽顶,两线之间的区域规定为侧颅底的范围。侧颅底可分为6个小区:①颞下区;②咽鼓管区;③鼻咽区;④关节区;⑤听区;⑥血管神经区。血管神经区比较复杂,由颈内动脉管外口、颈静脉孔、舌下神经孔和茎乳孔共 4 个颅底孔道构成。颈内动脉管外口有颈内动脉及来自颈上神经节的颈内动脉交感纤维通过。颈静脉孔有颈内静脉,第Ⅸ、Ⅹ、Ⅺ脑神经经过;舌下神经孔穿过同名神经;而面神经出颞骨底部的茎乳孔。

（二）手术入路

1. 颞上径路　于颞鳞部开骨窗或颧弓、下颌骨升支和髁状突切除术,以利于进入侧颅底、颞下窝及眶后区,常用于侵犯听区、关节区及颞下区的肿瘤。目前仍为临床上常用的径路。

2. 颞下窝入路　侧颅底肿瘤主要有颈静脉球体瘤、斜坡脊索瘤、脑膜瘤、神经鞘瘤、腮腺深叶肿瘤和鼻咽纤维血管瘤等。肿瘤可侵及侧颅底数个分区,或向颅内扩展。如果涉及其中的神经血管区,则必须有比较合适的手术入路去显露和保护颈内动脉,控制颈内静脉和硬脑膜窦的出血,保存面神经和其他脑神经的功能。Fisch 于 1978 年报道的颞下窝入路可广泛显露侧颅底的神经血管区和其他诸区,是大型颈静脉球体瘤和颞下窝肿瘤摘除术的较理想入路。

颞下窝入路依显露范围可分三型:①A 型:可进入迷路下区、岩尖;②B 型:抵达斜坡和鼻咽;③C 型:可抵达鞍旁和蝶骨旁。最近提出的颞下窝入路 D 型,适应于鼻咽纤维血管瘤Ⅱ级和Ⅲa 级,即肿瘤尚局限在颞下窝或翼腭窝,并未侵犯颈内动脉。

（三）侧颅底外科手术原则

侧颅底外科的发展,在很大程度上归功于 Fisch。Fisch 阐述侧颅底外科手术成功的关键是：①显微操作；②充分去除颅底骨，尽量少抬起脑组织；③尽可能保持在硬脑膜外操作；④闭塞中耳腔，预防术后蛛网膜下腔感染。

二、侧颅底肿瘤术后的影像学表现

意义在于观察肿瘤术后残留、及早发现术后并发症。侧颅底术后3个月内进行影像学评估是十分必要的，可以了解手术效果如何，有没有肿瘤残留以及可能出现并发症，如硬膜外或硬膜下血肿、颅内积气、脑积液耳漏，颅底血管与神经的损伤等（图12-1-1A～C）。手术后定期复查（6个月至1年一次），则可以了解有没有肿瘤复发或脑内、颅骨的转移等。

三、侧颅底肿瘤术后复发的鉴别诊断

术后瘢痕与肿瘤复发的鉴别：MRI在肿瘤手术后是否复发的判断中起到重要作用，因为MRI的软组织分辨率的优势，再者MRI-DWI成像对

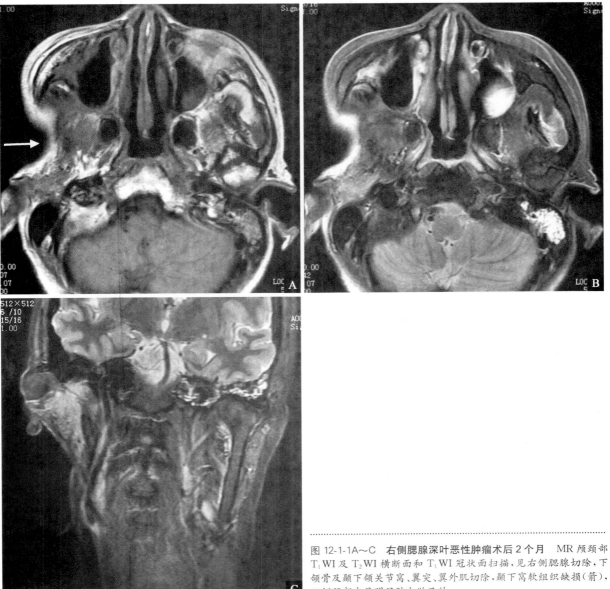

图12-1-1A～C　右侧腮腺深叶恶性肿瘤术后2个月　MR颅颈部T_1WI及T_2WI横断面和T_1WI冠状面扫描，见右侧腮腺切除，下颌骨及颞下颌关节窝、翼突、翼外肌切除，颞下窝软组织缺损（箭），双侧颈部未见明显肿大淋巴结

鉴别有明显优势,而高分辨率 CT 对术后骨质的改变有优势。在 MRI 上,肿瘤复发影像表现与原发肿瘤相似。头颈部鳞癌复发时,可以看到它在 MR T₂WI 上呈高信号改变,并且会有明显强化,在 DWI 上,表现为弥散受限,低 ADCs 值(通常小于 $1.3×10^{-3}$ mm²/s),而术后瘢痕 MRI 在 T_1、T_2 图像为低信号,增强后呈延时强化(图 12-1-2A～C,图 12-1-3A～E)。

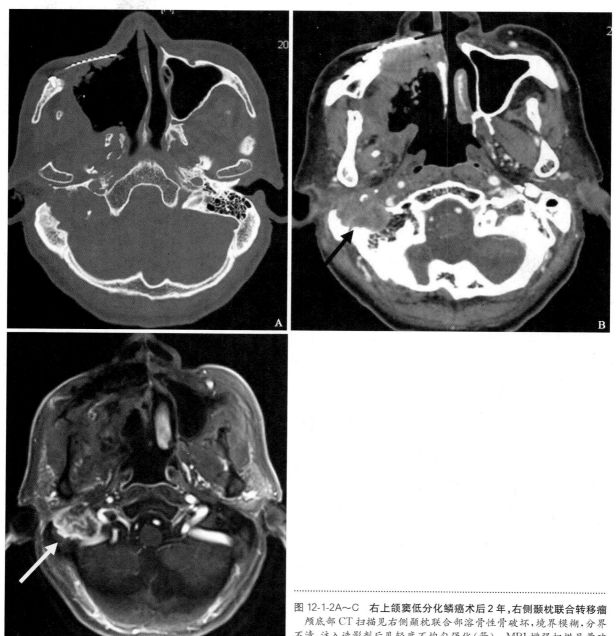

图 12-1-2A～C　右上颌窦低分化鳞癌术后 2 年,右侧颞枕联合转移瘤

颅底部 CT 扫描见右侧颞枕联合部溶骨性骨破坏,境界模糊,分界不清,注入造影剂后见轻度不均匀强化(箭)。MRI 增强扫描见骨破坏区明显强化,境界清楚(箭)

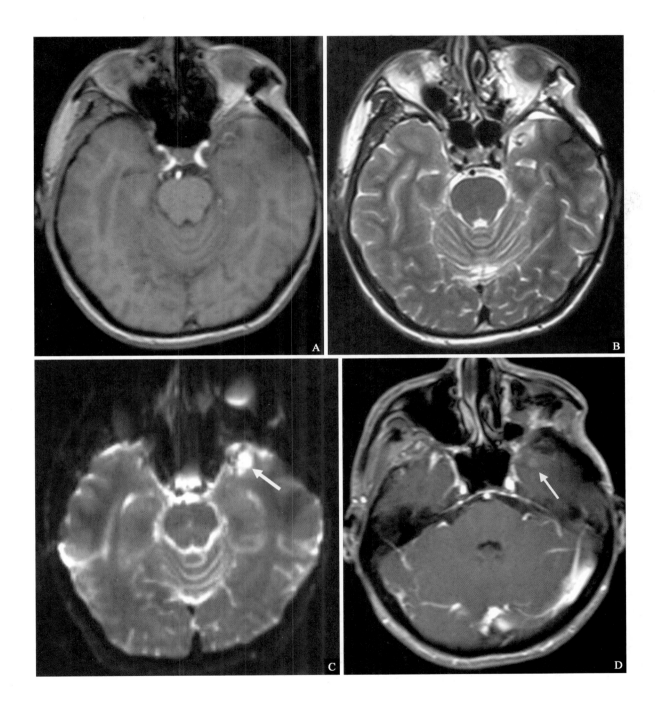

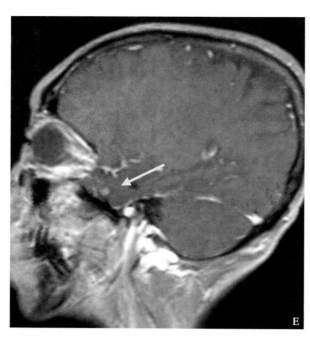

图 12-1-3A～E　**左侧翼腭窝横纹肌肉瘤术后 2 年，左侧颞叶尖部脑转移瘤**　MR 头颅横断面 T_1WI、T_2WI、DWI 及 T_1WI 横断面和矢状面增强扫描，见左侧颞叶尖部 T_1、T_2 少许异常信号，DWI 表现为弥散受限，增强后见强化小结节（箭）

（张国滨　潘玉萍　张维天　易红良）

侧颅底经鼻内镜下手术的进展

侧颅底手术通常会造成颌面部和侧颅底的医源性损伤,影响人的容颜。经鼻内镜下手术由于损伤小、对颌面颅底正常结构破坏少,在计算机导航下,定位准确,越来越受到患者和临床医生的欢迎。随着内镜技术进一步发展,颅底内镜手术入路,已经由初期的中线颅底入路逐步向侧方拓展。

一、内镜下海绵窦区域手术

在全面开放蝶窦前壁后,进一步向侧方拓展,暴露翼突根部周围,这样就更大范围地暴露蝶窦侧壁。进一步辨认翼管、翼管神经、圆孔以及上颌神经。在蝶窦侧壁辨认视神经管隆起、颈内动脉视神经隐窝以及斜坡旁颈内动脉隆起。在蝶窦侧壁上对应的海绵窦前壁的范围大致是:其内侧边界在视神经颈内动脉隐窝与斜坡旁颈内动脉隆起之间的连线,而外侧界在眶尖与三叉神经隆起之间连线。处理海绵窦外侧间隙时,在综合使用导航以及术中超声多普勒的指引下,依据肿瘤的生长范围,由中线而外逐层去除骨质,打开硬膜,依次切除海绵窦内侧、前下以及外侧间隙的肿瘤。

二、内镜下翼腭窝区域手术

翼腭窝位于上颌窦后壁近中线侧,内侧壁是腭骨,后壁是蝶骨翼突,外侧通过翼上颌裂通于颞下窝。此区域走行有大量血管神经结构。内镜下可通过位于中鼻甲后上方的蝶腭孔进入翼腭窝进行该区域的手术。在颅底手术中首先控制翼腭窝,是内镜侧颅底手术或者颅中窝手术的前置手术,在此处可以寻找到翼管神经而追踪后可以辨认破裂孔处的颈内动脉,而追寻上颌神经则可以辨认圆孔而进一步处理梅克尔囊(半月神经节)的病变。

三、内镜下颞下窝区域的手术

在控制翼腭窝后,内镜下可以通过泪道前隐窝入路或者直接通过唇龈部切开上颌窦前壁,直达上颌窦后壁,在广泛切除上颌窦后壁骨质后即可暴露颞下窝以及内侧翼腭窝。在控制翼腭窝以及颞下窝内的颌内动脉的各个分支后进行手术操作。

四、内镜下咽旁间隙区域的手术

咽旁间隙位于颅底区域的部分,位置深,其位于颞骨下方,翼突以及咀嚼肌后方,下颌骨以及腮腺深叶内侧,以往使用任何开放式入路,都难以到达并且对病变结构显示也不清晰,同时手术创伤极大。而目前在经鼻内镜技术下,即可以通过翼腭窝颞下窝入路,磨除翼突根部,在去除附着的翼内肌、翼外肌后即可暴露咽旁间隙,处理此处的病变。此入路避开了开放入路所需要进行的颌面部骨质的切开,腮腺以及面神经的处理等,手术创伤小,术后患者恢复快。

五、内镜下颅中窝梅克尔腔入路

内镜下,在开放翼腭窝颞下窝后,处理其中的颌内动脉分支后进一步定位翼管,在其外上方辨认上颌神经,也可以循眶下神经追踪至圆孔。在依据翼管神经定位破裂孔段颈内动脉后,随即依据动脉的走行即可定位斜坡旁以及岩骨段颈内动脉,之后即可切开梅克尔腔的硬膜而处理其中的病变。

六、内镜下岩尖斜坡区域手术

内镜下完全开放蝶窦后,同样依据翼管神经定位斜坡旁以及岩骨段颈内动脉。在导航引导下,游离斜坡旁颈内动脉后,在岩骨水平段颈内动脉的下方即可暴露颞骨岩尖区域。此入路适合处理该区域的胆固醇肉芽肿、岩尖胆脂瘤等良性病变。

七、内镜下颈静脉孔区手术

在内镜下处理颈静脉孔区病变有赖于疾病性质与肿瘤生长的部位。很多时候,该区域肿瘤如副神经瘤起源于神经部的外侧(注:颈静脉孔区的静脉部靠外,而神经部靠内侧),使经鼻内镜手术入路中,后组脑神经将阻挡医生处理其外侧的肿瘤。此时,该肿瘤并不适合经鼻内镜手术。

而起源于中线或者旁中线的肿瘤如脊索瘤、软骨肉瘤以及岩斜区脑膜瘤等,此类肿瘤,由于是由中线向颈静脉孔区域或者枕髁方向生长,将后组脑神经推向外侧。因此,可以经过内镜下手术切除。入路同前,在以翼管神经为标记暴露岩骨水平段颈内动脉,作为入路的上界,而舌下神经作为其外下界。

另一个主要的解剖标志是咽鼓管,在切除咽鼓管软骨部时向后方切除与之相连的破裂孔区域的软骨纤维组织,在向外侧拓展切除咽鼓管时,软骨和骨部交界处与咽旁颈内动脉入岩骨处关系密切,注意保护之。

内镜下,在导航引导下显露枕髁上沟,其后方对应舌下神经管。在切除该区域肿瘤时,由于神经结构位于肿瘤外侧,因此,可以逐步磨除内侧颈内静脉结节和枕髁,并注意保护舌下神经管前方的骨皮质。在手术向外侧拓展中勿损伤咽旁颈内动脉和岩骨段颈内动脉。

向外侧磨除颈内静脉结节会暴露岩下窦,其位于颈静脉孔神经部的内侧,在切除肿瘤时,勿超过此结构以免损伤这些神经。在处理静脉出血时,采用流体明胶压迫即能止血。

(张维天　殷善开　时海波　易红良)

参考文献

[1] 殷善开.颞骨与侧颅底手术解剖图谱[M].西安：世界图书出版公司,2004.

[2] 韩东一.神经耳科及侧颅底外科学[M].北京：科学出版社,2008.

[3] 张晓宏,刘筠,巫北海,等.侧颅底的分区及其影像学研究[J].国外医学・临床放射学分册,2003,26(1)：6 - 9.

[4] 中华放射学杂志编委会骨学组,第 3 届全国头颈部影像学术会议学术委员会.头颈部 CT、MR 扫描规范指南(试用稿)[J].中华放射学杂志,2005,39：230 - 233.

[5] 庄奇新,李明华.舌骨下颈部影像学[M].上海：上海科学技术出版社,2010.

[6] 庄奇新,孟令平.食管疾病影像学[M].上海：上海科学技术出版社,2017.

[7] 庄奇新,顾一锋,杜联军,等.颈深筋膜间隙感染的影像学表现及其临床意义[J].中华放射学杂志,2004,38：160 - 165.

[8] 庄奇新,杨世勋,尚克中,等.累及咽旁间隙肿物的影像学特征[J].中华放射学杂志,1997,31：226 - 230.

[9] 邹凌,刘世喜.鼻腔鼻窦鼻咽翼腭窝巨大神经鞘瘤 1 例[J].华西医学,2005,20(3)：573.

[10] 杨本涛,王振常,鲜军舫,等.翼腭窝神经鞘瘤的 CT 和 MRI 诊断[J].临床放射学杂志,2008,27(10)：1310 - 1313.

[11] 黄谋清,姚振威,黄丙仓.桥小脑角区肿瘤 CT 和 MR 诊断[J].中国医学计算机成像杂志,2009,15：221 - 226.

[12] 郑梅竹,夏爽,祁吉.外耳道鳞状细胞癌及腺癌的影像学及临床特征[J].放射学实践,2011,3：267 - 270.

[13] 郭水莲,赵继泉,杨侃荣,等.桥小脑角表皮样囊肿的磁共振成像表现及其扫描技术分析[J].中国 CT 和 MRI 杂志,2016,10：18 - 20.

[14] 万水治,史玉振,童明敏,等.3.0T 磁共振成像对听神经瘤的诊断及与病理学检查结果的对照分析[J].医学研究生学报,2013,6：164 - 167.

[15] 陈韵彬,段青,潘建基.CT、MRI 对桥小脑角肿瘤的鉴别诊断探讨[J].福建医科大学学报,2001(S1)：54 - 56.

[16] 周伏庚,洪军,曾庆跃.原发性颅底软骨肉瘤 CT 和 MRI 诊断[J].中国耳鼻咽喉颅底外科杂志,2010,30：189 - 191,195.

[17] 林青,戴建平,罗麟,等.乳头状内淋巴囊瘤的影像学表现[J].中华放射学杂志,2002,44：49 - 53.

[18] 刘亚武,屈成娟.内淋巴囊肿瘤放射学表现[J].国外医学・临床放射学分册,1995,18：33.

[19] 包磊,姚伟武,庄奇新.颞骨横纹肌肉瘤一例[J].放射学实践,2009,25：471 - 472.

[20] 孙筱倩,直强,吴重重.儿童颞骨胚胎型横纹肌肉瘤的影像分析[J].临床放射学杂志,2014,26：1748 - 1751.

[21] 蔡汉寿.中央颅底区病变的 CT 和 MRI 研究[D].暨南大学,2008.

[22] 韩萍,马辉,孔祥泉.先天性内耳畸形的 MSCT 和 MRI 表现[J].放射学实践,2005,20：1035 - 1038.

[23] 王正敏.中耳畸形[J].中国眼耳鼻喉科杂志,2001,1：131.

[24] 李志玉,路虹.中耳胆固醇肉芽肿研究进展[J].国际耳鼻咽喉头颈外科杂志,2015,39：300 - 302.

[25] 丁元萍,冯红云,孙晓卫,等.中耳胆固醇肉芽肿的诊断及治疗[J].临床耳鼻咽喉科杂志,2005,19：881 - 882.

[26] 龚树生,白广平,汪吉宝.中耳胆固醇肉芽肿并发胆脂瘤的回顾性分析[J].中华耳鼻咽喉科杂志,2001,36：289 - 291.

[27] 王丹妮,赵守琴,戴海江.胆脂瘤型中耳炎合并胆固醇肉芽肿[J].中国耳鼻咽喉头颈外科,2005,12：295 - 297.

[28] 赵守琴,程继龙,郭继周.中耳胆固醇肉芽肿的探讨[J].耳鼻咽喉头颈外科,1996,3：135 - 137.

［29］ 李厚恩，孙建军，刘阳，等.中耳胆固醇肉芽肿的临床特点与治疗［J］.临床耳鼻咽喉科杂志，2002，16：355 - 356.

［30］ 顾之平，佟玲.胆固醇肉芽肿性中耳乳突炎［J］.中华耳鼻咽喉科杂志，1996，31：9 - 11.

［31］ 张征宇，王振常，鲜军舫，等.迷路炎的影像学［J］.中国耳鼻咽喉头颈外科，2007，14：127 - 130.

［32］ 蒋离民，赵绘萍，陈新哲.迷路炎的螺旋 CT 诊断［J］.中国医药，2009，4：284 - 285.

［33］ 张征宇，王振常，鲜军舫，等.迷路炎的 MRI 诊断［J］.实用放射学杂志，2007，23：452 - 454.

［34］ 刘中林，王振常，付琳，等.颞骨迷路炎的影像学诊断及其相关病因学分析［J］.放射学实践，2008，23：967 - 971.

［35］ 永慧，满凤媛，鲜军舫，等.骨性迷路炎的 CT 和 MRI 表现［J］.临床放射学杂志，2003，22（4）：285.

［36］ 兰宝森.中华影像医学（头颈部卷）［M］.北京：人民卫生出版社，2002：119 - 120.

［37］ 常青林，王振常，鲜军舫，等.耳硬化症的高分辨率 CT 表现［J］.中华放射学杂志，2010，44：623 - 625.

［38］ 马鸣岳，董季平，杨想春，等.高分辨率 CT 在耳硬化症诊断中的应用［J］.实用放射学杂志，2013，5（29）：722 - 725.

［39］ 刘辉，梁长虹，吴佩娜，等.耳硬化症的多层螺旋 CT 诊断［J］.实用放射学杂志，2008，24：1462 - 1464.

［40］ 姜泗长.耳解剖学与颞骨组织病理学［M］.北京：人民军医出版社，1999：330 - 333.

［41］ 马辉，韩萍，梁波，等.多层螺旋 CT 对先天性内耳发育畸形的诊断价值［J］.中华耳鼻咽喉头颈外科杂志，2005，40（4）：275 - 278.

［42］ 袁涛，钟洪波，全冠民.岩骨尖疾病影像特点［J］.国际医学放射学杂志，2014，37（5）：417 - 421.

［43］ 曹现宝，马涛，薛希均，等.胆脂瘤型中耳炎并发岩尖综合征 2 例［J］.中国耳科学杂志，2009，7（1）：96 - 97.

［44］ 董季平，高燕军.岩尖病变的 CT 及 MRI 诊断［J］.实用放射学杂志，2013，29（5）：843 - 846.

［45］ 陈敏，刘冰，张杰，等.急性中耳炎并发岩尖炎 1 例临床分析及文献复习［J］.临床耳鼻咽喉头颈外科杂志，2011，25（19）：888 - 890.

［46］ 余得志，邱建新，王节，等.成人侧颅底临床解剖学研究［J］.临床耳鼻咽喉头颈外科杂志，2008，22（10）：449 - 453.

［47］ 伊海金，郭泓，李福雷，等.侧颅底疾病的外科治疗及颅底重建（附 20 例报告）［J］.中国耳鼻咽喉颅底外科杂志，2011，18：429 - 433.

［48］ 孔杰，杨宏宇，王宇帆，等.累及侧颅底肿瘤手术切口的临床分析［J］.中国口腔颌面外科杂志，2016，14：357 - 360.

［49］ 袁辉，金延方，岳云龙，等.外伤性面瘫患者的颞骨高分辨率 CT 表现及其术中对照研究［J］.中国医学影像学杂志，2013，21：184 - 186.

［50］ 郑慧，李玉华，李惠民，等.低剂量 CT 扫描结合迭代算法重建行颞骨成像［J］.放射学实践，2014，30（6）：644 - 646.

［51］ Başekim CC, Mutlu H, Güngör A, et al. Evaluation of styloid process by three-dimensional computed tomography［J］. Eur Radiol, 2005, 15（1）: 134 - 139.

［52］ Fishman AJ. Imaging and anatomy for cochlear implants［J］. Otolaryngol Clin North Am, 2012, 45（1）: 1 - 24.

［53］ Mathur A, Jain N, Kesavadas C, et al. Imaging of skull base pathologies: Role of advanced magnetic resonance imaging techniques［J］. Neuroradiol J, 2015, 28（4）: 426 - 437.

［54］ Fatterpekar GM, Doshi AH, Dugar M, et al. Role of 3D CT in the evaluation of the temporal bone［J］. Radiographics, 2006, 26 Suppl 1: S117 - S132.

［55］ Naganawa S, Nakashima T. Cutting edge of inner ear MRI［J］. Acta Otolaryngol Suppl, 2009, 560: 15 - 21.

［56］ Goncalves R, Malalana F, McConnell JF, et al. Antomical study of cranial nerve emergence and skull foramina in the horse using magnetic resonance imaging and computed tomography［J］. Vet Radiol Ultrasound, 2015, 56（4）: 391 - 397.

［57］ Walker TF, Broadwell BK, Noujeim ME. MRI assessment of temporomandibular disc position among various mandibular positions: a pilot study［J］. Cranio, 2017, 35（1）: 10 - 14.

［58］ Lo WW, Applegate LJ, Carberry JN, et al. Endolymphatic sac tumors: radiologic appearance［J］. Radiology, 1993, 189: 199 - 204.

［59］ Mukherji SK, Albernaz VS, Lo WW, et al. Papillary endolymphatic sac tumors: CT, MR imaging, and angiographic Findings in 20 patients［J］. Radiology, 1997, 202: 801 - 808.

［60］ Olivera. External and middler ear malformations［J］. Aan Otol Rhinol Laryngol, 1989, 98: 772.

[61] Rodriguez K, Shah RK, Kenna M. Anomalies of the middle and inner earl [J]. Otolaryngol Clin North Am, 2007,40: 81 - 96.

[62] Purcell D, Johnson J, Fisehbein N, et al. Establishment of normative cochlear and vestibular measurements to aid in the diagnosis of inner ear malformations [J]. Archives of Otola-ryngology-Head and Neck Surgery, 2003,128(1): 78.

[63] Neri E, Caramella D, Battolla I, et al. Virtual endoscopy of the middle and inner ear with spiral computed tomography [J]. Otology & Neurotology, 2000,21(6): 799 - 803.

[64] Su Y, Yuan H, Song YS, et al. Congenital middle ear abnormalities with absence of the oval window: diagnosis, surgery, and audiometrie outcomes [J]. Otology & Neurotology, 2014,35(7): 1191 - 1195.

[65] Fuchsmann C, Tringali S, Disant F, et al. Hearing rehabilitation in congenital aural atresia using the bone-anchored hearing aid: audiological and satisfaction results [J]. ActaOtolaryngol, 2010, 130 (12): 1343.

[66] Lo ww, Solti-Bohman LG, Brackmann DE, et al. Cholesterol granuloma of the petrous apex: CT diagnosis [J]. Radiology, 1984,153: 705 - 711.

[67] Masaany M, Siti HS, Nurliza I, et al. Bilateral middle earcholesterol granuloma in familial hyperchol esterolemia [J]. Otolaryngol Head Neck Surg, 2008,138: 803 - 804.

[68] Lattanzi S, Cagnetti C, Di Bella P, et al. Mystery case: cholesterol granuloma of the petrous apex in Gradenigo syndrome [J]. Neurology, 2015,84: e122 - e123.

[69] Hoa M, House JW, Linthicum FH, et al. Petrous apex cholesterol granuloma: pictorial review of radiological considerations in diagnosis and surgical histopathology [J]. J Laryngol Otol, 2013, 127: 339 - 348.

[70] Martin N, Sterkers O, Mompoint D, et al. Cholesterol granulomas of the middle ear cavities: MR imaging [J]. Radiology, 1989,172: 521 - 525.

[71] Martin C, Faye MB, Bertholon P, et al. Cholesterol granuloma of the middle ear invading the cochlea [J]. Eur Ann Otorhinolaryngol Head Neck Dis, 2012,129: 104 - 107.

[72] Lin CC, Chao TK, Chen TH, et al. Compressive optic neuropathy caused by cholesterol granuloma in the posterior ethmoid sinus [J]. Eye Sci, 2015,30: 31 - 33.

[73] Harnsberger R, Wiggins Ⅲ R H, Hudgins P A P, et al. Diagnostic imaging [J]. Head and neck, 2004, I - 2 - 138 - 145.

[74] Grayeli AB, Yfieix CS, Imauchi Y, et al. Temporal bone density measurements using CT in otosclerosis [J]. Acta Otolaryngol, 2004, 124 (10): 1136 - 1140.

[75] VicenteAde O, Yanmshita HK, Albernaz PL, et al. Computed tomography in the diagnosis of otosclerosis [J]. Otolaryngl Head Neck Surg, 2006,134: 685 - 692.

[76] Tringali S, Pouget JF, Bertholon P, et al. Value of temporal bone density measurements in otosclerosis patients with normal-appearing computed tomngraphic scan [J]. Ann Otol Rhinol Laryngol, 2007, 116: 195 - 198.

[77] Marchese MR, Paludetti G, De Corse E, et al. Role of stapes surgery in improving hearing loss caused by otosclerosis [J]. Laryngol Oto, 2007,121: 438 - 443.

[78] Mafee MF, Henriksen GC, Deitch RL, et al. Use of CT in stapedial otosclerosis [J]. Radiology, 1985,156: 709 - 714.

[79] Karosi T, Konya J, Petko M, et al. Two subgroups of stapes fixation: otosclerosis and pseudo-otoselerosis [J]. Laryngoscope, 2005,115: 1968 - 1973.

[80] Pekkola J, Pitkaranta A, Jappel A, et al. Localized peri cochlea rhypo attenuating foci at temporal-bone thin-section CT in pediatric patients: nonpathologic differential diagnostic entity [J]. Radiology, 2004, 230: 88 - 92.

[81] Sziklai I, Batta T J, Karosi T. Otosclerosis: an organ-specific inflammatory disease with sensorineural hearing loss [J]. Eur Arch Otorhinolaryngol, 2009, 266(11): 1711 - 1718.

[82] Razek AA, Huang BY. Lesions of the petrous apex: classification and findings at CT and MR imageing [J]. Radiographics, 2012, 32(1): 151 - 173.

[83] Isaacson B, Kutz JW, Roland PS. Lesions of the petrous apex: diagnosis and management [J].

Otolaryngol Clin Nam，2007，40(3)：479－519.

[84] Connor SE，Leung R，Natas S. Imaging of the petrous apex：a picture review [J]. Br J Radiol，2008，81(965)：427－435.

[85] Chapman PR，Shah R，Cure JK，et al. Petrous apex lesions：pictorial review [J]. AJR，2011，196：ws26－ws37.

[86] Boardman JF，Rothfus WE，Dulai HS，et al. Lesions and pseudolesions of the cavernous sinus and petrous apex [J]. Otolaryngol Clin North Am，2008，41：195－213.

[87] Hearst MJ，Kadar A，Keller JT，et al. Petrous carotid canal dehiscence：an anatomic and radiographic study [J]. Otol Neurotol，2008，29：1001－1004.

[88] Ibrahim M，Shah G，Parmar H. Diffusion-weighted MRI identifies petrous apex abscess in Gardening syndrome [J]. J Neuro ophthalmol，2010，30：34－36.

[89] Varshney H，Varshney J，Biswas S，et al. Importance of CT scan of paranasal sinuses in the evaluation of the anatomical findings in patients suffering from sinonasal polyposis [J]. Indian J Otolaryngol Head Neck Surg，2016，68(2)：167－172.

[90] Wang J，Yoshioka F，Joo W，et al. The cochlea in skull base surgery：an anatomy study [J]. J Neurosurg，2016，125(5)：1094－1104.

[91] Wangaryattawanich P，Chavali LS，Shah KB，et al. Contrast-enhanced reformatted MR images for preoperative assessment of the bridging veins of the skull base [J]. Radiographics，2016，36(1)：244－257.

[92] Kassam A，Snyderman CH，Mintz A，et al. Expanded endonasal approach：the rostrocaudal axis. Part 1. Crista galli to the sella turcica [J]. Neurosurgical Focus，2005，19(1)：E3.

[93] Kassam AB，Vescan AD，Carrau RL，et al. Expanded endonasal approach：vidian canal as a landmark to the petrous internal carotid artery [J]. Journal of Neurosurgery，2008，108(1)：177－183.

[94] Kassam AB，Gardner P，Snyderman C，et al. Expanded endonasal approach：fully endoscopic, completely transnasal approach to the middle third of the clivus，petrous bone，middle cranial fossa, and infratemporal fossa [J]. Neurosurgical Focus，2005，19(1)：E6.

[95] Kassam AB，Prevedello DM，Carrau RL，et al. The front door to Meckel's cave：an anteromedial corridor via expanded endoscopic endonasal approach-technical considerations and clinical series [J]. Neurosurgery，2009，64(3 Suppl)：71－83.

[96] Zanation AM，Snyderman CH，Carrau RL，et al. Endoscopic endonasal surgery for petrous apex lesions [J]. Laryngoscope，2009，119(1)：19－25.